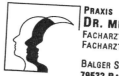
Effiziente Schulterbildgebung

Ein Update für den klinischen Alltag

Herausgegeben von
Jürgen Mäurer

Mit Beiträgen von

W. Flaig
J. Jerosch
J. Kramer
U. Laumann
G. M. Lingg
T. M. Link
M. Lorenz

J. Mäurer
M. Reither
J. Rudolph
A. Scheurecker
C. Schorn
R.-J. Schröder

Mit einem Geleitwort von R. Felix

167 Abbildungen

Georg Thieme Verlag
Stuttgart · New York

Die Deutsche Bibliothek –
CIP-Einheitsaufnahme

Effiziente Schulterbildgebung :
ein Update für den klinischen Alltag
Hrsg. von Jürgen Mäurer mit Beitr. von Wolfram Flaig…
– Stuttgart; New York: Thieme, 2002

© 2002 Georg Thieme Verlag
Rüdigerstraße 14
D-70469 Stuttgart
Telefon: + 49/0711/8931-0
Unsere Homepage: http://www.thieme.de

Printed in Germany

Zeichnungen: Christine von Solodkoff, Neckargmünd
Umschlaggestaltung: Thieme Verlagsgruppe
Umschlagabbildung: Martina Berge, Erbach
Satz: Ziegler + Müller, text form files, Kirchentellinsfurt
   Satzsystem: 3B2, Version 6.05
Druck: Offsetdruckerei Karl Grammlich GmbH, Pliezhausen

ISBN 3-13-130561   1 2 3 4 5 6

Wichtiger Hinweis: Wie jede Wissenschaft ist die Medizin ständigen Entwicklungen unterworfen. Forschung und klinische Erfahrung erweitern unsere Erkenntnisse, insbesondere was Behandlung und medikamentöse Therapie anbelangt. Soweit in diesem Buch eine Dosierung oder eine Applikation erwähnt wird, darf der Leser zwar darauf vertrauen, dass Autoren, Herausgeber und Verlag große Sorgfalt darauf verwandt haben, dass diese Angabe dem **Wissensstand bei Fertigstellung des Werkes** entspricht.

Für Angaben über Dosierungsanweisungen und Applikationsformen kann vom Verlag jedoch keine Gewähr übernommen werden. **Jeder Benutzer ist angehalten,** durch sorgfältige Prüfung der Beipackzettel der verwendeten Präparate und gegebenenfalls nach Konsultation eines Spezialisten festzustellen, ob die dort gegebene Empfehlung für Dosierungen oder die Beachtung von Kontraindikationen gegenüber der Angabe in diesem Buch abweicht. Eine solche Prüfung ist besonders wichtig bei selten verwendeten Präparaten oder solchen, die neu auf den Markt gebracht worden sind. **Jede Dosierung oder Applikation erfolgt auf eigene Gefahr des Benutzers.** Autoren und Verlag appellieren an jeden Benutzer, ihm etwa auffallende Ungenauigkeiten dem Verlag mitzuteilen.

Geleitwort

Eine handliche, sehr systematische, sehr übersichtliche und schnellen Zugriff erlaubende glänzende Übersicht der bildgebenden Diagnostik der Schultergelenkerkrankungen – ich wünsche dem Buch eine intensive Verbreitung im deutschsprachigen Raum und in späteren Auflagen auch den Eingang in andere Sprachräume.

Nach Pathologie und Klinik gibt es eine eingehende und systematische Kurzbeschreibung aller bildgebenden Verfahren – mit Indikationen und Einstell- bzw. Sequenztechnik und deren Bewertung. Für den Erfahrenen ist es eine wunderbare Rekapitulierung und Systematisierung des schon bekannten Wissens und für den Lernenden wird der Einstieg sehr erleichtert und von vornherein das Erlernen einer umfassenden Diagnostik ermöglicht.

Eine große klinische Erfahrung erlaubt es den Autoren, dieses unverzichtbare Buch auf den Markt zu bringen für alle jene, die häufig mit Problemen des Schultergelenks befasst sind. Das Bildmaterial ist zudem sehr eindrucksvoll und lehrreich und gut ausgewählt.

In einer Randleiste angeordnete Schlüsselworte und die Nennung der Anforderungen an die Bildgebung sowie eine Kurzdarstellung der therapeutischen Grundlagen unterstreichen den synoptischen Charakter des Buches weiter.

Zur Vertiefung der Kenntnisse der Schultergelenkerkrankung beitragen zu wollen ist ein lobenswertes Ziel des Buches – und dieses Ziel ist von den Autoren erreicht worden.

Berlin,
im April 2002

Prof. Dr. med. Dr. h. c. R. Felix

Vorwort

Die Detektion und Zuordnung der komplexen Pathologie des Schultergelenks bedeutet auch für erfahrene Kollegen häufig eine diagnostische Herausforderung. Da in einer Phase der wirtschaftlichen Stagnation dem ökonomischen Aspekt in der medizinischen Versorgung eine zunehmende Bedeutung zukommt, wird auch zum Zeitpunkt der Diagnostik einer Erkrankung eine hohe Effektivität und Effizienz vorausgesetzt.

Das vorliegende Buch setzt es sich zum Ziel, dem Leser den Ablauf einer Stufendiagnostik für die Erkrankungen des Schultergelenks darzulegen und einen Leitfaden für die tägliche Praxis an die Hand zu geben. Für jedes Kapitel konnte jeweils ein Autor gewonnen werden, der über eine langjährige Erfahrung in der Diagnostik eines Krankheitsbilds verfügt und somit gezielt über die Indikationen und Limitationen der Radiologie berichtet. Zur Förderung des diagnostischen Verständnisses wird jedes Kapitel durch prägnante Ausführungen zum Krankheitsbild, zur Pathologie und zur Klinik ergänzt. Die Integration eines Klinikers vertieft die Sichtweise des diagnostischen Leitfadens unter dem Aspekt der Therapie.

Die „innovative" Gestaltung des Layouts (3 Spalten und 1 Marginalie), die direkte Zuordnung der relevanten Abbildungen auf der gegenüberliegenden Buchseite sowie die Wahl des Nominalstils sollen es ermöglichen, dass Interessierte, weniger Erfahrene und Lernende auf dem Gebiet der Schultergelenkdiagnostik einfach verständlich, schnell und umfassend informiert werden. Zur Wahrung der Aktualität des Buchs wurde auf Zitate aus wissenschaftlichen Zeitschriften bewusst verzichtet und jedes Kapitel durch Schlüsselwörter/Keywords ergänzt. Die Literaturempfehlungen beschränken sich auf themenspezifische Standardwerke.

An dieser Stelle möchte ich mich bei Herrn Dr. Thorsten Pilgrim vom Thieme Verlag und bei allen Autoren bedanken, die dieses „innovative" Konzept mitgetragen haben. Mein ausdrücklicher Dank gilt Herrn Prof. Dr. Dr. h.c. Roland Felix, der es mir ermöglichte, mich klinisch und wissenschaftlich intensiv mit der Diagnostik des Schultergelenks auseinander zu setzen.

München, im Sommer 2002   Jürgen Mäurer

Anschriften

Herausgeber

Mäurer, J., Prof. Dr. med.
Radiologie am Prinzregentenplatz
Prinzregentenplatz 13
81675 München

Autoren

Flaig, W., Dr. med.
Rheuma-Heilbad AG
Rheumaklinik
Kaiser-Wilhelm-Str. 9 – 11
55543 Bad Kreuznach

Jerosch, J., Prof. Dr. med.
Johanna-Etienne-Krankenhaus
Klinik für Orthopädie
und Orthopädische Chirurgie
Am Hasenberg 46
41462 Neuss

Kramer, J., Doz. Dr. med.
Röntgeninstitut am Schillerplatz
Rainerstr. 6 – 8
A-4020 Linz

Laumann, U., Prof. Dr. med.
St. Marien-Hospital Borken GmbH
Orthopädische Abteilung
Am Boltenhof 7
46322 Borken/Westf.

Lingg, G. M., Dr. med.
Rheuma-Heilbad AG
Zentrales Röntgeninstitut
Dr.-Alfons-Gamp-Str. 1 – 5
55543 Bad Kreuznach

Link, T. M., Priv.-Doz. Dr. med.
TU München
Klinikum rechts der Isar
Institut für Röntgendiagnostik
Ismaninger Str. 22
81675 München

Lorenz, M., Dr. med.
Humboldt-Universität Berlin
Charité, Campus Virchow-Klinikum
Klinik für Strahlenheilkunde
Augustenburger Platz 1
13353 Berlin

Reither, M., Prof. Dr. med.
Kinderkrankenhaus Park Schönfeld
Kinderradiologische Ambulanz
Frankfurter Str. 167
34121 Kassel

Rudolph, J., Dr. med.
Humboldt-Universität Berlin
Campus Charité Mitte
Institut für Radiologie
Abt. für Diagnostische und
Interventionelle Radiologie
Schuhmannstr. 20/21
10098 Berlin

Scheurecker, A., Dr. med.
Röntgeninstitut am Schillerplatz
Rainerstr. 6 – 8
A-4020 Linz

Schorn, C., Dr. med.
Rheuma-Heilbad AG
Zentrales Röntgeninstitut
Dr.-Alfons-Gamp-Str. 1 – 5
55543 Bad Kreuznach

Schröder, R.-J., Priv.-Doz. Dr. med.
Humboldt-Universität Berlin
Campus Virchow-Klinikum
Strahlenklinik und Poliklinik
Augustenburger Platz 1
13353 Berlin

Geleitwort

Felix, R., Prof. Dr. med. Dr. h. c.
Klinik für Strahlenheilkunde
Charité, Campus Virchow-Klinikum
Medizinische Fakultät
der Humboldt-Universität zu Berlin
Augustenburger Platz 1
13353 Berlin

Abkürzungen

AC-Gelenk	Akromioklavikulargelenk
2-D-Rekonstruktion	2-dimensionale Rekonstruktion
3-D-Rekonstruktion	3-dimensionale Rekonstruktion
3-D-GE	3-dimensionales Gradienten-Echo
DD	Differenzialdiagnose
FLASH	Fast Low Angle Shot
FS T2	Fast Spin (Echo) T2-weighted
FS T2(IR)	Fast Spin (Echo) T2-weighted Inversion Recovery
FS TT2 W	Fast Spin (Echo) T2-weighted Imaging
FT2	Fourier-Transformation 2
Gd-DTPA	Gadolinium Diethylene Triamine Pentaacetic Acid
GE	Gradienten-Echo (= GRE)
KM	Kontrastmittel
PDw	protonendichtegewichtet
SC-Gelenk	Sternoklavikulargelenk
SE	Spin-Echo
STIR	Short Time Inversion Recovery
T1 w	T1-gewichtet
T2*w	T2*-gewichtet
T2 w	T2-gewichtet
TIRM	Turbo-Inversion-Recovery-Sequenzen
TSE	Turbo-Spin-Echo

Inhaltsverzeichnis

8   Hämatologische Erkrankungen
A. Scheurecker und J. Kramer

9   Neurogen und metabolisch bedingte Erkrankungen
J. Kramer und A. Scheurecker

10   Kinderradiologie
M. Reither

J. Rudolph und J. Mäurer

1 Anatomie und Bildgebung des Schultergelenks

Makroskopisch-funktionelle Anatomie

Caput humeri und Fossa glenoidalis scapulae artikulieren im Schulterhauptgelenk (Articulatio humeroscapularis) miteinander. Anatomisch-funktionell handelt es sich um ein Kugelgelenk, das Bewegungen in 3 Freiheitsgraden ermöglicht. Die Schulter ist von den großen Gelenken das beweglichste. Daraus ergibt sich im Zusammenhang mit der geringen knöchernen Führung eine hohe Verletzungsrate.

Knöcherne Strukturen

Humerus

- Gelenkfläche des Caput humeri halbkugelförmig mit hyalinem Knorpel überzogen
- Drehung des Humeruskopfs um einen zentralen Drehpunkt in der Tiefe des Kopfs
- wichtige Marker des proximalen Humerus: Tuberculum majus et minus sowie Sulcus bicipitalis
- Collum anatomicum: Übergang des proximalen Humerus zum Caput humeri
- Collum chirurgicum: häufige Frakturlokalisation

Skapula

- Gleit-/Drehbewegung der Skapula auf der dorsalen Thoraxoberfläche bei Armbewegung
- Gelenkpfanne der Skapula (Glenoid) senkrecht zum Corpus scapulae
- knöchernes Glenoid bedeutend kleiner als der Humeruskopf (Verhältnis etwa 1:4)
- nach Bigliani (1982) in sagittaler Ansicht 3 verschiedene Akromiontypen:
  – Typ I: flaches Akromion
  – Typ II: gebogenes Akromion
  – Typ III: Hakenform des Akromions mit inferiorer Nase

Klavikula

- flach s-förmig gebogen, die oberen Rippen überbrückend
- medial Artikulation mit dem Sternum im Sternoklavikulargelenk (SC-Gelenk)
- nach lateral Verbindung mit der Skapula im Akromioklavikulargelenk (AC-Gelenk)

Weichteile

Labrum glenoidale

Aufbau und Funktion des Schultergelenks werden, da von den Gelenkflächen selbst nur in geringem Maß gewährleistet, zu einem großen Teil vom Labrum glenoidale stabilisiert.
- zirkuläre Vergrößerung der Gelenkfläche
- bindegewebiger Schlauch aus Faserknorpel als Duplikatur der Gelenkkapsel
- vaskuläre Versorgung durch Kapselgefäße
- „Transitionalzone" (hyaliner Knorpel) zwischen Labrum und knöchernem Glenoid
- 4 Labrum-Segmente: superior-anteriorer und -posteriorer, sowie inferior-anteriorer und -posteriorer Quadrant
- chirurgische Lokalisierung von Labrumläsionen analog zu einem Ziffernblatt: rechts ventral Positionen 12–6 h (links 12–6 h dorsal!)
- zahlreiche Normvarianten des Labrum (s. Kap. Traumatologie)

**Abb. 1.1 ▪ Kapselansatz-
typen nach Moseley und
Övergaard (1962).**

Schematisierte Darstel-
lung der unterschiedlichen
Ansätze der ventralen
Kapsel im Axialschnitt
(Pfeile).

Bi   Bizepssehne
Hu   Humerus
Gle Glenoid

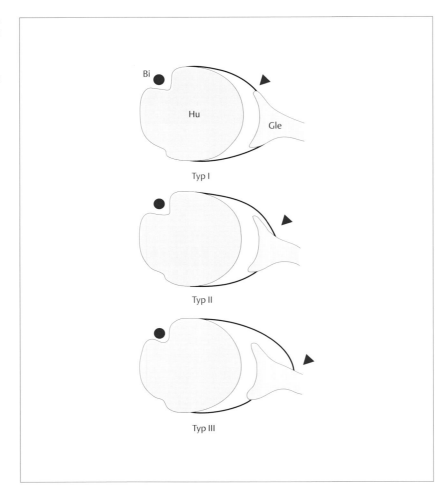

Typ I

Typ II

Typ III

Kapsel-Band-Apparat

Der Kapsel-Band-Apparat hat einen
relativ geringen Anteil an der statischen
Stabilität der Schulter. Das Gelenk wird
noch durch einen intraartikulären
Unterdruck gesichert.

- Kapselursprung mit fibrösem und
  synovialem Anteil im Bereich des
  knöchernen Glenoids
- 3 Glenohumeralbänder (Lig. glenohumerale superius, medium et
  inferius) zur Verstärkung der
  ventralen Kapsel
- große Variabilität in Verlauf, Ansatz
  und Kaliber der 3 Bänder
- unteres Band ist das wichtigste für die
  Schulterstabilität
- variable ventrale Kapselbefestigung am
  Glenoid, nach Moseley und Övergaard
  (1962) 3 Kapselansätze im Axialschnitt
  (Abb. 1.1):
  - Typ I: an der Spitze oder Basis des
    ventralen Labrums ansetzend
  - Typ II: Kapsel nicht mehr als 1 cm
    medial des Labrums befestigt
  - Typ III: Kapselansatz medial mehr
    als 1 cm vom Labrum entfernt
- Typ III soll zur vorderen Luxation
  prädisponieren oder Folgezustand
  nach solchen sein

Muskulatur der Rotatorenmanschette

Da ossäre und ligamentäre Sicherung
der Schulter nicht ausreichend sind, wird
die Stabilität durch Weichteile erreicht.
Für die dynamische Sicherung sind
neben dem M. deltoideus vor allem die
Muskeln der Rotatorenmanschette ver-
antwortlich.

- 4 Muskeln: ventral M. subscapularis
  (Ansatz Tuberculum minus), dorsal
  M. supraspinatus (Ansatz Tuberculum
  majus), M. infraspinatus und M. teres
  minor (Ansatz Tuberculum majus)
- faserige „Sehnenkappe" der Rotatorenmanschette um das Caput humeri

- "critical zone" innerhalb der Sehne des
  M. supraspinatus (1 – 1,5 cm proximal
  des Ansatzes) soll zu Degeneration mit
  Folgeruptur prädisponieren
- zusätzliche Stabilisierung des Gelenks
  mittels muskulärer Kompression durch
  Zug der Rotatorenmanschette

Bursae des Schultergelenks

Verschiedene Bursae (synoviale Gleit-
beutel) dienen als Verschiebeschichten
der freien Beweglichkeit im Schultergelenk und kommunizieren teilweise mit
der Gelenkhöhle.

- oft Verbindung von Bursa subacromialis und Bursa subdeltoidea untereinan-
  der, jedoch meist nicht mit dem Gelenk
  (wichtig bei Rotatorenmanschettenrupturen!)

- Bursa subtendinea m. subscapularis
  und Bursa subcoracoidea kommunizieren ventral mit dem Gelenk
- normale Bursae konventionell röntgenologisch nicht darstellbar, nur in
  Sono, CT und MRT

Röntgenbildgebung

Standardprojektionen

Bei der Erstuntersuchung der Schulter sind wie bei jedem anderen Gelenk 2 senkrecht zueinander stehende Röntgenaufnahmen als Basisdiagnostik notwendig. Neben diesen beiden Standardpositionen existiert eine Fülle von Spezialprojektionen für unterschiedliche Fragestellungen (Tab. 1.1). Diese haben im Zuge der Einführung von CT und MRT allerdings an diagnostischem Wert verloren.

Anterior-posteriore Aufnahme (a.-p. Aufnahme)/ Glenoid-Tangentialaufnahme

Cave: Überlagerung des Gelenkspalts bei reiner a.-p. Aufnahme!

Indikation

Initiale Diagnostik bei Verdacht auf:
- Frakturen (Lokalisation und Ausdehnung, zur Bestimmung des Frakturtyps, Frakturlinienverlauf, Gelenkflächenbeteiligung, Fragmentstellung)
- Luxationen
- entzündliche Erkrankungen
- degenerative Veränderungen
- Neoplasien

Einstelltechnik

- flach an der Kassette anliegende Schulter
- Patient sitzend mit Arm in Neutralstellung (Handflächen nach vorn)
- Kippung des Zentralstrahls um ca. 20° nach kaudal
- Zielpunkt auf Processus coracoideus

alternativ:
- Patient liegend mit etwas erhöhter kontralateraler Schulter
- Kippung des Zentralstrahls um ca. 20° nach kaudal
- Zielpunkt auf Processus coracoideus

Glenoid-Tangentialaufnahme

Überlagerungsfreie (orthogonale) Einstellung des Gelenkspalts
- Drehung des Patienten um ca. 30–45° zu der Seite, die untersucht werden soll (→ Skapula parallel zum Schirm!)
- Zentralstrahl und Zielpunkt wie bei a.-p. Aufnahme

Röntgenanatomie (Abb. 1.2)

- Darstellung der glenohumeralen Artikulation: schmal-oväläres bzw. strichförmiges (orthogonales) Glenoid
- Spitze des Processus coracoideus in Projektion auf das Caput humeri

Tabelle 1.1 ▪ Empfohlene Röntgenprojektionen des Schultergelenks (Einstelltechniken s. Text)

Fragestellung	Projektionen
Basis	▪ a.-p. Aufnahme ▪ axiale Aufnahme
Degeneration	▪ a.-p. Aufnahme ▪ axiale Aufnahme ▪ 90°-Abduktionsaufnahme
speziell Impingement	▪ Schwedenstatus I – III ▪ Sulcus-intertubercularis-Aufnahme ▪ Supraspinatus-Tunnel-Aufnahme ▪ Rockwood-Aufnahme
Trauma allgemein	▪ a.-p. Aufnahme ▪ axiale Aufnahme
Bewegungseinschränkung	▪ transthorakale Aufnahme ▪ Y-Projektion ▪ Velpeau-Aufnahme
Luxationen	▪ a.-p. Aufnahme ▪ axiale Aufnahme
speziell Bankart-Läsion	▪ West-Point-Aufnahme ▪ Pfannenprofilaufnahme nach Bernageau ▪ apikale schräge Aufnahme
speziell Hill-Sachs-Defekt	▪ a.-p. Aufnahme in 60° Innenrotation ▪ Stryker-Aufnahme ▪ Hermodsson-Aufnahme
AC-Gelenk	▪ AC-Gelenkaufnahme a.-p. ▪ AC-Gelenk, Stressaufnahme ▪ Supraspinatus-Tunnel-Aufnahme ▪ Rockwood-Aufnahme

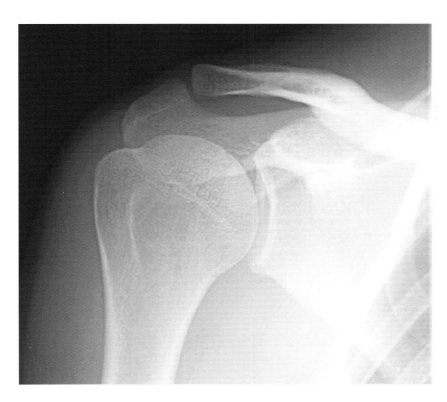

Abb. 1.2 ▪ **Anterior-posteriore (a.-p.) Aufnahme.**

Als initiale Darstellung der glenohumeralen Artikulation mit Humeruskopf und Glenoid in Überlagerung, der Gelenkspalt ist nicht exakt tangential getroffen.

Abb. 1.3 ▪ Axiale Aufnahme.

Lage des Caput humeri in Relation zum Glenoid bei 90° abduziertem Oberarm, als zweite Ebene in der Primärdiagnostik.

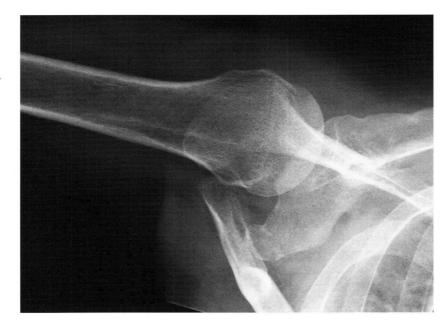

Axiale Aufnahme

Cave: axiale Aufnahme kontraindiziert bei Verdacht auf frische Frakturen oder Luxationen!

Indikation

- 2. Ebene in der initialen Diagnostik

Einstelltechnik

Kaudokranialer Strahlengang
- Patient in Rückenlage, Kopf und Schulter etwas angehoben
- Abduktion des Armes um 90°, Außenrotation des Oberarmes mit Beugung im Ellenbogen
- Fixation der Röntgenkassette oberhalb der Schulter
- Zentralstrahl senkrecht kaudokranial parallel zur Thoraxwand auf die Axilla

alternativ:

Kraniokaudaler Strahlengang
- Patient sitzend
- Lagerung des Armes mit gebeugtem Ellenbogen seitlich auf dem Röntgentisch

- Kassette in der Axilla fixieren, besser „Sattelkassette"
- senkrechter Zentralstrahl von kranial nach kaudal auf das Gelenk

Röntgenanatomie (Abb. 1.**3**)

- Lage des Caput humeri in Relation zum Glenoid
- Überlagerung des AC-Gelenks durch Humeruskopf

Spezielle Projektionen bei Impingement

Auf den beiden Standardprojektionen sind Subakromialraum und Sulcus bicipitalis nur unzureichend beurteilbar, daher kommen folgende Aufnahmen zur Anwendung.

A.-p. Aufnahme in 3 unterschiedlichen Rotationsstellungen (Schwedenstatus I – III)

Indikation

- räumliche Zuordnung pathologischer Befunde, wie z. B. von freien Gelenkkörpern oder Verkalkungen der Rotatorenmanschette
- Frakturdarstellung

Einstelltechnik

Patientenlagerung und Strahlengang wie bei a.-p. Standardprojektion, zusätzlich:
- Innenrotation mit gebeugtem Ellenbogen und Adduktion, Hand in Supination (I)
- Außenrotation des leicht abduzierten Oberarmes mit Supination der Hand (II)
- Außenrotation und Elevation mit Abduktion des Armes um 90°, rechtwinklige Beugung im Ellenbogen (III)

Röntgenanatomie

- überlagerungsfreie Darstellung des Oberarmkopfs und des Gelenks
- Subakromialraum und Tuberculum minus (I und II)
- Überlagerung des Akromions durch das Caput humeri, Darstellung des AC-Gelenks (III)

90°-Abduktionsaufnahme

Indikation

- Darstellung der glenohumeralen Beweglichkeit
- überlagerungsfreie Ansicht des AC-Gelenks

Einstelltechnik

- Patient parallel zur Kassette stehend
- Abduktion des Armes um 90°, Beugung im Ellenbogen
- anterior-posteriorer Strahlengang
- Zielpunkt Processus coracoideus

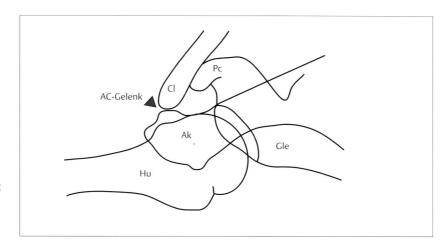

Abb. 1.4 ▪ 90°-Abduktionsaufnahme (Schema).

Abbildung von Caput humeri (Hu) und Akromion (Ak) in Überlagerung, freie Projektion des AC-Gelenkspalts (Pfeil).

Cl   Klavikula
Gle Glenoid
Pc   Processus coracoideus

Röntgenanatomie (Abb. 1.4)

- Caput humeri und Akromion in Überlagerung
- freie Projektion des AC-Gelenkspalts

Sulcus-intertubercularis-Aufnahme

Cave: exakt tangentiale Einstellung des Sulcus notwendig, evtl. Einstellung unter Durchleuchtungskontrolle!

Indikation

- überlagerungsfreie Abbildung des Sulcus intertubercularis (bicipitalis)

Einstelltechnik

Kraniokaudaler Strahlengang
- Patient über den Röntgentisch geneigt
- Beugung und Supination des aufliegenden Armes (→ Winkel zwischen Humerus und Unterarm ca. 75–80°)
- Kassette horizontal auf dem Unterarm
- Palpation und Markierung des Verlaufs des Sulcus
- kraniokaudaler Zentralstrahl senkrecht durch Markierung

alternativ:

Kaudokranialer Strahlengang
- Patient in Rückenlage
- Kassette oberhalb Schulter fixiert
- Arm leicht abduziert und außenrotiert
- kaudokranialer Strahlengang auf die Vorderkante des Humerus
- Zentrierung parallel zur Oberarmlängsachse (→ dem Verlauf des Sulcus folgend)

Röntgenanatomie

- Sulcus intertubercularis als Rinne zwischen den beiden Tubercula

Supraspinatus-Tunnel-Aufnahme („outlet view")

Indikation

Verdacht auf subakromiale Pathologie:
- Abbildung des korakoakromialen Bogens (Tunnel der Supraspinatussehne)
- Darstellung z.B. von subakromialen Osteophyten
- Identifikation der Akromiontypen nach Bigliani (s. Knöcherne Strukturen/Skapula)

Einstelltechnik

- Patient schräg seitlich stehend oder sitzend
- Kassette senkrecht zum Skapulakörper, parallel zum Glenoid
- mediolateraler Strahlengang in Richtung Achse der Spina scapulae
- Neigung des Zentralstrahls um 10–15° kraniokaudal auf das AC-Gelenk

Röntgenanatomie

- Skapulakörper nicht von Rippen überlagert
- Caput humeri in Projektion auf das Y der Skapula (kurzer Y-Schenkel: Akromion und Processus coracoideus, langer Y-Schenkel: Skapulakörper)
- Akromion als „Dach" des Subakromialraums

Rockwood-Aufnahme

Indikation

Verdacht auf subakromiale Pathologie
- Abbildung inferiorer akromialer Osteophyten
- Verkalkungen des Lig. coracoacromiale

Einstelltechnik

- wie bei a.-p. Aufnahme, aber um 30° nach kaudal gerichteter Zentralstrahl

Röntgenanatomie

- Darstellung des Subakromialraums und des anterior-inferioren Akromions

Spezielle Projektionen bei Bewegungseinschränkung

Bei schmerzhaften Bewegungseinschränkungen (Luxation, Fraktur) muss oftmals eine axiale Aufnahme entfallen. Alternativ bieten sich folgende Aufnahmen an.

Transthorakale Aufnahme

Abb. 1.5 ▪ Transthorakale Aufnahme (Schema).

Humerus in Projektion zwischen Wirbelsäule und Sternum (die überlagernden Rippen wurden der Übersichtlichkeit halber weggelassen), die Hilfslinie nach Moloney (1983) ist hier als blaue Linie dargestellt.

Gle Glenoid
Ak Akromion
Pc Processus coracoideus
Hu Humerus
St Sternum

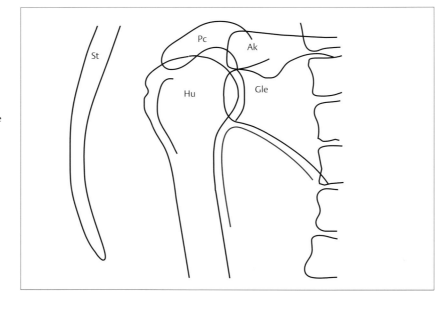

Cave: Durch Überlagerung schwer zu interpretieren!

Indikation

- 2. Ebene bei Bewegungseinschränkung der Schulter
- Gelenkstellung bei (subkapitalen) Humerusfrakturen und Luxationen

Einstelltechnik

- Patient sitzend oder stehend, leichte Drehung des Oberkörpers nach hinten
- betroffene Schulter lateral an Kassette anliegend
- herabhängender Arm in Supinationsstellung
- gegenseitiger Arm auf den Kopf gelegt (→ somit aus dem Strahlengang genommen)
- transthorakaler mediolateraler Strahlengang
- Zielpunkt direkt unterhalb Processus coracoideus

Röntgenanatomie (Abb. 1.5)

- Humerus in Projektion zwischen Wirbelsäule und Sternum
- teilweise Überlagerung des Glenoids durch das Caput humeri
- Hilfslinie nach Moloney (1983): skapulohumeraler Bogen zwischen axillärem Skapularand und Humerusschaft mit glattem, ununterbrochenem Verlauf

Y-Projektion (laterale Skapula-Aufnahme nach Neer, Larché)

Indikation

- 2. Ebene bei Bewegungseinschränkung der Schulter
- Luxationsstellungen

Einstelltechnik

- Patient seitlich an Kassette sitzend oder stehend
- Drehung der betroffenen Schulter um ca. 30–45° nach dorsal
- Strahlengang mediolateral hinter dem Thorax parallel zur Spina scapulae
- Zielpunkt Skapulamitte

Röntgenanatomie (Abb. 1.6)

- Akromion als „Dach" des Subakromialraums
- Caput humeri in Projektion auf das Y der Skapula
- Normalposition des Caput humeri in exakter Zentrierung auf das Glenoid

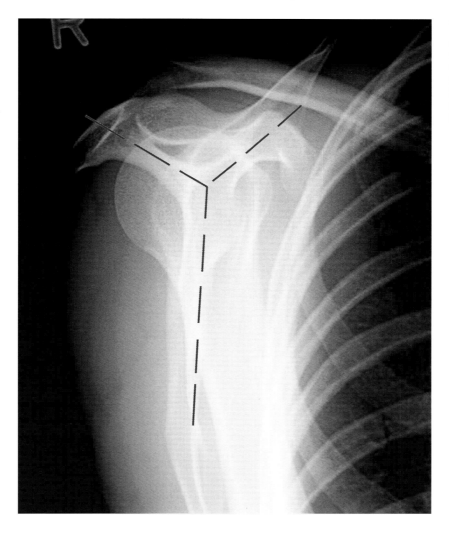

Abb. 1.6 ▪ Y-Projektion.
Akromion als „Dach" des Subakromialraums, Caput humeri in Zentrierung auf das Glenoid in das Y der Skapula projiziert (mit gestrichelter Linie markiert).

Velpeau-Aufnahme

Cave: Verzerrung der Proportionen!

Indikation

- Beurteilung der Humeruskopf-Glenoid-Relation
- modifizierte „quasi"-axiale Aufnahme

Einstelltechnik

- Patient mit angelegtem Velpeau-Verband oder Armschlinge mit dem Rücken zum Röntgentisch sitzend
- Oberkörper um ca. 30° nach hinten gelehnt
- Platzierung der Kassette auf dem Tisch
- kraniokaudaler Strahlengang
- Zentralstrahl auf das Gelenk

Röntgenanatomie

- wie bei axialer Aufnahme

Spezielle Projektionen bei Luxationen

Bei einer akuten Luxation können Begleitverletzungen wie eine knöcherne Bankart-Läsion oder ein Hill-Sachs-Defekt (s. Kap. Traumatologie) in den Standardprojektionen dem Nachweis entgehen. Hierfür gibt es mehrere Spezialprojektionen.

West-Point-Aufnahme

Indikation

- Nachweis einer knöchernen Bankart-Fraktur
- Beurteilung der Stellung des Humeruskopfs zum Glenoid

Einstelltechnik

- Patient in Bauchlage auf dem Röntgentisch mit unterpolsterten Schultern
- Abduktion des über die Kante des Tisches herabhängenden Armes um 90°, Beugung im Ellenbogen
- Fixierung der Kassette kranial der Schulter
- kaudokranialer Strahlengang
- Zentralstrahl um je ca. 25° nach unten und nach innen auf die Axilla

Röntgenanatomie (Abb. 1.7)

- tangentiale Abbildung des inferior-anterioren Glenoids in Projektion neben den Processus coracoideus

Abb. 1.7 ▪ West-Point-Aufnahme (Schema).

Tangentiale Abbildung des inferior-anterioren Glenoids (Pfeil) in Projektion neben den Processus coracoideus (Pc).

Hu   Humerus
Ak   Akromion
Cl   Klavikula
Gle Glenoid

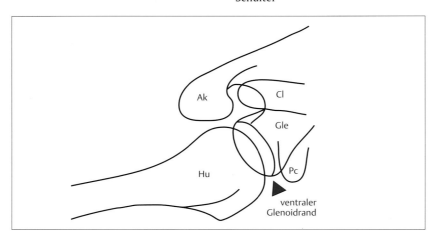

Pfannenprofilaufnahme nach Bernageau

Cave: Durch Außenrotations-Abduktionsstellung Gefahr einer Reluxation!

Indikation

- Nachweis einer knöchernen Bankart-Fraktur

Einstelltechnik

- Patient in Rückenlage, Unterpolsterung der Schulter
- Arm in 30° Außenrotation und 70–80° Abduktion, Beugung im Ellenbogen um 90°
- Fixierung der Kassette kranial der Schulter
- kaudokranialer Strahlengang
- Zentralstrahl auf den Gelenkspalt

Röntgenanatomie

- modifizierte axiale Abbildung des inferior-anterioren Glenoids

Apikale schräge Aufnahme

Indikation

- Nachweis einer knöchernen Bankart-Fraktur

Einstelltechnik

- Patient in Rückenlage
- Arm am Körper anliegend, Unterpolsterung der gesunden Schulter
- mediolateraler Strahlengang 45° zur Frontalebene (→ Skapulakörper parallel zur Kassette)
- Neigung des Zentralstrahls 45° kraniokaudal
- Zielpunkt: Humeruskopf

alternativ:
- Patient sitzend
- Drehung des Oberkörpers der betroffenen Seite um ca. 45° zur Kassette hin
- (→ Skapulakörper parallel zur Kassette)
- Ausrichtung des Zentralstrahls um 45° kraniokaudal
- Zielpunkt: Processus coracoideus

Röntgenanatomie

- Projektion der Basis des Processus coracoideus zwischen ventralem und dorsalem Glenoidrand

Aufnahme in 60° Innenrotation a.-p.

Indikation

- Nachweis eines Hill-Sachs-Defekts

Einstelltechnik

- Positionierung des Patienten wie bei a.-p. Aufnahme mit dem Rücken zur Kassette
- maximale Innenrotation (ca. 60°) des Humerus mit 90° Beugung im Ellenbogengelenk
- Strahlengang a.-p.
- Zentralstrahl auf Processus coracoideus

Röntgenanatomie

- Darstellung des posterolateralen Profils des Caput humeri
- Überlagerung des Gelenkspalts durch den Humerus

Stryker-Aufnahme (Stryker's notch view)

Indikation

- Nachweis eines Hill-Sachs-Defekts

Einstelltechnik

- Patient in Rückenlage
- Kassette unter der Schulter
- Oberarm der betroffenen Seite angehoben, Beugung im Ellenbogen
- Positionierung der Hand des Patienten auf dessen Hinterkopf
- Neigung des Zentralstrahls um 45° kaudokranial
- Zielpunkt: Humeruskopf

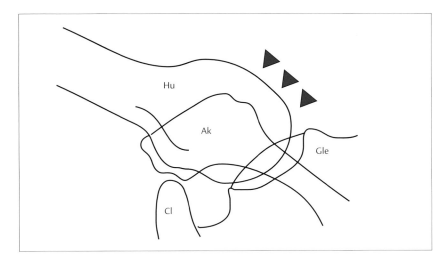

Abb. 1.8 ▪ Stryker-Aufnahme (Schema).

Darstellung des posterolateralen Profils des Caput humeri (Pfeile), insbesondere zum Ausschluss oder Nachweis eines Hill-Sachs-Defekts.

Cl   Klavikula
Gle Glenoid
Ak   Akromion
Hu   Humerus

Röntgenanatomie (Abb. 1.8)

- Darstellung des posterolateralen Profils des Caput humeri

Hermodsson-Aufnahme

Indikation

- Nachweis eines Hill-Sachs-Defekts

Einstelltechnik

- Patient in Rückenlage oder stehend
- Kassette kranial der Schulter positionieren
- Innenrotation des Armes und Beugung im Ellenbogen, Position unter bzw. hinter dem Rücken des Patienten
- Strahlengang kaudokranial in einem Winkel von 30° zur Oberarmlängsachse
- Zentralstrahl auf Humeruskopf

Röntgenanatomie

- Darstellung des posterolateralen Profils des Caput humeri

Spezielle Projektionen des AC-Gelenks

AC-Gelenkaufnahme a.-p.

Indikation

- Verdacht auf Fraktur oder Sprengung des AC-Gelenks

Einstelltechnik

- Arm gestreckt und adduziert
- Patient stehend oder in Rückenlage
- Positionierung der Kassette dorsal bzw. unter der Schulter

- Adduktion des Armes, dem Körper anliegend
- Strahlengang a.-p. ohne Kippung der Röntgenröhre oder Kippung um 15–25° kaudokranial
- Zentralstrahl auf AC-Gelenk

alternativ:
- Arm abduziert
- Einstellung wie AC-Gelenkaufnahme a.-p., jedoch Arm um 90° abduzieren, im Ellenbogen beugen

- Strahlengang a.-p. oder Neigung um 10° kaudokranial
- Zentralstrahl auf AC-Gelenk

Röntgenanatomie

- ohne Kippung der Röhre Überlagerung des AC-Gelenks durch das Akromion
- überlagerungsfreie Darstellung durch Kippung des Strahlengangs

Stressaufnahme des AC-Gelenks

Cave: Es empfiehlt sich, Gewichte mit Schlaufen an den Handgelenken zu befestigen und nicht in den Händen halten zu lassen, da sonst die Schultermuskeln angespannt werden!

Indikation

- Verdacht auf AC-Gelenklockerung oder -luxation
- Einteilung nach Tossy I – III (s. Kap. Traumatologie) zur Therapieplanung

Einstelltechnik

- Patient stehend, Rücken zum Stativ
- Arme beidseits am Körper herabhängend
- je nach Belastbarkeit des Patienten Befestigung von Gewichten mit 5 – 10 kg (z. B. Sandsäcke) an beiden Handgelenken
- a.-p. Strahlengang
- Zentralstrahl auf AC-Gelenk (→ bei Einzelaufnahmen beider AC-Gelenke)

alternativ:
- breite Kassette mit Zentralstrahl auf Halsmitte (→ beide AC-Gelenke auf einem Bild)

Röntgenanatomie

- überlagerungsfreie Darstellung des AC-Gelenks
- bei Muskelanspannung Humeruskopfhochstand mit Projektion des Caput humeri auf das Akromion

Spezielle Projektionen der Klavikula

Klavikula p.-a./Klavikula a.-p.

Indikation

- Klavikulafraktur und Pseudarthrose
- postoperative Kontrolle
- tumoröse, degenerative und entzündliche Veränderungen

Einstelltechnik

- Patient stehend mit Vorderseite zum Stativ
- Kopf zur Gegenseite gedreht
- Innenrotation des betroffenen Armes
- p.-a. Strahlengang
- Zentralstrahl auf Mitte der Skapula

alternativ:
- Patient in Rückenlage
- a.-p. Strahlengang
- Zentralstrahl auf Klavikulamitte

Röntgenanatomie

- Darstellung der gesamten Klavikula

Klavikula tangential

Indikation

- 2. Ebene zur Darstellung der Klavikula

Einstelltechnik

- Patient stehend mit dem Rücken zum Stativ
- Kopf zur Gegenseite gedreht

- Arm in Außenrotation
- a.-p. Strahlengang, Neigung um 25 – 35° kaudokranial
- Zentralstrahl auf Klavikulamitte

alternativ:
- Patient in Rückenlage liegend
- Kassette oberhalb der Schulter positionieren

- a.-p. Strahlengang, Kippung um 25 – 35° kaudokranial
- Zentralstrahl auf Klavikulamitte

Röntgenanatomie

- überlagerungsfreie Darstellung der Klavikula (mit Ausnahme des sternalen Endes)

Spezielle Projektionen der Skapula

Skapula a.-p.

Indikation

- Fraktur und tumoröse Erkrankungen der Skapula
- Übersichtsaufnahme der gesamten Schulter durch größeres Format

Einstelltechnik

- Patient steht mit dem Rücken zum Stativ
- Drehung um ca. 45° zur betroffenen Seite (→ Skapula parallel zur Kassette)
- geringe Abduktion des Oberarmes, Hand in der Hüfte abgestützt
- a.-p. Strahlengang
- Zentralstrahl auf Skapulamitte

Röntgenanatomie

- Übersicht der Skapula und der Schulter

Skapula axial

Indikation

- 2. Ebene zur Darstellung der Skapula

Einstelltechnik

- Patient steht mit der betroffenen Seite am Stativ
- Oberarm etwas nach dorsal zurückgenommen, Hand in der Hüfte abgestützt
- filmfernen gesunden Arm hochhalten, Hand auf den Kopf gelegt
- horizontaler Strahlengang mediolateral
- Zentralstrahl auf Skapulamitte

alternativ:
- filmnahen betroffenen Arm hochhalten
- Patienten um etwa 45° drehen, mit der zu untersuchenden Schulter nach hinten

Röntgenanatomie (Abb. 1.9)

- Tangentialaufnahme der Skapula
- keine Überlagerung der Skapula durch die Rippen

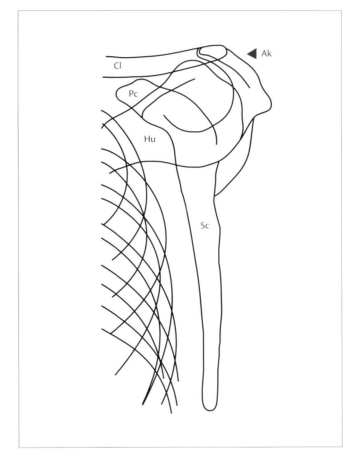

Abb. 1.9 ▪ Skapula axial (Schema).

Tangentialaufnahme der Skapula (Sc) ohne Überlagerung durch Rippen.
Cl   Klavikula
Ak   Akromion
Pc   Processus coracoideus
Hu   Humerus

Konventionelle Arthrographie

Schlüsselwörter
Schulter; Arthrographie,
konventionelle;
Mono-/Doppelkontrast-
arthrographie;
Rotatorenmanschette

Keywords
shoulder; arthrography,
conventional; single-/
double-contrast
arthrography; rotator cuff

Indikation

- mittlerweile nur noch selten indiziert, da Komplikationen möglich (Alternativen Sonographie oder MRT)
- Verdacht auf Rotatorenmanschetten- oder Bizepssehnenruptur
- traumatische, entzündliche und degenerative Erkrankungen des Kapsel-Band-Apparates
- adhäsive Kapsulitis (therapeutische Arthrographie)

Kontraindikationen

- bekannte KM-Allergie
- akute Arthritiden bzw. andere Entzündungen in Gelenkumgebung (z. B. Osteomyelitis)

Einstelltechnik

- vor der Arthrographie: Nativaufnahmen im „Schwedenstatus I – III" (s. Spezielle Projektionen bei Impingement/a.-p. Aufnahme in 3 unterschiedlichen Rotationsstellungen)
- nach Gelenkpunktion mit KM-Applikation (s. u.) Bewegung der Schulter und Wiederholung des „Schwedenstatus"
- ggf. zusätzlich axilläre Projektion (s. Standardprojektionen/axiale Aufnahme) oder Sulcus-intertubercularis-Aufnahme (s. Spezielle Projektionen bei Impingement/Supraspinatus-Tunnelaufnahme)

Technik der Arthrographie

Monokontrastverfahren

- Patient in Rückenlage
- leichte Abduktion des Armes in Neutralstellung oder Außenrotation
- Gelenkspalt unter Durchleuchtung markieren
- strenge Asepsis!
- Lokalanästhesie
- Punktion im unteren Drittel des Gelenkspalts senkrecht von ventral mit langer Nadel (z. B. LP-Nadel 20 G)
- Kontrolle der Nadellage mit Injektion einiger Tropfen KM unter Durchleuchtung
- bei sicher intraartikulärer Position Injektion von 10 – 15 ml nicht ionischen KM
- fakultativ Zusatz von 0,3 ml Adrenalin 1 : 1000 zur Verzögerung der KM-Resorption (nicht notwendig bei Durchführung der Untersuchung innerhalb von 30 min nach Injektion)
- Nadel entfernen
- Schultergelenk zur KM-Verteilung aktiv und passiv bewegen

Doppelkontrastverfahren

- Patienten lagern und Punktion wie oben beschrieben durchführen
- 3 – 6 ml nicht ionisches KM und 10 – 15 ml Luft injizieren
- Schultergelenk zur KM-Verteilung aktiv und passiv bewegen

Röntgenanatomie in der Doppelkontrastarthrographie

- Luft im Gelenkkavum
- Füllung der Gelenkrezessus und kommunizierenden Bursae mit KM
- Beschlag von Knorpel und Sehnenscheiden mit KM (in Kontrast zum Kavum)
- Bizepssehne und knorpeliges Labrum als KM-Füllungsdefizite

Cave: Komplikationen sind anaphylaktoide Reaktionen (selten), Reizergüsse, chemisch induzierte Synovitiden und sekundäre bakterielle Infektionen (s. Konventionelle Arthrographie/Kontraindikationen)! Der bei einigen Patienten bis 48 h andauernde Schmerz ist auf die Hyperosmolalität des KM zurückzuführen (Induktion eines Flüssigkeitseinstroms ins Gelenk mit Kapseldehnung)

Sonographie

Indikationen

- s. Tab. 1.2

Untersuchungstechnik

Cave: standardisiertes Untersuchungsprotokoll mit festgelegten Schallkopfpositionen!
- hoch auflösende lineare Schallköpfe mit Frequenzen von 7,5 – 13 MHz empfehlenswert
- zur Darstellung oberflächlicher Strukturen evtl. Verwendung einer Wasser- oder Silikonvorlaufstrecke
- sitzender Patient mit herabhängendem Arm
- Beugung des Armes des Patienten im Ellenbogen um 90°, Führung durch den Untersucher
- Untersuchung beider Schultergelenke im Seitenvergleich
- Anfertigung von Schnitten in 2 orthogonalen Ebenen
- neben statischer Abbildung der Schulterstrukturen aktive und passive dynamische Untersuchung in Innen- und Außenrotation sowie Ab- und Adduktion
- Bestimmung der Dicke von Sehnen, Bändern und Bursae

Standardprotokoll

- korakoakromiales Fenster
  - Schallkopfposition über Akromion und Processus coracoideus
  - Supraspinatussehne im Querschnitt
  - mit „Schürzengriff" bessere Darstellung des Sehnenansatzes
- laterale Frontalebene
  - Schallkopfposition seitlich auf der Schulterkonvexität
  - Beurteilung der Supraspinatussehne („Schnabelform") bei Abduktionsbewegung
- anteriore Transversalebene
  - Schallkopfposition über dem Sulcus bicipitalis
  - Verlauf und Ansatz der Subskapularissehne am Tuberculum minus
  - Darstellung der echoreichen Bizepssehne im Querschnitt
  - evtl. anteriores Labrum
- anteriore Longitudinalebene
  - Schallkopfposition über dem Sulcus bicipitalis
  - Bizepssehne im Längsverlauf (bis zum Muskelbauch)
- posteriore Transversalebene
  - Schallkopfposition kaudal der Spina scapulae
  - Verlauf und Ansatz der Infraspinatussehne
  - evtl. posteriores Labrum

Fakultative Zusatzuntersuchung

- Supraspinatuslängsschnitt
  - Schallkopfposition senkrecht zur posterioren Transversalebene
  - Darstellung der Supraspinatussehne in Längsrichtung und ihres Ansatzes am Tuberculum majus

Normalanatomie in der Sonographie (Abb. 1.10 – 1.15)

- Muskulatur, Knorpel, Knochenmark: echoarm
- subkutanes Fettgewebe, Bursae, Gelenkkapsel, Kortikalis: echoreich
- Muskelsehnen: mittlere bis niedrige Echogenität (durch unterschiedliches Verhältnis von Sehnen- und Muskelfasern Echo auch in normaler Rotatorenmanschette variabel!)
- Bizepssehne: echoreich
- Dokumentation der freien Verschieblichkeit einzelner Strukturen mit dynamischer Untersuchung

Schlüsselwörter
Schulter, Ultraschall/
Sonographie; Rotatoren-
manschette; Humerus-
kopftranslation

Keywords
shoulder; ultrasound;
rotator cuff; humeral
head translation

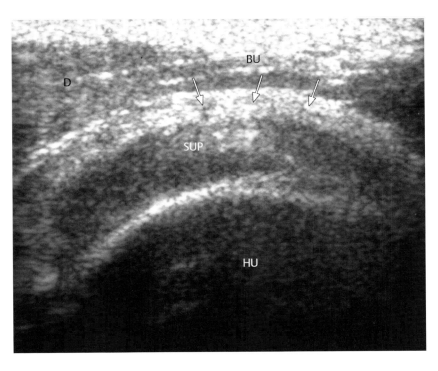

Abb. 1.10 ▪ Korakoakromiales Fenster.

Die Supraspinatussehne wird im Querschnitt abgebildet. Der Gelenkknorpel ist nicht von der Sehne trennbar.

SUP Supraspinatussehne
BU Bursa subdeltoidea
HU Humeruskopf
D   M. deltoideus

Tabelle 1.2 ▪ **Indikationen von MRT, CT und Sonographie**

Fragestellung	MRT (evtl. mit Arthrographie)	CT (evtl. mit Arthrographie)	Sonographie

Trauma allgemein	▪ Ermüdungsfraktur (Stressfraktur)
	▪ okkulte Fraktur („bone bruise")
	▪ (osteo-)chondrale Fraktur
	▪ Funktionsprüfung (dynamische MRT)
	▪ Begleitverletzungen:
	  – Instabilitäten
	  – Rotatorenmanschetten-verletzung
	  – Bizepssehnenverletzung
	  – Hämatome
	  – Bursitis
	  – Gelenkerguss
	  – Weichteiltraumata (Muskulatur)
		▪ additives Verfahren zur Projektionsradiographie (Modifikation der Fraktur-typbestimmung)
		▪ Anzahl, Lage und Beziehung der Knochenfragmente
		▪ Gelenkflächenbeteiligung
		▪ Rotationsfehler (Antetorsionswin-kel)- und Längendifferenz-bestimmung
		▪ Operationsplanung (2-D- und 3-D-Rekonstruktionsverfahren)
		▪ Begleitverletzungen (s. MRT)
			▪ Funktionsprüfung
			▪ Abriss des Tuberculum majus
			▪ Humeruskopffraktur
			▪ Abrissfrakturen des AC-Gelenks
			▪ Begleitverletzungen (s. MRT)

Luxationen/ Instabilitäten	▪ knorpelige oder knöcherne Bankart-Verletzung ▪ Hill-Sachs-Defekt ▪ Gelenkkapselverletzungen ▪ Begleitverletzungen (s. o.)	▪ Vergleich beider Schultern möglich ▪ Erfassung auch minimaler Hill-Sachs-Läsionen ▪ kleine ossäre Bankart-Frakturen ▪ Kapselverkalkungen	▪ Humeruskopf-Glenoid-Relation im Seitenvergleich ▪ Bestimmung der Humeruskopf-translation zuerst in Neutral-stellung ▪ dynamisch: bei aktiver Bewegung des Patienten ▪ passiv: Stressbewegung durch Untersucher (vordere und hintere Schublade)
Degeneration	▪ Rotatorenmanschette (z. B. Impingement) ▪ Insertionstendinose ▪ Tendinitis calcarea ▪ Bizepssehnendegeneration ▪ AC-Gelenks-Arthrose ▪ Labrumdegeneration	▪ eher selten Indikationen ▪ Rotatorenmanschettenpathologie ▪ reaktive und degenerative Verkalkungen im Sehnenbereich	▪ Rotatorenmanschette (Impinge-ment, Partial- und Totalrupturen, Tendinitis calcarea) ▪ Tendinitiden der Bizepssehne (sog. „Bizepssehnenhalo") ▪ ossäre Veränderungen des Sulcus intertubercularis ▪ Verdickung der Bursa sub-acromialis-subdeltoidea durch fibrotische Induration
Tumoren und entzündliche Veränderungen	▪ Tumor-/Entzündungsausdehnung ▪ Weichteilbefall	▪ Tumor-/Entzündungsausdehnung ▪ ossäre Destruktionen	▪ Bursitis ▪ Synovitis mit Gelenkerguss, z. B. bei rheumatischen Erkrankungen

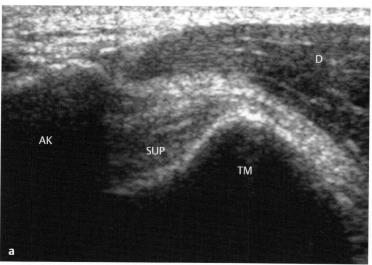
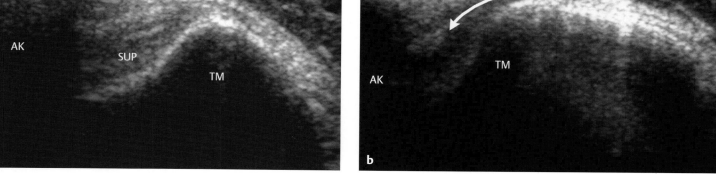

Abb. 1.11 a–b ▪ **Laterale Frontalebene.**

Die Beweglichkeit der Supraspinatussehne (**a** „Schnabelform") wird geprüft, die Sehne taucht bei Abduktion (**b**) in den Schallschatten des Akromions ein (in Pfeilrichtung).

SUP Supraspinatussehne
AK Akromion

TM Tuberculum majus
D M. deltoideus

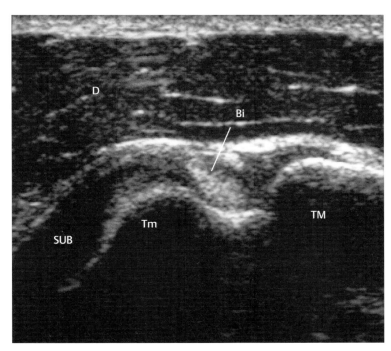

Abb. 1.12 ▪ Anteriore Transversalebene.

Querschnittdarstellung der echoreichen Bizepssehne im Sulkus
sowie der medial gelegenen Subskapularissehne.

SUB Subskapularissehne
Bi Bizepssehne
TM Tuberculum majus
Tm Tuberculum minus
D M. deltoideus

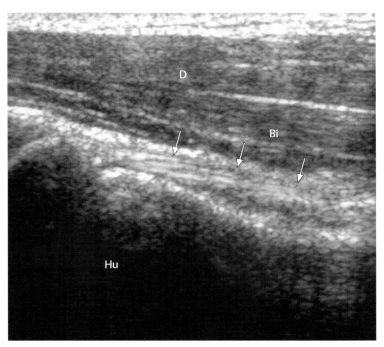

Abb. 1.13 ▪ Anteriore Longitudinalebene.

Abbildung der Bizepssehne im Längsverlauf.

Bi Bizepssehne
Hu Humeruskopf
D M. deltoideus

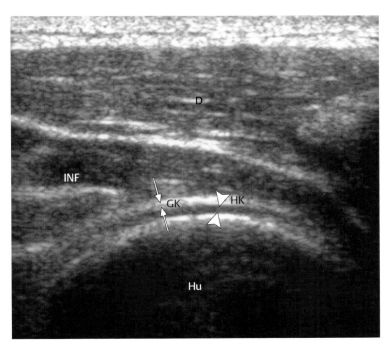

Abb. 1.14 ▪ Posteriore Transversalebene.

Beurteilung des Sehnenverlaufs und Ansatzes des M. infraspinatus.

INF M. infraspinatus
GK Kapsel
HK hyaliner Knorpel
Hu Humeruskopf
D M. deltoideus

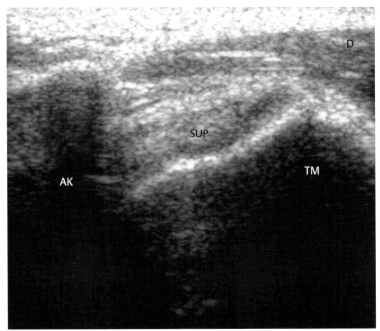

Abb. 1.15 ▪ Supraspinatuslängsschnitt (fakultativ).

Darstellung der Sehne des M. supraspinatus in Längsrichtung
und ihres Ansatzes am Tuberculum majus.

SUP Supraspinatussehne
AK Akromion
TM Tuberculum majus
D M. deltoideus

Computertomographie (CT)

Nativ-CT

Schlüsselwörter
Schulter, CT; Spiral-CT
(single slice/multi slice);
Frakturen

Keywords
shoulder, CT; spiral CT
(single slice/multi slice);
fractures

Indikationen

- s. Tab. 1.**2**

Untersuchungstechnik

- Untersuchungsbereich: AC-Gelenk bis Angulus inferior scapulae
- heute meist Spiral-CT (Single-Slice-, Multi-Slice-Technik)
- multiplanare Reformation (MPR) mit 2-D- und 3-D-Rekonstruktions-verfahren (→ Operationsplanung)

Standardparameter

Standard-CT

- Schichtdicke: 2 – 3 mm
- Tischvorschub/Pitch: 2 – 3 mm/ Rotation

Single-Slice-Spiral-CT

- Schichtdicke: 1 – 3 mm
- Tischvorschub/Pitch: 2 – 5 mm
- Rekonstruktionsintervall: 1 – 3 mm

Multislice-Spiral-CT (verbesserte multiplanare Rekonstruktion)

- Detektorkonfiguration: 4 × 1 mm (Schichtdicke: 1 mm)
- Tischvorschub/Pitch: 1 – 1,3 mm (niedrig wegen Bildrauschen)
- Rekonstruktionsintervall: 0,5 mm

Röntgenanatomie (Abb. 1.**16**, 1.**17**)

- Gelenkflüssigkeit: hypodens
- Muskulatur, hyaliner und Faser-knorpel: isodens (→ keine optimale Weichteildarstellung möglich)
- Knochen: hyperdens
- Fettgewebe, Luft: hypodens

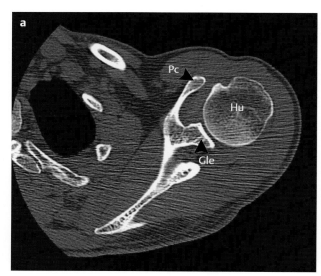

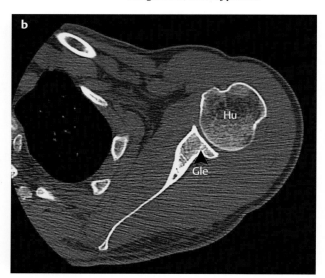

Abb. 1.16 a – b ▪ **Nativ-CT.**

Axiales Multi-Slice-CT des rechten Schultergelenks. Unauffällige Artikulation von Humeruskopf und Glenoid.

Hu   Humeruskopf
Gle Glenoid
Pc   Processus coracoideus

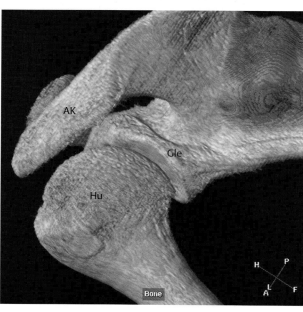

Abb. 1.17 ▪ **Nativ-CT (3-D-Rekonstruktion).**

Gleicher Patient wie in Abb. 1.**16**. In jeder Ebene beliebig anfertigbare 3-D-Rekonstruktionen veranschaulichen insbesondere dem Nicht-Radiologen die Gelenkstellung (hier in schräger Ansicht von dorsal).

Hu   Humeruskopf
Gle Glenoid
AK   Akromion

CT-Arthrographie

Kombination von CT mit Doppelkontrastarthrographie. Vorteile gegenüber der konventionellen Arthrographie durch überlagerungsfreie Abbildung des Gelenks und bessere Weichteildarstellung.
Cave: Kontraindikationen/Komplikationen beachten (s. Konventionelle Arthrographie/Kontraindikationen)

Indikation

- Labrum- und Gelenkkapselverletzungen
- Bestimmung der Relation von Humeruskopf zu Glenoid

Untersuchungstechnik

- Erstellung einer Doppelkontrastarthrographie (s. Konventionelle Arthrographie)

- anschließend CT-Standardparameter (s. CT/Nativ-CT)
- Röntgenanatomie in der CT-Arthrographie (Abb. 1.**18**)
- Gelenkkavum durch KM stark hyperdens (→ mit Aufdehnung der Gelenkkapsel)
- injizierte Luft: hypodens
- sonst wie Nativ-CT

Schlüsselwörter
Schulter, CT; CT-Arthrographie; Fraktur

Keywords
shoulder, CT; CT arthrography; fractures

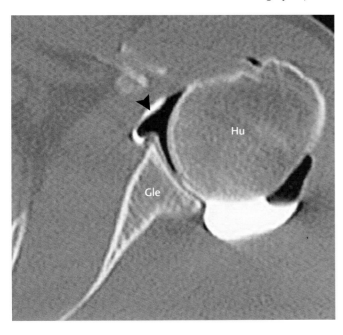

Abb. 1.18 ▪ CT-Arthrographie.

Hyperdenses KM sammelt sich dorsal im Gelenk an (Patient liegt auf dem Rücken), die ventrale Kapsel wird in Außenrotationsstellung durch die insufflierte Luft aufgedehnt und mit KM beschlagen (Pfeil).

Hu Humeruskopf
Gle Glenoid

Magnetresonanztomographie (MRT)

Cave: übliche Kontraindikationen zu einer MRT-Untersuchung wie z.B. Herzschrittmacher!

Standard-MRT

Indikationen

- s. Tab. 1.**2**

Untersuchungstechnik

- Patient in Rückenlage
- Verwendung von Schulterspulen (→ flexible Oberflächenspulen als

linear polarisierte Ring- oder zirkulär polarisierte Rechteckspulen)
- "field of view" (FOV) 12 – 16 cm, Schichtdicke 3 – 4 mm, Matrix 256 × 256 oder 192
- Wahl geeigneter Schichtorientierungen für die jeweilige Fragestellung (Tab. 1.**3**).

Axial

- kranial vom Oberrand des Akromions bis zum Unterrand des Glenoids reichend
- hieran orientieren sich die beiden folgenden Schnittebenen

Oblique-koronar

- parallel zum Verlauf des M. supraspinatus

Schlüsselwörter
Schulter, MRT; Nativ-MRT; Labrum glenoidale; Rotatorenmanschette; ABER-Position; Apprehensionstest-Position

Keywords
shoulder, MRI; MRI, unenhanced; glenoid labrum; rotator cuff; ABER position; apprehensiontest position

Tabelle 1.3 ▪ Anatomische Strukturen des Schultergelenks in der jeweils günstigsten Schichtorientierung in der MRT

Schichtorientierung	Sequenzen	Anatomische Strukturen
Axial	▪ T1w SE ▪ GE (z. B. FLASH)	▪ M. subscapularis ▪ Labrum glenoidale (ventral und dorsal) ▪ Kapsel-Band-Apparat ▪ Bizepssehne
Oblique-koronar	▪ T2w SE/TSE (+ FS) ▪ T1w SE	▪ M. supraspinatus ▪ M. infraspinatus ▪ Labrum glenoidale (superior et inferior) ▪ Bizepssehne/Bizepssehnenanker ▪ Bursa subacromialis ▪ AC-Gelenk
Oblique-sagittal	▪ T2w SE/TSE (+ FS) ▪ T1w SE	▪ Rotatorenmanschette (im Querschnitt) ▪ Lig. coracoacromiale ▪ Akromion

Oblique-sagittal

▪ parallel zur Gelenkfläche des Glenoids
▪ adduzierter Arm in Neutralstellung oder leichter Außenrotation

alternativ:

▪ zur besseren Beurteilung des ventralen Labrums sowie des Kapsel-Band-Apparates Stress-Stellungen:

– ABER-Position (= abduction and external rotation) oder
– Apprehensionstest-Position (90° Abduktion und Außenrotation; nur möglich in offener MR-Einheit, da geschlossenes System zu eng)

Empfohlene Standardsequenzen

▪ STIR-Sequenz oblique-koronar als „Markersequenz"
▪ T1w SE oblique-koronar
▪ GE-Sequenz axial (z. B. FLASH)
▪ T2w SE oblique-koronar
▪ fakultativ T1w SE oblique-sagittal (→ bei Verdacht auf Rotatorenmanschettenruptur zur Bestimmung des Ausmaßes)

Röntgenanatomie in der Nativ-MRT (Abb. 1.19 – 1.21)

▪ Gelenkflüssigkeit, hyaliner Knorpel, Muskel: mittlere Signalintensität in T1w Sequenzen, hohe bis mittlere Signalintensität in GE-Sequenzen
▪ Gelenkkapsel, Muskelsehnen, Labrum (Faserknorpel!): niedrige Signalintensität in T1w und GE
▪ Knochenmark, Fettgewebe, Bursae: hohe Signalintensität in T1w, niedriges Signal in GE
▪ Kortikalis: signalarm in allen Sequenzen

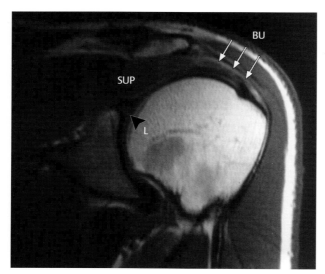

Abb. 1.19 ▪ Nativ-MRT T1w oblique-koronar.

In der oblique-koronaren Schnittebene können besonders gut der M. supraspinatus mit Sehne, die Bursa subdeltoidea und das superiore Labrum beurteilt werden.

SUP M. supraspinatus
BU   Bursa subdeltoidea
L   Labrum

Abb. 1.20 a – b ▪ Nativ-MRT.
a   T1w axial
b   GE axial

Die axiale Schnittführung eignet sich insbesondere zur Beurteilung von M. subscapularis mit Sehne, des ventralen und dorsalen Labrums, des Kapsel-Band-Apparats sowie der Bizepssehne im Querschnitt.

SUB M. subscapularis
Bi   Bizepssehne
L   Labrum

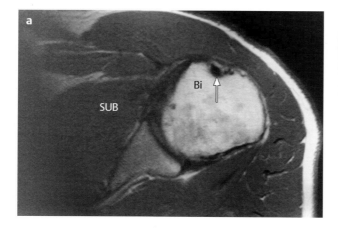

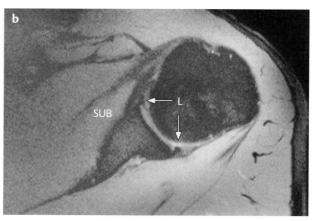

Direkte MR-Arthrographie

Kombination von MRT mit Arthrographie (Gd-DTPA)
Cave: Paramagnetische KM sind nicht
offiziell für die intraartikuläre Injektion
zugelassen, deshalb schriftliche Einwilli-
gung des Patienten notwendig!

Indikation

- s. Tab. 1.**4**

Untersuchungstechnik

- T1w Nativsequenzen axial und
  oblique-koronar (fakultativ oblique-
  sagittal)
- Lagerung des Patienten und Durchführung der Punktion in üblicher Technik
  (s. Konventionelle Arthrographie)
- Injektion von 10 – 15 ml eines Gemischs
  aus Gd-DTPA in einer Konzentration
  von 3 mmol/l und 0,9 % NaCl-Lösung,
  versetzt mit 5 ml iodhaltigem Röntgen-
  KM (zur Durchleuchtungskontrolle)
- T1w Sequenzen in identischer Schnittführung wie nativ (Zeitlimit ca. 30 min)

- selektive Fettsuppression nicht zwin-
  gend notwendig, aber empfehlenswert
- zur besseren Beurteilung des ventralen
  Labrums und Kapsel-Band-Apparats
  wahlweise Stressstellungen (s. o.)

alternativ:
- Injektion von reiner 0,9 % NaCl-Lösung
  (→ hierbei allerdings T2w Sequenzen!)

Röntgenanatomie

- Gelenkkavum: durch KM hohe Signal-
  intensität (→ mit Aufdehnung der
  Gelenkkapsel)
- Separation des Labrums vom
  Kapsel-Band-Apparat
- sonst wie Nativ-MRT

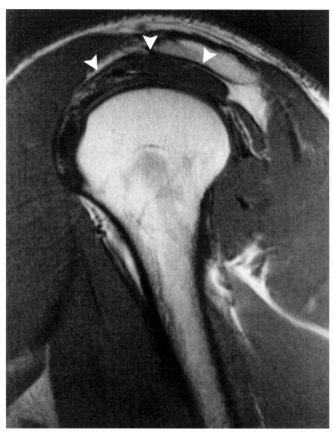

Abb. 1.21 ▪ **Nativ-MRT T1w sagittal.**

In der sagittalen Schnittführung (fakultativ) stellen sich Subakromialraum und Rotatorenmanschette im Querschnitt dar (Pfeile).

Tabelle 1.4 ▪ **Vergleich der direkten und indirekten MR-Arthrographie**

	Direkte MR-Arthrographie	Indirekte MR Arthrographie
Indikation	- optimierte Darstellung von Labrumläsionen (z. B. SLAP-Läsion, s. dort) - Gelenkkapseleinriss - verbesserte Diagnostik einer osteochondralen Fraktur - Rotatorenmanschette (insbesondere Rupturen)	- optimierte Darstellung von Labrumläsionen, speziell bei Instabilität - Rotatorenmanschette (DD Degeneration versus partielle Ruptur) - verbesserte Diagnostik einer osteochondralen Fraktur - entzündliche Weichteilreaktion
Vorteile	- Aufdehnung der Gelenkkapsel mit besserer Trennung der Kapsel vom Labrum - „direkte" Darstellung totaler Rotatorenmanschetten-ruptur (KM-Austritt aus dem Gelenk in die Bursa subacromialis) - bessere Detektion von gelenkseitigen Partialrupturen der Rotatorenmanschette	- geringer Aufwand (da nicht invasiv) - meist vergleichbar deutlicher Signalintensitätsanstieg im Gelenkkavum wie bei intraartikulärer KM-Applikation
Nachteile	- höherer technischer und zeitlicher Aufwand, da Durchleuchtungskontrolle und steriles Arbeiten erforderlich - paraartikuläre KM-Fehlinjektion - Suszeptibilitätsartefakte durch versehentlich eingebrachte Luftbläschen - Infektionsgefahr durch Gelenkpunktion	- bei unzureichender Bewegung der Schulter geringe Kontrastierung des Gelenks - KM-Enhancement anderer Strukturen (Bursae, Gefäße) - Problemfälle mit möglicher Überinterpretation durch KM-Enhancement in Labrum und Rotatorenmanschette (Granulationsgewebe bei voroperierten Patienten, Labrum und Rotatorenmanschettendegeneration)

Schlüsselwörter
Schulter, MRT;
MR-Arthrographie, direkte/
intraartikuläre; Gd-DTPA;
Labrum glenoidale;
Rotatorenmanschette

Keywords
shoulder, MRI;
MR arthrography, direct/
intraarticular; Gd-DTPA;
glenoid labrum; rotator cuff

Indirekte MR-Arthrographie

Schlüsselwörter
Schulter, MRT; MR-Arthro-
graphie, indirekte/i. v.;
Gd-DTPA; Labrum glenoi-
dale; Rotatorenmanschette

Keywords
shoulder, MRI; MR arthro-
graphy, indirect/i.v.;
Gd-DTPA; glenoid labrum;
rotator cuff

Kombination von MRT mit intravenöser KM-Applikation (Gd-DTPA).
Cave: Nach Injektion des KM ist möglichst eine aktive Bewegung der Schulter notwendig. Enges Zeitfenster zu den Folgesequenzen!

Indikation

- s. Tab. 1.**4**

Untersuchungstechnik

- T1w Nativsequenzen axial und oblique-koronar (fakultativ oblique-sagittal)
- i. v. Injektion von 0,1 mmol Gd-DTPA pro kg Körpergewicht (Standarddosis)

- aktive Bewegung der betroffenen Schulter über 10 – 15 min (im Rahmen der individuellen Möglichkeiten)
- Diffusion des Gd-DTPA in den Gelenkraum
- homogene KM-Verteilung
- Beachtung eines Zeitlimits von ca. 30 min (sonst „Auswascheffekt" mit Signalverlust im Gelenkkavum!)
- T1w Sequenzen in identischer Schnittführung wie nativ
- selektive Fettsuppression empfehlenswert
- zur besseren Beurteilung des ventralen Labrums und Kapsel-Band-Apparats ggf. Stressstellungen (s. o.)

Röntgenanatomie (Abb. 1.**22**)

- Kavum, Bursae und Gefäße weisen ein deutliches Enhancement auf
- Gelenkflüssigkeit: hohe Signalintensität
- hyaliner Gelenkknorpel, Muskulatur: mittlere Signalintensität
- Gelenkkapsel, Muskelsehnen, Labrum: normalerweise niedrige Signalintensität
- Knochenmark, Fettgewebe, Bursae: hohe Signalintensität (→ Fettsuppression!)

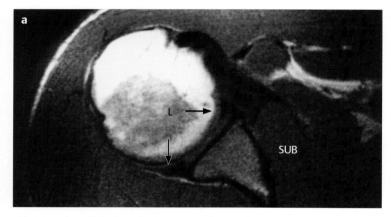 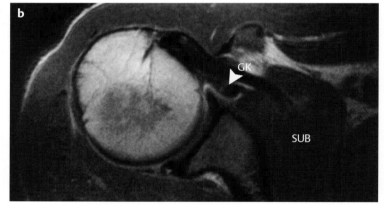

Abb. 1.22 a – b ▪ Effekt der indirekten MR-Arthrographie.

a   Nativ-MRT T1w axial

b   Indirekte MR-Arthrographie T1w axial

In der KM-verstärkten axialen MRT zeigt sich ein Enhancement vor allem im Gelenkkavum. Strukturen wie das Labrum und die Gelenkkapsel (Pfeil) lassen sich besser abgrennzen. Die Kapsel ist hierbei nicht distendiert.

SUB M. subscapularis
L   Labrum
GK   Gelenkkapsel

J. Mäurer, J. Rudolph und J. Jerosch

2 Traumatologie

Frakturen

Definition
Eine Fraktur beschreibt eine vollständige oder unvollständige Kontinuitätsunterbrechung des Knochens mit oder ohne Dislokation nach direkter oder indirekter Gewalteinwirkung.

Pathologie
Frakturformen
- Weichteilschaden:
  - geschlossene Fraktur
  - offene Fraktur
- Fragmentstellung:
  - dislozierte Fraktur
  - nicht dislozierte Fraktur

Frakturtypen
- vollständige Frakturen:
  - Meißelfraktur
  - Querfraktur
  - Schrägfraktur
  - Biegungsfraktur
  - Torsions- oder Spiralfraktur
  - Stückfraktur
  - Trümmerfraktur (mehr als 6 Fragmente)
- unvollständige Frakturen:
  - Infraktion
  - Fissur

Klinik
- Deformierung
- abnorme Beweglichkeit
- Krepitation
- Funktionsausfall
- lokale Schmerzsymptomatik
- lokale Schwellung

Diagnostik

Rö
- Lokalisation und Ausdehnung der Fraktur
- Frakturtyp:
  - vollständig (einfache Fraktur, Trümmerfraktur)
  - unvollständig (Fissur, Infraktion)
- Frakturlinienverlauf (Gelenkflächenbeteiligung)
- Fragmentstellung:
  - Dislocatio ad latus
  - Dislocatio ad axim
  - Dislocatio ad peripheriam
- Bestimmung des Frakturtyps (AO-Klassifikation)

Sono *Cave: untersucherabhängig*
- Begleitverletzungen:
  - Instabilitäten
  - Rotatorenmanschettenverletzungen
  - Bizepssehnenverletzungen
  - Hämatome
  - Bursitis
  - Gelenkerguss
- Funktionsprüfung
- Hill-Sachs-Läsion
- Abriss des Tuberculum majus
- Humeruskopffraktur
- Abrissfrakturen des AC-Gelenks

CT
- additives Verfahren zur Projektionsradiographie (Modifikation der Frakturtypbestimmung)
- Anzahl, Lage und Beziehung der Knochenfragmente
- Gelenkflächenbeteiligung
- Rotationsfehler (Antetorsionswinkel) und Längendifferenz
- Operationsplanung (2-D- und 3-D-Rekonstruktionsverfahren)
- Labrum- und Gelenkkapselverletzungen (CT-Arthrographie)
- Begleitverletzungen:
  - Instabilitäten
  - Rotatorenmanschettenverletzungen
  - Bizepssehnenverletzungen
  - Hämatome
  - Bursitis
  - Gelenkerguss

MRT
- Ermüdungsfraktur (Stressfraktur)
- okkulte Fraktur („bone bruise")
- chondrale Fraktur
- Begleitverletzungen:
  - Instabilitäten
  - Rotatorenmanschettenverletzungen
  - Bizepssehnenverletzungen
  - Hämatome
  - Bursitis
  - Gelenkerguss
- Funktionsprüfung

Schlüsselwörter
Schulter, Röntgen, CT, MRT

Keywords
shoulder, radiography, ultrasound, computed tomography, magnetic resonance tomography

Frakturursachen

Traumatische Fraktur

Definition
Unter einer traumatischen Fraktur versteht man eine vollständige oder unvollständige Kontinuitätsunterbrechung des Knochens durch eine direkt oder indirekt bedingte einmalige Überlastung der physiologischen Elastizität des gesunden Knochens.

Pathologie
- makroskopisch:
  - Knochenmarkhämatom
  - Kontinuitätsunterbrechung
  - begleitende Weichteilverletzungen
- mikroskopisch:
  - Hämorrhagie und Ödem
  - trabekuläre Kompressionszonen mit Kontinuitätsunterbrechung

Klinik
- funktionelle Störungen
- Deformierung
- Krepitation
- lokale Schmerzsymptomatik
- lokale Schwellung

Schlüsselwörter
Fraktur, traumatische Fraktur, Knochenmarkhämatom

Keywords
fractures, traumatic fractures, bone marrow hematoma

**Anforderungen
an die Bildgebung**

- Darstellung der
  Knochenfragmente
- Relation der Knochen-
  fragmente zueinander
- Möglichkeit der
  Frakturklassifikation
- Darstellung evtl.
  Begleitverletzungen

**Grundlagen
der Therapie**

- in Abhängigkeit vom
  Frakturtyp konservative
  oder operative Therapie

Diagnostik

Rö *(→ Methode der Wahl)*

Empfohlene Röntgenaufnahmen

- Standardprojektionen:
  - a.-p. Projektion in Relation
    zur Skapula
  - glenoidtangentiale Projektion
  - axiale Projektion
  - transskapulare Projektion
    („Y-Projektion")
  - transthorakale Projektion
- Spezialprojektionen (in Abhängigkeit
  von der Frakturlokalisation):
  - a.-p. Projektion in Abduktion oder
    Elevation und Außenrotation
    ("Stryker's notch view")
  - schräg apikale Projektion
  - Supraspinatustunnelaufnahme
    (Supraspinatus-Outlet-Aufnahme)
- Konventionelle Tomographie
  (Fragmentstellung und Frakturlinienverlauf bei komplexen Frakturen)

Befund

- Frakturlinien im Bereich des Humerus-
  kopfs und -halses, der Klavikula und
  der Skapula
- Hill-Sachs-Läsion
- Humeruskopfkompressionen
- Bankart-Läsion
- Instabilitäten
- Fett-Blut-Spiegel

Sono *(→ ergänzendes Verfahren)*

Empfohlene Ebenen

- dorsaler Quer- und Längsschnitt
- lateraler Längsschnitt (Frontalschnitt)
- ventraler und ventromedialer
  Querschnitt
- Längsschnitt über dem AC-Gelenk

Befund

- scharfkantige oder flachbogige
  „Einsenkung" des Humeruskopfs
  (Hill-Sachs-Läsion und Humeruskopf-
  fraktur)

CT *(→ ergänzendes Verfahren)*

Empfohlener Untersuchungsmodus

- Standard-CT:
  - Schichtdicke: 2 – 3 mm
  - Tischvorschub: 2 – 3 mm
- Spiral-CT:
  - Schichtdicke: 1 – 3 mm
  - Tischvorschub: 2 – 5 mm/Rotation
  - Inkrement: 1 – 3 mm

Befund

- Lage und Anzahl der Fragmente
- Gelenkflächenbeteiligung
  (z. B. Bankart-Läsion)

MRT *(→ ergänzendes Verfahren)*

Empfohlene Sequenzen

- STIR-Sequenz
- T1w und T2w TSE-Sequenzen
  (ggf. mit Fettunterdrückung)
- KM-Applikation lediglich zum
  Frakturspaltnachweis

Befund

- T1w SE-Sequenz:
  - hypointense Darstellung
    des Frakturspalts
  - flächige hypointense Abbildung
    des begleitenden Knochenmark-
    hämatoms/-ödems
- T2w SE-Sequenz:
  - hyperintense Darstellung des
    Frakturspalts
  - flächige hyperintense Abbildung
    des begleitenden Knochenmark-
    hämatoms/-ödems
- T1w nach KM-Applikation:
  - deutliche flächige KM-Aufnahme im
    Bereich des begleitenden Knochen-
    markhämatoms/-ödems mit hypo-
    intenser Demarkation des
    Frakturspalts

Pathologische Fraktur

*Schlüsselwörter
Fraktur, pathologische
Fraktur, Spontanfraktur,
Insuffizienzfraktur,
Osteolyse*

*Keywords
fractures, pathologic
fractures, spontaneous
fractures, insufficiency
fractures, osteolysis*

**Anforderungen
an die Bildgebung**

- Ausdehnung des
  pathologischen
  Prozesses: intra-
  und/oder extraossär
- lokale Stabilität
- sonstiger Weichteil-
  befall

Definition

Vollständige oder unvollständige Kontinuitätsunterbrechung eines lokal oder
diffus (Insuffizienzfraktur) pathologisch
veränderten Knochens ohne adäquates
Trauma (Spontanfraktur) oder infolge
eines inadäquaten Traumas.

Pathologie

- makroskopisch:
  - Knochenmarkhämatom
  - Kontinuitätsunterbrechung mit
    glatt abgrenzbaren Frakturenden,
    klaffender Frakturspalt
  - begleitende Weichteilverletzungen
  - Destruktion des Knochengewebes
    durch die Grunderkrankung (Osteo-
    porose, Metastasen, Osteomyelitis,
    Primärtumor, Morbus Paget)
- mikroskopisch:
  - Hämorrhagie und Ödem
  - trabekuläre Kompressionszonen
    mit Kontinuitätsunterbrechung
  - fehlende Kallusbildung
  - spezifischer Gewebenachweis

Klinik

- funktionelle Störungen
- Deformierung
- Krepitation
- lokale Schmerzsymptomatik
- lokale Schwellung (u. a. durch
  die Grunderkrankung)

Diagnostik

Rö *(→ initiale Methode der Wahl)*

Empfohlene Röntgenaufnahmen

- Standardprojektionen
- Spezialprojektionen (in Abhängigkeit
  von der Frakturlokalisation)
- konventionelle Tomographie (Fragmentstellung und Frakturlinienverlauf
  bei komplexen Frakturen)

Befund

- glatt abgrenzbare Frakturlinien im
  Bereich des Humeruskopfs und -halses,
  der Klavikula und der Skapula, häufig
  dehiszenter Frakturspalt, fehlende
  Kallusbildung
- Detektion einer Weichteilverdichtung

Sono

Empfohlene Ebenen

- dorsaler Quer- und Längsschnitt
- lateraler Längsschnitt (Frontalschnitt)
- ventraler und ventromedialer
  Querschnitt
- Längsschnitt über dem AC-Gelenk

Befund

- scharfkantige oder flachbogige
  „Einsenkung" im Frakturbereich
- echofreie, echoarme und echoreiche
  Weichteilformation (Tumormasse
  und Begleitreaktion)

CT *(→ ergänzendes Verfahren)*

Empfohlener Untersuchungsmodus

- Standardparameter

Befund

- Lage und Anzahl der Fragmente
- Nachweis einer knöchernen
  Destruktion
- Detektion einer Weichteilmasse

MRT *(→ Methode der Wahl zur DD)*

Empfohlene Sequenzen

- STIR-Sequenz
- T1w und T2w TSE-Sequenzen (ggf. mit Fettunterdrückung)
- KM-Applikation zum Frakturspaltnachweis und zur Darstellung der intra- und extramedullären Tumorkomponente

Befund

- T1w SE-Sequenz:
  - hypointense Darstellung des Frakturspalts

- flächige hypointense Abbildung des begleitenden Knochenmarkhämatoms/-ödems
- hypo- und/oder hyperintense Darstellung des intra- und extramedullären bindegewebigen Tumoranteils
- T2w SE-Sequenz:
  - hyperintense Darstellung des Frakturspalts und des peritumoralen Ödems
  - flächige hyperintense Abbildung des begleitenden Knochenmarkhämatoms/-ödems

- hypo- und/oder hyperintense Darstellung des intra- und extramedullären bindegewebigen Tumoranteils
- T1w nach KM-Applikation:
  - deutliche flächige KM-Aufnahme im Bereich des begleitenden Knochenmarkhämatoms/-ödems mit hypointenser Demarkation des Frakturspalts
  - KM-Aufnahme im Bereich des bindegewebigen Tumoranteils

Grundlagen der Therapie

In Abhängigkeit von der Pathologie gelenkerhaltende oder gelenkersetzende Therapie:
- *gelenkerhaltend:* Verbundosteosynthese
- *gelenkersetzend:* proximale Humerusprothese, Tumorprothese, Allograftrekonstruktion, Composite-Allograftrekonstruktion, Clavicula pro humero

Ermüdungsfraktur (Stressfraktur)

Definition

Eine Ermüdungsfraktur ist eine vollständige oder unvollständige Kontinuitätsunterbrechung des gesunden Knochens infolge andauernder Überbeanspruchung.

Pathologie

- makroskopisch:
  - endostale und periostale Knochenneubildung
- mikroskopisch:
  - Anpassung über Mikrofrakturen
  - Ungleichgewicht zwischen Osteoklasten- und Osteoblastenaktivität
  - Ausbildung osteoklastischer Resorptionszonen mit lamellarer Knochenneubildung

Klinik

- klinisch häufig stumm
- umschriebener Schmerz
- Weichteilschwellung
- *Beispiel:* Fraktur der Basis des Processus coracoideus beim Tontaubenschießen („trap-shooter-fracture")

Diagnostik

Rö

- Sensitivität zwischen 20–50%

Empfohlene Röntgenaufnahmen

- Aufnahmen im a.-p. und lateralen Strahlengang
- Spezialprojektionen (in Abhängigkeit von der Frakturlokalisation)
- konventionelle Tomographie (DD: Osteoidosteom, Osteomyelitis)

Befund

- lamellare Periostreaktion (Frühzeichen)
- Dichteminderung und Unschärfe des Kortex (Frühzeichen)
- reaktive lamellare osteosklerotische Knochenapposition mit Periostitis ossificans (Spätstadium)
- endostale Verdickung (Spätstadium)
- unscharf begrenzte sklerotische Verdichtung innerhalb der Spongiosa und der Kortikalis mit zentraler, besonders schattendichter, streifiger Sklerosezone (entspricht der Frakturlinie, Spätstadium)

Sono

- meist kein spezifischer Befund
- echofreie, echoarme und echoreiche Weichteilformation (Begleitreaktion)

CT *(→ Methode der Wahl)*

Empfohlener Untersuchungsmodus

- Standardparameter

Befund

- Detektion einer Frakturlinie mit reaktiven sklerotischen Knochenveränderungen

MRT *(→ Methode der Wahl zur DD)*

Empfohlene Sequenzen

- STIR-Sequenz
- T1w und T2w TSE-Sequenzen (ggf. mit Fettunterdrückung)
- KM-Applikation zum Frakturspaltnachweis und zur DD (Tumorausschluss)

Befund

- T1w SE-Sequenz:
  - hypointense Darstellung des Frakturspalts (nicht immer nachweisbar)
  - flächige hypointense Abbildung des begleitenden Knochenmarködems
  - hypointense Abbildung der Sklerosezonen im Bereich der Spongiosa und Kortikalis
- T2w SE-Sequenz:
  - hyperintense Darstellung des Frakturspalts (nicht immer nachweisbar)
  - flächige hyperintense Abbildung des begleitenden Knochenmarködems
  - hypointense Abbildung der Sklerosezonen im Bereich der Spongiosa und Kortikalis
- T1w nach KM-Applikation:
  - deutliche flächige KM-Aufnahme im Bereich des begleitenden Knochenmarködems
  - erleichterter Nachweis eines Frakturspalts (DD: Osteomyelitis, Osteoidosteom)
  - fehlende KM-Aufnahme in der Sklerosezone

Schlüsselwörter
Fraktur, Stressfraktur, Ermüdungsfraktur, Knochenmarködem

Keywords
Fractures, stress fractures, fatigue fractures, bone marrow edema

Anforderungen an die Bildgebung

- Darstellung des Umbaubereichs
- Beurteilung der Stabilität

Grundlagen der Therapie

- *ohne Dislokation:* Immobilisation
- *mit Dislokation:* offene Reposition und Osteosynthese

Chondrale und osteochondrale Frakturen

Schlüsselwörter
Fraktur, osteochondrale
Fraktur, „flake fracture",
Gelenkknorpel

Keywords
fractures, osteochondral
fractures, flake fractures,
cartilage

**Anforderungen
an die Bildgebung**

- Darstellung der Herd-
  oder Fragmentgröße
- Lokalisation des Herds
- Bestimmung der
  Defektgröße

**Grundlagen
der Therapie**

- *nicht dislozierte
  Fragmente:* temporäre
  Immobilisation
- *dislozierte Fragmente:*
  offene Reposition und
  Stabilisation

Definition

Osteochondrale Frakturen entstehen infolge einer Druckbelastung des Knorpels nach Einwirkung von Scher- und Rotationskräften. Die Krafteinwirkung verursacht eine Traumatisierung des Knorpels (chondrale Fraktur) und des subchondralen Knochens (osteochondrale Fraktur). Vereinzelt finden sich freie Knochen-Knorpel-Fragmente.

Pathologie

- Kompression mit Impaktion und/oder spongiöse Fraktur des subchondralen Knochens bei intaktem Knorpel
- isolierte Traumatisierung des Gelenkknorpels

Klinik

- unspezifisch (abhängig vom Primärtrauma)
- Hämarthros
- belastungsabhängige Schmerzen
- intermittierende Schmerzen und Blockierung

Diagnostik

 Rö (→ *initiale Methode*)

Empfohlene Röntgenaufnahmen

- Standardprojektionen
- Spezialprojektionen (in Abhängigkeit von der Frakturlokalisation)
- konventionelle Tomographie (DD: Osteoidosteom, Osteomyelitis und Nachweis bzw. Darstellung freier Fragmente)

Befund

- irreguläre Kortikalis
- subchondrale Knochenverdichtung
- vollständige oder partielle Fragmentseparation
- freies Fragment

Sono

- meist kein spezifischer Befund
- echofreie, echoarme und echoreiche Weichteilformation (Begleitreaktion und Weichteilhämatom)

 CT (→ *ergänzende Methode*)

- dezidierter Nachweis und Lokalisation eines Knochenfragments
- DD einer subchondralen Knochenverdichtung

MRT (→ *Methode der Wahl*)

Empfohlene Sequenzen

- STIR-Sequenz
- T1w und T2w TSE-Sequenzen (ggf. mit Fettunterdrückung)
- GE-Sequenz zur Knorpelbeurteilung
- KM-Applikation zum Frakturspaltnachweis

Befund

- T1w SE-Sequenz:
  - teilweise flächige, teilweise retikuläre subchondrale hypointense Signalveränderungen ("bone bruise", Begleitödem)
  - hypointense Abbildung der Frakturlinie
- T2w SE-Sequenz:
  - teilweise flächige, teilweise retikuläre subchondrale hyperintense Signalveränderungen („bone bruise", Begleitödem)
  - hyperintense Abbildung der Frakturlinie
- GE-Sequenz:
  - hypointense Signalveränderung innerhalb des sich hyperintens abbildenden Gelenkknorpels als Ausdruck der Traumatisierung
- T1w nach KM-Applikation:
  - KM-Applikation zum Nachweis des Frakturspalts

Okkulte Fraktur („bone bruise")

Schlüsselwörter
Fraktur, Knochenmarködem,
„bone bruise",
okkulte Fraktur

Keywords
fractures, bone marrow
edema, bone bruise,
occult fractures

**Anforderungen
an die Bildgebung**

- Ausdehnung des
  „bone bruise"
- Nachweis einer
  Knorpelläsion
- Ausschluss von
  Begleitverletzungen

Definition

Unter einem „bone bruise" versteht man eine subchondrale ossäre Kontusion infolge eines Traumas, deren Nachweis nur magnetresonanztomographisch möglich ist.

Die Klassifikation des „bone bruise" ist in der Literatur nicht einheitlich. Mink u. Deutsch (1989) ordnen den „bone bruise" zusammen mit der Stressfraktur, femoralen und tibialen Frakturen sowie der osteochondralen Fraktur den okkulten Frakturen zu. Bei bekannter Traumaanamnese impliziert der Terminus „okkult" einen regelrechten projektionsradiologischen Befund bei gleichzeitigem Nachweis der Pathologie in der MRT.

Lynch u. Mitarb. (1989) differenzieren 2 Formen des „bone bruise":

- Typ 1 beschreibt die Kontusion des Knochenmarks ohne Kortikalisbeteiligung
- beim Typ 2 ist die Kortikalis unterbrochen

Vellet u. Mitarb. (1991) klassifizieren den „bone bruise" hinsichtlich des Kontusionsmusters und der Lokalisation:

- dem Terminus „retikulärer bone bruise" ordnen sie netzförmige MRT-Veränderungen ohne Bezug zur subchondralen Region zu
- der Terminus „landkartenförmiger bone bruise" beschreibt fokale, diskrete Signalveränderungen in Beziehung zum subchondralen Knochen

Pathologie

- makroskopisch:
  - Knochenmarkhämatom
- mikroskopisch:
  - Hämorrhagie und Ödem
  - keine trabekuläre Kompression
  - keine Fraktur

Klinik

- lokale Schmerzsymptomatik
- lokale Schwellung

- lokaler Druckschmerz
- Gelenkerguss

Diagnostik

Rö

- meist kein spezifischer Befund
- umschriebene Verdichtung durch lokale Schwellung oder Gelenkerguss

Sono

- meist kein spezifischer Befund
- echoarme Strukturvermehrung durch Flüssigkeitsansammlung

 CT

Empfohlener Untersuchungsmodus

- Standardparameter

Befund

- meist kein spezifischer Befund
- hypodense Areale in den Weichteilen (Hämatom) und Gelenkergussnachweis

MRT   (→ *Methode der Wahl*)

Empfohlene Sequenzen
- STIR-Sequenz
- T1w und T2w TSE-Sequenzen
  (ggf. mit Fettunterdrückung)

Befund
- T1w SE-Sequenz:
  - unregelmäßig begrenzte retikuläre
    oder landkartenförmige, inhomo-
    gene, hypointense Läsion mit oder
    ohne Beziehung zur Kortikalis und
    zum Gelenkknorpel

- T2w SE-Sequenz:
  - unregelmäßig begrenzte retikuläre
    oder landkartenförmige, inhomo-
    gene, hyperintense Läsion mit oder
    ohne Beziehung zur Kortikalis und
    zum Gelenkknorpel

- T1w nach KM-Applikation:
  - deutliche inhomogene
    KM-Aufnahme
  - KM-Applikation nur für die DD
    erforderlich (*Cave:* Tumorausschluss)

Grundlagen der Therapie

- temporäre Entlastung
  in Abhängigkeit von
  der Ausdehnung des
  „bone bruise" und der
  klinischen Symptomatik

Frakturlokalisationen

Proximale Humerusfraktur

Definition
Intra- und extraartikuläre Frakturen
des Humeruskopfs und des metadia-
physären Übergangs werden unter dem
Begriff proximale Humerusfrakturen
zusammengefasst. Diese machen etwa
4–5% aller Frakturen aus. Die nach
der Neer-Klassifikation modifizierte
Einteilung berücksichtigt Aspekte der
Humeruskopfvitalität, Biomechanik,
Weichteilbeteiligung, Therapiewahl und
Prognose.

Am Humeruskopf werden nach
funktionellen Gesichtspunkten 4 topo-
graphische Areale unterschieden:
- Caput humeri
- Tuberculum majus
- Tuberculum minus
- Corpus humeri

Klassifikation nach Neer (1970)
(Abb. 2.1)
Die Einteilung hinsichtlich des Frakturtyps erfolgt unter Berücksichtigung der
„fehlgestellten" Segmente. Ein Segment
wird als „fehlgestellt" definiert, wenn
eine Dislokation von mehr als 1 cm vor-
liegt und die Achsenknickung 45° oder
mehr beträgt.
- *Typ I:* kein Nachweis einer Dislokation,
  die Anzahl der Fragmente ist für die
  Typzuordnung ohne Bedeutung
- *Typ II:* Nachweis von 2 dislozierten
  Fragmenten
- *Typ III:* Nachweis von 3 dislozierten
  Fragmenten
- *Typ IV:* Nachweis von dislozierten Frakturen im Bereich aller definierten anatomischen Areale, Luxationsfrakturen,
  Gelenkflächenimpressionsfrakturen

Bei ca. 80% aller Frakturen liegt eine
1-Segment-Fraktur vor, in ca. 10% der
Fälle eine 2-Segment-Fraktur.
3- und 4-Segment-Frakturen finden sich
jeweils in ca. 4% der Fälle (Abb. 2.**2**).

Klinik
- starker Spontan- und Bewegungsschmerz
- Schmerzausstrahlung in den Oberarm
- verstrichene Weichteilkontur durch
  Hämatombildung und Weichteilschwellung mit Ausbreitung in den
  Oberarm
- Plexusläsionen und Verletzungen
  der A. axillaris (Luxationen)

Schlüsselwörter
Frakturen, proximale
Humerusfrakturen,
Humeruskopf/-hals,
Tuberculum majus/minus

Keywords
fractures, proximal
humerus fractures,
humerus head/neck,
greater/lesser tuberosity

**Anforderungen
an die Bildgebung**

- Darstellung der
  Frakturlinien
- Darstellung einer
  Fragmentdislokation
- Ausschluss von Be-
  gleitverletzungen

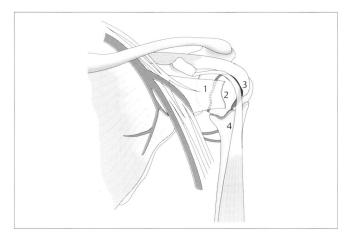

Abb. 2.1 ▪ **4-Segment-Klassifikation der proximalen Humerusfraktur
nach Neer.**

1 Fraktur im Bereich des Collum anatomicum
2 Tuberculum-minus-Fraktur
3 Tuberculum-majus-Fraktur
4 Fraktur im Bereich des Collum chirurgicum

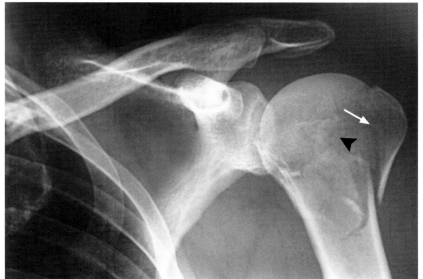

Abb. 2.2 ▪ **A. p. Projektion.**

2-Segment-Fraktur mit Dislokation des Tuberculum majus (Pfeil) und des Schafts im Collum
anatomicum (kleiner dicker Pfeil). Typ II nach Neer. Keine Typ-III-Zuordnung aufgrund der fehlenden
Abkippung des Humeruskopfs.

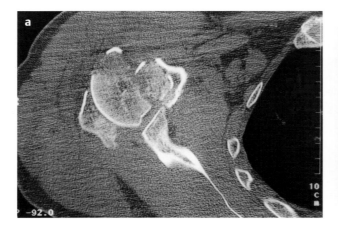

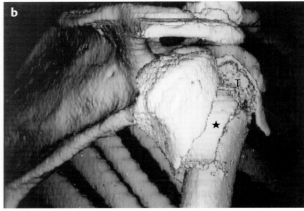

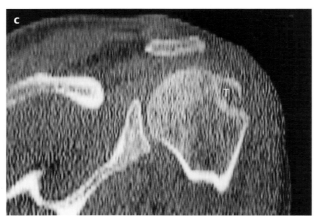

Abb. 2.3 a–c ▪ Proximale Humerusfraktur, CT.

a Axiale Schicht auf Höhe des glenohumeralen Gelenks. Nachweis multipler, teilweise auch dislozierter Fragmente. Die Identifikation und Zuordnung von knöchernen Fragmenten ist in der Einzelschicht ohne weiteres möglich.

b Eine Typzuordnung gelingt allerdings im vorliegenden Fall erst anhand der 3-D-Rekonstruktion (Typ III nach Neer: nicht impaktierte Fraktur im Collum chirurgicum [Stern], disloziertes Tuberculum majus, Abkippung des Humeruskopfs). Ansicht von schräg dorsal.

c Schräg koronare 2-D-Rekonstruktion mit Dokumentation des dislozierten Tuberculum majus.

T   Tuberculum majus

Grundlagen der Therapie

Konservativ

80% der proximalen Humerusfrakturen sind 1-Segment-Frakturen und erfordern eine konservative Behandlung:

- *eingekeilte Abduktionsfrakturen:* Ruhigstellung im Desault-Verband bis zur Schmerzfreiheit (ca. 10 Tage); im Anschluss Bewegungstraining (Pendelbewegung der Arme)
- *mobile Fraktur:* Ruhigstellung im Desault-Verband bis zur Schmerzfreiheit, dann Anlage eines „hanging cast" zur Extension der Fraktur (ca. 6 Wochen)

Operativ

- *2-Segment-Fraktur:* geschlossene Reposition. Ausnahmen: dislozierte Tuberculum-majus-Fraktur und dislozierte Schaftfraktur → bei fehlender Stabilität nach geschlossener Reposition perkutane Fixation mit Gewinde-K-Drähten
- *3-Segment-Fraktur:* offene Reposition mit interner Fixation, bei älteren Patienten ggf. Endoprothese
- *4-Segment-Fraktur:* in aller Regel endoprothetische Versorgung

Diagnostik

Rö (→ *Methode der Wahl*)

Empfohlene Röntgenaufnahmen

- Standardprojektionen
- konventionelle Tomographie (DD: Osteoidosteom, Osteomyelitis und Nachweis bzw. Darstellung freier Fragmente)

Befund

- Frakturlinienverlauf mit Kortikalisunterbrechung (Frakturklassifikation)
- nicht reponierbare Frakturen
- Instabilität
- Fett-Blut-Spiegel innerhalb der Gelenkkapsel bei einer intraartikulären Fraktur (Lipohämarthros)

Sono

Empfohlene Ebenen

- dorsaler Quer- und Längsschnitt
- lateraler Längsschnitt (Frontalschnitt)
- dynamische Untersuchung

Befund

- dynamische Untersuchung zur Klärung einer Fragmentdislokation und Kranialisation des Tuberculum majus (Alternative zur Durchleuchtung)
- Begleitverletzungen der Rotatorenmanschette und der langen Bizepssehne
- Hämarthros
- Instabilitäten

CT (→ *ergänzende Methode*) Abb. 2.3, 2.4)

Empfohlener Untersuchungsmodus

- Standardparameter

Befund

- additives Verfahren zur Projektionsradiographie (Modifikation der Frakturtypbestimmung)
- Anzahl, Lage und Beziehung der Knochenfragmente
- Gelenkflächenbeteiligung
- Rotationsfehler (Antetorsionswinkel) und Längendifferenz
- Operationsplanung (2-D- und 3-D-Rekonstruktionsverfahren)

- Labrum- und Gelenkkapselverletzungen (CT-Arthrographie)
- Begleitverletzungen
- Instabilitäten:
  - Rotatorenmanschettenverletzungen
  - Bizepssehnenverletzungen
  - Hämatome
  - Bursitis
  - Gelenkerguss

MRT (*Abb. 2.5*)

Empfohlene Sequenzen

- STIR-Sequenz
- T1w und T2w TSE-Sequenzen (ggf. mit Fettunterdrückung)

Befund

- Begleitverletzungen der Rotatorenmanschette und der langen Bizepssehne
- Hämarthros
- Instabilitäten
- osteochondrale Frakturen
- okkulte Frakturen

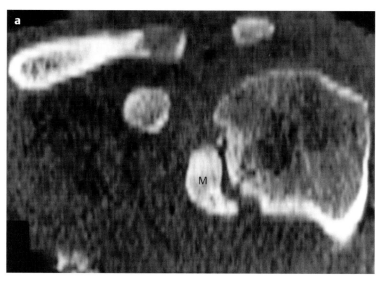

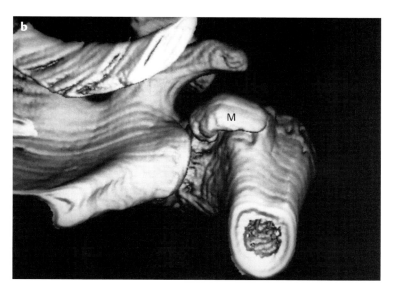

Abb. 2.4 a u. b ▪ Proximale Humerusfraktur, CT.

a Schräg koronare 2-D-Rekonstruktion mit Nachweis einer dislozierten Fraktur des Tuberculum minus.

b Die im Anschluss errechnete 3-D-Oberflächenrekonstruktion erleichtert dem therapeutisch tätigen Kollegen die Ansicht. Ein Informationszugewinn ist nicht zu erwarten.

M Tuberculum minus

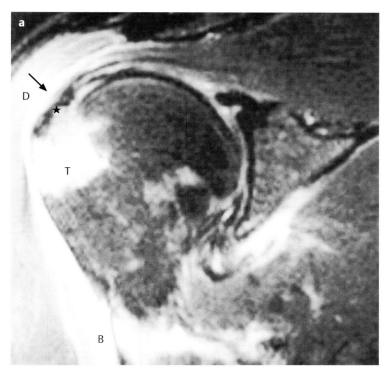

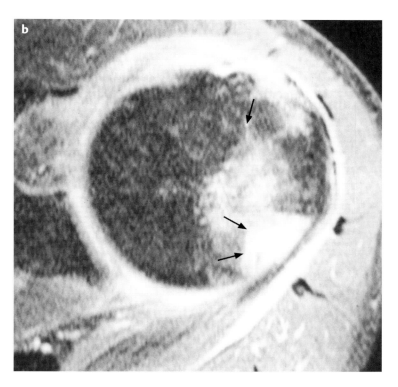

Abb. 2.5 a u. b ▪ Proximale Humerusfraktur, MRT.

a T2w schräg koronare Aufnahme: Intakte Supraspinatussehne mit diskreter Einblutung auf Höhe des Ansatzes am Tuberculum majus (Stern). Frakturierung des Tuberculum majus mit begleitendem „bone bruise". Einblutung in die Bursa subacromialis und Bursa subdeltoidea (Pfeil). Deutliche Einblutung in den M. deltoideus und die Sehne des M. biceps brachii.

b In der korrespondierenden axialen Aufnahme (FLASH-2-D) wird das Ausmaß der Tuberculum-majus-Fraktur deutlich (Pfeile).

B M. biceps brachii
D M. deltoideus
T Tuberculum majus

Klavikulafraktur

Schlüsselwörter
Fraktur, Klavikula,
AC-Gelenk

Keywords
fractures, clavicle,
acromioclavicular joint

**Anforderungen
an die Bildgebung**

- Darstellung der
  Fragmentdislokation
- Beurteilung des AC-
  Gelenks bei lateraler
  Fraktur

**Grundlagen
der Therapie**

Konservativ
98 % aller Frakturen
werden konservativ
behandelt:
- Rucksackverband
  (Kinder 10 Tage,
  Erwachsene 3 – 4 Wo-
  chen), frühzeitige Be-
  wegung der Finger,
  des Ellenbogen- und
  Schultergelenks,
  ggf. unterstützende
  Krankengymnastik,
  ggf. Reposition in
  Bruchspaltanästhesie
  (Achsenknick > 10°,
  fehlender Knochen-
  kontakt)

Operativ
- Indikationen: offene
  Fraktur, Gefäß-Nerven-
  Verletzungen, Pseud-
  arthrose, pathologische
  Fraktur, laterale Fraktur
  mit Beteiligung des
  AC-Gelenks
- Plattenosteosynthese
  mit Zugschrauben
  (3,5-mm-DC-Platte mit
  6 – 8 Löchern)
- spezielle Rekonstruk-
  tionsplatten

Definition

Bei der Klavikulafraktur handelt es sich
meist um einen Biegungsbruch mit Biegungskeil im mittleren Klavikuladrittel
am Übergang nach lateral.

Pathologie

- 10 % aller Frakturen
- indirekte Gewalteinwirkung infolge
  eines Sturzes auf die Schulter oder
  den ausgestreckten Arm
- Lokalisation (Abb. 2.**6**):
  – 80 % mittleres Klavikuladrittel
  – 15 % akromiales Klavikuladrittel
  – 5 % sternales Drittel

**Klassifikation der lateralen Klavikula-
fraktur nach Jager u. Breitner (1984):**
- *Typ I:* Fraktur lateral des Lig. coracoclaviculare (stabil)
- *Typ II:* Fraktur im Bereich des korako-
  klavikularen Bandansatzes mit Ruptur
  der Pars coronoidea oder der Pars
  trapezoidea
- *Typ III:* Fraktur medial des Lig. coracoclaviculare (instabil, Fragmentdislokation)
- *Typ IV:* Pseudoluxation im Kindesalter

Klinik

- Palpation einer knöchernen Stufe
- Krepitation
- Verkürzung des Schultergürtels durch
  den Muskelzug des M. pectoralis major
- eingeschränkte Beweglichkeit
- begleitende Gefäß- (A., V. subclavia)
  und Nervenverletzungen
  (Plexus brachialis)

Diagnostik

Rö (→ *Methode der Wahl*)

Empfohlene Röntgenaufnahmen
- Aufnahmen im a.-p. Strahlengang
- 15° nach kranial angulierter
  Strahlengang
- Projektion nach Rockwood

Befund
- Frakturlokalisation und -klassifikation
- Biegungskeil bei Frakturen im
  mittleren Drittel
- Dislokation des medialen Fragments
  nach kranial und dorsal (Muskelzug
  des M. sternocleidomastoideus bzw.
  trapezius) bei Frakturen des mittleren
  Drittels
- Dislokation des lateralen Fragments
  nach kaudal, ventral und medial bei
  Frakturen des mittleren Drittels
- Verkürzung und Verschiebung der
  Fragmente
- Kranialisation des medialen und/
  oder des lateralen Fragments bei der
  interligamentären Fraktur des akromialen Drittels unter Beteiligung
  des Lig. coracoclaviculare
- fehlende oder diskrete Dislokation
  bei Frakturen des sternalen Drittels
- Rippenverletzungen

Sono

Empfohlene Ebenen
- dorsaler Quer- und Längsschnitt
- lateraler Längsschnitt (Frontalschnitt)
- Farb-Doppler-Sonographie

Befund
- meist kein spezifischer Befund
- echoarme und echoreiche Strukturvermehrung durch Flüssigkeitsansammlung und Hämatombildung
- (Farb-)Doppler-Sonographie zum
  Ausschluss einer Gefäßverletzung

CT

Empfohlener Untersuchungsmodus
- Standardparameter

Befund
- Fraktur des medialen Klavikuladrittels
  (DD: Instabilität)
- Fragmentnachweis und Lokalisation
- Frakturbeteiligung des SC-Gelenks

MRT

Empfohlene Sequenzen
- STIR-Sequenz
- T1w und T2w TSE-Sequenzen
  (ggf. mit Fettunterdrückung)
- MR-Angiographie zum Ausschluss
  einer Gefäßverletzung

Befund
- meist kein spezifischer Befund
- hyperintense Signalveränderungen
  durch Weichteiltraumatisierung in
  der T2w Sequenz
- Kontinuitätsunterbrechung und
  Einblutung des Nervenplexus
- typische ossäre Signalveränderungen
  wie bei einer Fraktur
- Detektion einer Gefäßverletzung

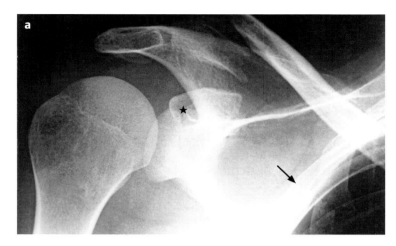

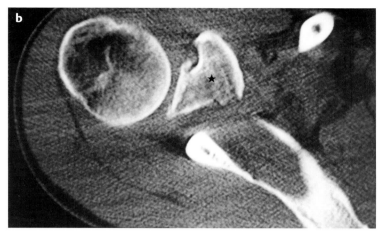

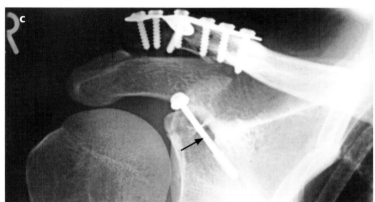

Abb. 2.6 a – c ▪ Klavikulafraktur.

In der a.-p. Aufnahme Nachweis einer Klavikulafraktur in häufigster Lokalisation.

a Zusätzlich Nachweis einer Dislokationsfraktur des Processus coracoideus (Stern). Begleitend Rippenfrakturen (Pfeil).
b Die CT erlaubt aufgrund der Möglichkeit zur überlagerungsfreien Darstellung eine eindeutige Identifikation der Fraktur bzw. des dislozierten Processus coracoideus (Stern).
c Die postoperative a.-p. Aufnahme zeigt die mittels Osteosyntheseplatte adaptierte Klavikulafraktur. Der dislozierte Processus coracoideus ist mittels Stellschraube fixiert (Pfeil).

Skapulafraktur
(Abb. 2.7, 2.8)

Definition
Eine Skapulafraktur entsteht meistens infolge einer direkten Gewalteinwirkung. Isolierte Skapulafrakturen sind selten.

Pathologie
- alle Frakturformen
- Frakturklassifikation nach anatomischen Gesichtspunkten:
  – Kollumfraktur
  – Korpusfraktur
  – Glenoidfraktur
  – Korakoidfraktur
  – Akromionfraktur
- mögliche Schädigung von Plexus brachialis, N. axillaris, A. suprascapularis, N. suprascapularis

Klinik
- Spontan- und Bewegungsschmerz
- Hämatombildung
- Krepitation
- eingeschränkte Beweglichkeit

Diagnostik

Rö

Empfohlene Röntgenaufnahmen
- Aufnahmen im a.-p. Strahlengang
- transskapulare Aufnahme
- Aufnahme nach Alexander
Befund
- Frakturlokalisation und Klassifikation
- Frakturbeurteilung nur eingeschränkt möglich

Sono

Empfohlene Ebenen
- dorsaler Quer- und Längsschnitt
- lateraler Längsschnitt (Frontalschnitt)
- Farb-Doppler-Sonographie
Befund
- meist kein spezifischer Befund
- echoarme und echoreiche Strukturvermehrung durch Flüssigkeitsansammlung und Hämatombildung
- (Farb-)Doppler-Sonographie zum Ausschluss einer Gefäßverletzung

CT (→ Methode der Wahl)

Empfohlener Untersuchungsmodus
- Standardparameter
Befund
- Frakturnachweis, Frakturlokalisation und -klassifikation
- Fraktur im Bereich der Cavitas glenoidalis
- 2-D- und 3-D-Rekonstruktionen zur Operationsplanung

MRT

Empfohlene Sequenzen
- STIR-Sequenz
- T1w und T2w TSE- Sequenzen (ggf. mit Fettunterdrückung)
- MR-Angiographie zum Ausschluss einer Gefäßverletzung
Befund
- meist kein spezifischer Befund
- hyperintense Signalveränderungen durch Weichteiltraumatisierung in der T2w Sequenz
- typische ossäre Signalveränderungen wie bei einer Fraktur
- Kontinuitätsunterbrechung und Einblutung des Nervenplexus
- Detektion einer Gefäßverletzung

Schlüsselwörter
Fraktur, Skapula, Fossa glenoidalis

Keywords
fractures, scapula, glenoid cavity

Anforderungen an die Bildgebung

- Differenzierung zwischen Frakturen des Korpus
- Fortsatzfrakturen und Gelenkfrakturen

Abb. 2.7 a–f ▪
Klassifikation der
Skapulafraktur nach
Ideberg.

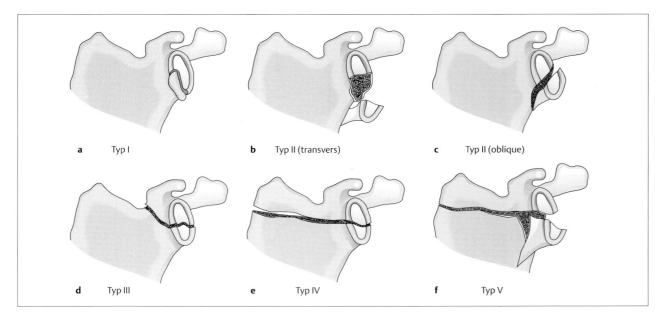

a   Typ I   b   Typ II (transvers)   c   Typ II (oblique)

d   Typ III   e   Typ IV   f   Typ V

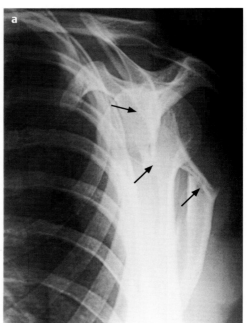

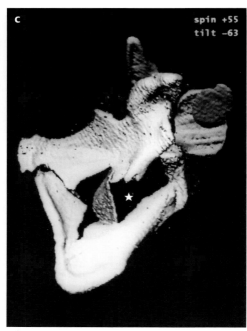

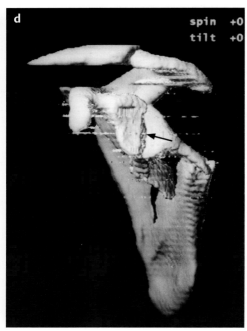

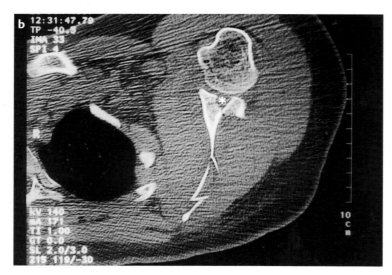

Abb. 2.8 a–d ▪ Skapulafraktur Typ V nach Ideberg.

a In der Y-Aufnahme Diagnose einer Trümmerfraktur des Corpus scapulae mit Darstellung
multipler dislozierter Fragmente (Pfeile).
b Eine Gelenkflächenbeteiligung lässt sich in der vorliegenden konventionellen Aufnahme
nur vermuten. Computertomographisch ist in der axialen Schicht eindeutig der Nachweis
einer Trümmerzone im Bereich der Cavitas glenoidalis erbracht (Stern).
c, d Die 3-D-Rekonstruktionen zeigen das Ausmaß der Trümmerzone im Bereich des
Corpus scapulae (Stern) (**c**) und die Gelenkflächenbeteiligung mit entsprechender
Dislokation (**d**, Pfeil).

Diagnostischer Leitfaden bei Frakturen

1. Rö (Methode der Wahl bei bekannter Traumaanamnese)

Empfohlene Standardprojektionen
- a.-p. Projektion
- glenoidtangentiale Projektion
- axiale oder axillare Projektion
- transskapulare (Y-)Projektion
- transthorakale Projektion

Ergänzende Spezialprojektionen
- Stryker-Projektion
- schräg apikale Aufnahme
- Supraspinatustunnelaufnahme
- gehaltene Aufnahmen

2. Sono (Zusatzdiagnostik)

Indikationen
- Ausschluss einer Verletzung der Sehne des M. supraspinatus und M. infraspinatus
- Ausschluss einer Verletzung der langen Bizepssehne im Sulcus intertubercularis
- muskuläre Verletzung
- dynamische Beurteilung einer Fragmentdislokation
- Ausschluss einer Instabilität
- Ausschluss einer Hill-Sachs-Läsion
- präoperative Bestimmung des Antetorsionswinkels nach in Fehlstellung verheilter proximaler Humeruskopffraktur
- Doppler-Sono zum Ausschluss von Gefäßverletzungen

3a. CT (Zusatzdiagnostik)

Indikationen
- Operationsplanung bei komplexen Frakturen des proximalen Humeruskopfs und der Cavitas glenoidalis (2-D- und 3-D-Rekonstruktionen)
- Ausschluss einer Fraktur der Cavitas glenoidalis (Bankart-Läsion)
- präoperative Bestimmung des Antetorsionswinkels nach in Fehlstellung verheilter proximaler Humeruskopffraktur
- Fraktur und Luxation des SC-Gelenks

3b. CT-Arthrographie (Zusatzdiagnostik)

Indikationen
- Ausschluss einer Rotatorenmanschettenruptur
- Beurteilung einer traumatischen Instabilität
- Diagnostik einer SLAP-Läsion
- Nachweis einer osteochondralen Fraktur

Die Indikationen zur CT-Arthrographie sind mittlerweile weitgehend von der MRT übernommen.

4a. Konventionelle MRT (Zusatzdiagnostik)

Indikationen
- Ausschluss einer Rotatorenmanschettenruptur
- Beurteilung einer traumatischen Instabilität
- Diagnostik einer SLAP-Läsion
- Ausschluss eines „bone bruise"
- Nachweis einer osteochondralen Fraktur
- Kontinuitätsunterbrechung und Einblutung des Nervenplexus
- Detektion einer Gefäßverletzung

4b. Indirekte und direkte MR-Arthrographie (Zusatzdiagnostik)

Indikationen
- verbesserte Diagnostik einer Labrumverletzung
- verbesserte Diagnostik einer Rotatorenmanschettenruptur
- verbesserte Diagnostik einer osteochondralen Fraktur

Grundlagen der Therapie

Konservativ
- *Korpusfraktur:* Desault-Verband oder Mitella bis zur Schmerzfreiheit
- *Kollumfraktur mit diskreter Dislokation:* Abduktionsorthese oder ein Schulter-Arm-Gips (6–8 Wochen), Schmerztherapie

Operativ
- *stark dislozierte und ausgedehnte Frakturen der Cavitas glenoidalis:* Schraubenfixation
- *Kombinationsverletzungen des Collum scapulae, der Spina scapulae und der Klavikula:* Osteosynthese der Klavikula mit Ruhigstellung im Gilchrist-Verband (3–6 Tage)
- *dislozierte Frakturen des Processus coracoideus:* Zuggurtung oder Verschraubung
- *dislozierte und instabile Korpusfrakturen:* Plattenosteosynthese

Frakturkomplikationen

Infektion

Schlüsselwörter
Fraktur, posttraumatisch,
Knocheninfektion,
Osteomyelitis

Keywords
fracture, post-traumatic,
bone infection, osteomyelitis

Anforderungen an die Bildgebung

- Evaluation des Ausmaßes einer Knochenmarkbeteiligung
- Ausschluss einer Gelenkbeteiligung
- Nachweis eines Sequesters
- Beurteilung einer Weichteilbeteiligung

Definition

Bei der posttraumatischen und/oder postoperativen Osteomyelitis handelt es sich um eine sekundäre Osteomyelitis, die sich vorwiegend als lokale Ostitis ohne Markraumbeteiligung manifestiert. Neben einer direkten Infektion des Knochens nach einer penetrierenden Verletzung kann eine sich per continuitatem ausbreitende Infektion der Weichteile die Ursache sein.

Pathologie

Das Auftreten einer posttraumatischen Osteomyelitis korreliert mit dem Ausmaß des Weichteilschadens, der Vaskularisationsstörung und der Frakturversorgung.

- makroskopisch:
  - ausgedehnter reaktiver Knochenumbau
  - verbreiterte Kortikalis mit Sklerosezonen
  - spongiöse Einschmelzungsherde
- mikroskopisch:
  - osteosklerotisch verbreiterte Knochenbälkchen
  - fibröses Bindegewebe innerhalb des Markraums
  - Granulationsgewebe mit gelapptkernigen Leukozyten, Plasmazellen, Lymphozyten und Histiozyten

Klinik

- Schmerz, Rötung, Schwellung, Fieber
- verzögerte Knochenheilung (akute Entzündung)
- lokaler Schmerz, Rötung, Schwellung, Fistelbildung

Diagnostik

 Rö

Empfohlene Röntgenaufnahmen

- Standardprojektionen (2 Ebenen)
- Verlaufsbeurteilung unter Berücksichtigung der Unfallaufnahmen
- Fistelgangdarstellung unter Durchleuchtung
- Sequesternachweis mittels konventioneller Tomographie

Befund (Abb. 2.9)

- neu aufgetretene Knochenstrukturauflockerung
- neu aufgetretene endostale und periostale Knochenreaktion
- kombinierte osteosklerotische und osteolytische Umbauvorgänge
- Sequesternachweis mit Fistelgang

 Sono

Empfohlene Ebenen

- dorsaler Quer- und Längsschnitt
- axillarer Längsschnitt
- lateraler Längsschnitt

Befund

- echoarme Verbreiterung der Gelenkkapsel (Erguss- und Exsudatbildung)
- tropfenförmige Erweiterung des axillaren Rezessus (> 10 mm)
- knöcherne Usuren bzw. Erosionen
- Aufhebung der Weichteilseptierung mit Nachweis von echoreichen, echoarmen und echofreien Einschlüssen (Serom, Infiltrat, Hämatom)

 CT

Empfohlener Untersuchungsmodus

- Standardparameter

Befund

- Knochensequesternachweis
- Sequester- und Fistelgangnachweis (nach Fistelgangsdarstellung)
- Verlaufsbeurteilung komplexer osteosklerotischer und osteolytischer Umbauvorgänge

MRT

Empfohlene Sequenzen

- STIR-Sequenz
- T1w und T2w TSE-Sequenzen mit Fettunterdrückung
- KM-Applikation: Demarkierung der entzündlichen Weichteilreaktion, Nachweis von Abszessen oder Nekrosezonen, differenzialdiagnostischer Ausschluss von Tumoren

Befund

- T1w SE-Sequenz:
  - unregelmäßig begrenzte flächige inhomogene hypointense Läsionen innerhalb des Knochenmarks und der umgebenden Weichteile (Ödem und Weichteilinfiltrate)
  - hypointense Darstellung der Skleroseareale und des Sequesters
- T2w SE-Sequenz:
  - unregelmäßig begrenzte flächige inhomogene hyperintense Läsionen innerhalb des Knochenmarks und der umgebenden Weichteile (Ödem und Weichteilinfiltrate)
  - hypointense Darstellung der Skleroseareale und des Sequesters
  - hyperintenser Randsaum um den Sequester
- T1w nach KM-Applikation:
  - deutliche inhomogene KM-Aufnahme innerhalb des Knochenmarks und der Weichteile (entzündliche Infiltrate)
  - verbesserte Demarkierung eines Sequesters durch randständige KM-Aufnahme

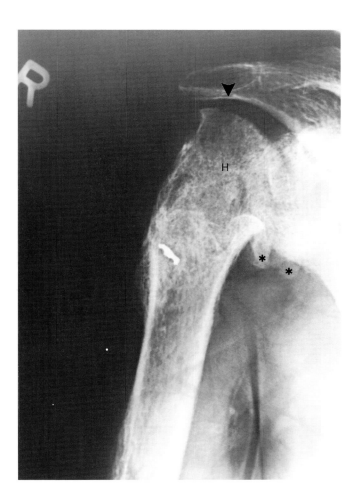

Abb. 2.9 ▪ Staphylokokkenarthritis.

Anamnestisch ältere Staphylokokkenarthritis. In der a.-p. Aufnahme fortgeschrittene Omarthrose mit Deformierung des Humeruskopfs, Ausbildung eines Nearthros mit der akromialen Kortikalis (kleiner dicker Pfeil). Umschriebene osteophytäre Anbauten und Kapselverknöcherungen (Sterne). Der Gelenkspalt ist im kaudalen Anteil nicht mehr eindeutig abgrenzbar.

H Humeruskopf

Grundlagen der Therapie

Differenzierung zwischen Reizzustand und Infektion:

Reizzustand
- Auftreten der Symptomatik innerhalb von 12 Stunden nach dem Eingriff
- normale Körpertemperatur
- keine oder geringe BSG-/CRP-Erhöhung
- Leukozyten im Punktat < 25 000/µl

Infektion
- Auftreten bzw. Verstärkung der Symptomatik zwischen 12 Stunden und 5 Tage nach dem Eingriff
- stärkeres Krankheitsgefühl
- verstärkter Nachtschmerz
- deutliche BSG-/CRP-Erhöhung
- Fieber (nicht obligat)
- Leukozyten im Punktat > 35 000/µl

Vorgehen
- Kühlung, temporäre Ruhigstellung, systemische Antibiotikatherapie (Frühinfekt ohne Sequester, keine Gelenkbeteiligung, systemische Antibiotikatherapie)
- operative Revision mit lokaler Applikation von Antibiotikaträgern (Sequester, Weichteilinfekt)

Bei Gelenkbeteiligung:
- *Stadium 1:* Gelenklavage, Bakteriologie, Zellzahl
- *Stadium 2:* lokale Synovektomie
- *Stadium 3:* ausgedehnte Synovektomie, Nekrosektomie, Adhäsiolyse, Knorpeldébridement

Verlangsamte Knochenheilung und Pseudarthrose

Schlüsselwörter
Fraktur, posttraumatisch,
verzögerte Knochenheilung,
Pseudarthrose

Keywords
fracture, posttraumatic,
delayed bone union,
ununited fractures,
pseudarthrosis

**Anforderungen
an die Bildgebung**

- Darstellung der
  Fragmentrelation
- Differenzierung
  zwischen atropher
  und hypertropher
  Pseudarthrose
- Vitalität der Einzel-
  fragmente

**Grundlagen
der Therapie**

- Versuch der Immobili-
  sation (hypertrophe
  Pseudarthrose)
- operative Stabilisation
  (frustrane hypertrophe
  Pseudarthrosetherapie)
- offene Reposition,
  Spongioplastik und
  Osteosynthese (atrophe
  Pseudarthrose)

Definition
Eine verzögerte Frakturheilung liegt vor, wenn die Heilung die durchschnittliche Zeitdauer von 4 – 6 Monaten um das Doppelte überschreitet. Eine Pseud- arthrose ist definiert durch eine fehlende knöcherne Adaption zweier Fraktur- enden nach Ablauf von ca. 6 Monaten.

Pathologie
Pseudarthrose
Klassifikation:
- hypertrophe Form
- atrophische Form
- Defektpseudarthrose
Ätiologie:
- Knochensubstanzdefekte
- Perfusionsstörungen
- Knochensubstanzverlust
- Nekrosebildung (Sequesterbildung)
- fehlende knöcherne Kallusbildung
- Frakturspaltüberbrückung durch
  faserreiches Bindegewebe
- Gewebelücke

Verzögerte Frakturheilung
Ätiologie:
- schlechte Adaption der
  Knochenfragmente
- Weichteilinterposition
- ausgedehnte Weichteilverletzungen
  mit Perfusionsstörungen
- devitale Fragmente
- ausgedehnte Periostzerstörung
- Infektion
- Stoffwechselerkrankungen
  (z. B. Diabetes mellitus)
- Medikamente
- verminderte Osteozytenzahl
- devitales Knochengewebe
- bindegewebiger Kallus

Klinik
- Belastungsschmerz
- verminderte Beweglichkeit
- Krepitation
- Schwellung der Weichteile

Diagnostik

Rö (→ *Methode der Wahl*)

Empfohlene Röntgenaufnahmen
- Verlaufsbeurteilung unter Berücksichtigung der Unfallaufnahmen
- Standardprojektionen (2 Ebenen)
- durchleuchtungsgezielte Aufnahmen
- konventionelle Tomographie zur Beurteilung der Frakturspaltdurchbauung
  (Methode der Wahl)

Befund
Defektform und atrophische
Pseudarthrose:
- einsehbarer, areaktiver, teilweise
  dehiszenter Frakturspalt
- partielle Sklerosierung der
  Fragmentenden
- fehlende knöcherne Überbauung
- Detektion einzelner Knochenfragmente
- verminderte oder fehlende
  Kallusbildung

Hypertrophische Pseudarthrose
- glatt berandete, sklerotische, teilweise
  abgerundete Fragmentenden
- unterschiedlich verbreiterte Fragmentenden („Elefantenfuß", „Pferdefuß")
- Eburnifikation der umgebenden
  Knochenstruktur
- fehlende knöcherne Überbauung

Sono (→ *alternative Methode zur
Weichteilbeurteilung*)

- meist kein spezifischer Befund
- echoarme und echoreiche Strukturvermehrung durch Flüssigkeitsansammlung und Hämatombildung

CT (→ *für spezifische Fragestellungen*)
Empfohlener Untersuchungsmodus
- Standardparameter
Befund
- meist kein spezifischer Befund
- Knochensequesternachweis gegenüber
  nicht adaptiertem Fragment
- Sequester- und Fistelgangnachweis
  (nach Fistelgangsdarstellung)
- Verlaufsbeurteilung komplexer
  osteosklerotischer und osteolytischer
  Umbauvorgänge

MRT (→ *für spezifische
Fragestellungen*)

Empfohlene Sequenzen
- STIR-Sequenz
- T1w und T2w TSE- Sequenzen
  mit Fettunterdrückung
- KM-Applikation: Demarkierung der
  entzündlichen Weichteilreaktion,
  Nachweis von Abszessen oder Nekro-
  sezonen, differenzialdiagnostisch
  Ausschluss von Tumoren
Befund
- meist kein spezifischer Befund
- sekundäre Infektion mit Weichteil-
  beteiligung
- Erstdiagnose und Verlaufsbeurteilung
  einer sekundären chronischen
  Osteomyelitis

Osteonekrose

Definition

Unter Osteonekrose versteht man den Untergang von Knochensubstanz im Bereich der Epiphyse. Die posttraumatische Humeruskopfnekrose basiert auf einer arteriellen Durchblutungsstörung nach vorausgegangener Gefäßverletzung.

Pathologie

- verwaschene lamellare Schichtung der Osteozyten
- wellige, unscharf begrenzte Knochenbälkchen
- amorphes, eosinophiles Material
- Nekroseareale
- Fraktur
- Arthrosezeichen

Klinik

- möglicherweise Beschwerdefreiheit
- belastungsabhängiger Schmerz
- Dauerschmerz

Diagnostik

 Rö *(→ Methode der Wahl im Stadium III – IV)*

Empfohlene Röntgenaufnahmen

- Standardprojektionen in 2 Ebenen
- Verlaufsbeurteilung unter Berücksichtigung der Unfallaufnahmen
- konventionelle Tomographie zur Beurteilung von Mikrofrakturen

Befund

Stadieneinteilung nach ARCO:

- Stadium 0/I: keine Veränderungen
- Stadium II: Osteopenie, Osteoporose, Osteolyse, demarkierende Osteosklerose
- Stadium III: „crescent sign", Fraktur
- Stadium IV: Einbruch der Nekrose, sekundäre Degeneration

 Sono

- meist kein spezifischer Befund

CT *(→ Methode der Wahl bei Stadium III – IV und zur Operationsplanung)*

Empfohlener Untersuchungsmodus

- Standardparameter (Schichtdicke 1 – 2 mm)
- koronare und sagittale Rekonstruktionen

Befund

- Nachweis der Frakturlinie, hyperdense Darstellung des Skleroserands
- Darstellung des Gelenkflächeneinbruchs
- Nekroseausdehnung (Sagittal- und Koronarschnitt)

Nekroseausmaß (%) =

$$\frac{\text{sagittaler Winkel}}{180} \times \frac{\text{koronarer Winkel}}{180} \times 100$$

sagittaler Winkel = betroffener Winkel im zentralen Sagittalschnitt
koronarer Winkel = betroffener Winkel im zentralen Koronarschnitt

MRT *(→ Methode der Wahl im Stadium I und II)*

Empfohlene Sequenzen

- T1w und T2w TSE-Sequenzen mit Fettunterdrückung
- KM-Applikation: Vitalitätsprüfung (eingeschränkte Aussage), Demarkierung der Nekrose

Befund (Abb. 2.10)

- Stadium 0: keine Veränderungen
- Stadium I: Knochenmarködem:
  - T1w SE-Sequenz: signalarmes Areal
  - T2w SE-Sequenz: signalreiches Areal
- Stadium II: „Doppellinienzeichen":
  - T1w SE-Sequenz: signalreiches Areal mit signalarmer Demarkationslinie
  - T2w SE-Sequenz: signalreiches Areal mit signalarmer Demarkationslinie gegenüber dem gesunden Knochen
  - T1w nach KM-Applikation: Signalanhebung im Randbereich der Nekrose
- Stadium III: Frakturliniennachweis
- Stadium IV: Einbruch der Nekrose, sekundäre Degeneration

Schlüsselwörter
Fraktur, posttraumatisch, Osteonekrose, avaskuläre Knochennekrose, Osteopenie

Keywords
fracture, post-traumatic, osteonecrosis, avascular bone necrosis, osteopenia

Anforderungen an die Bildgebung

- Ausdehnung der Nekrose
- Vitalität des Nekrosebereichs
- Ausmaß des Sklerosesaums
- Stabilität der subchondralen Zone
- Ausmaß eines evtl. Knorpeldefekts
- evtl. Gelenkerguss

Grundlagen der Therapie

- Anbohrung bei frischem Ödem
- Durchbruch der Sklerosezone
- retrograde Spongiosaplastik
- Knorpel-Knochen-Transplantat
- Hemi-/Vollprothese

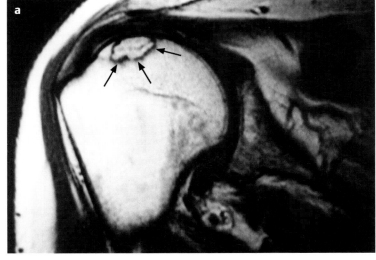

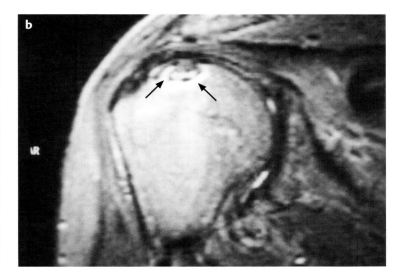

Abb. 2.10 a u. b ▪ **Humeruskopfnekrose, Stadium IV nach ARCO.**

a In der nativen, schräg koronaren T1w Aufnahme Abgrenzung eines „eingebrochenen" Nekroseareals im Bereich des Humeruskopfs (Pfeile).

b Korrespondierend findet sich im fettunterdrückten T2w Bild das Nekroseareal umgeben von einem hyperintensen Randsaum (Pfeile) als Ausdruck eines Reparationsvorgangs (DD: Flüssigkeitsansammlung bei destruiertem Korpel und direkter Verbindung zum Gelenkkavum).

Myositis ossificans

Schlüsselwörter
Fraktur, posttraumatisch,
Myositis ossificans,
heterotope Ossifikation

Keywords
fracture, post-traumatic,
myositis ossificans,
heterotopic ossification

**Anforderungen
an die Bildgebung**

- Ausdehnung der
  Myositis ossificans
- Reifungsstadium
- gelenkübergreifende
  Myositis

**Grundlagen
der Therapie**

- Prophylaxe durch
  NSAR oder Radiatio
- symptomatische
  Schmerztherapie bei
  unreifen Stadien
Cave: keine Massagen oder
Wärmeanwendungen

Definition
Die Myositis ossificans entspricht einer reaktiven Veränderung des lokalen Weichteilgewebes durch eine z. B. traumatisch bedingte metaplastische Proliferation von Knochen- und Knorpelgewebe. Die Veränderungen entstehen etwa 14 Wochen nach dem Trauma. Nach ca. 5 Monaten kommt es zur Verknöcherung.

Pathologie
- Dreischichtung:
  - Zentrum: zellreiches Granulationsgewebe mit Spindelzellen, Gefäßen, Lymphozyten
  - mittlere Schicht: Osteoidablagerungen
  - Außenschicht: neugebildete Faserknorpelbälkchen mit angelagerten Osteoblasten

Klinik
- zunehmende Schwellung und Deformierung im ehemaligen Verletzungsbereich

Diagnostik

Rö *(→ Methode der Wahl)*
Empfohlene Röntgenaufnahmen
- Standardprojektionen in 2 Ebenen
- Verlaufsbeurteilung unter Berücksichtigung der Unfallaufnahmen
Befund
- paraossal im Muskelbauch lokalisierte und von der Kortikalis getrennte Verkalkung/Verknöcherung mit Fiederung
- zentrale Aufhellung
- randständige Verdichtung

Sono
- meist kein spezifischer Befund

 CT
Empfohlener Untersuchungsmodus
- Standardparameter (Schichtdicke 1 – 2 mm)
- koronare und sagittale Rekonstruktionen
Befund
- meist kein spezifischer Befund
- überlagerungsfreie Zuordnung der Myositis ossificans und zur differenzialdiagnostischen Abklärung: verknöchertes Weichteilhämatom, heterotope Ossifikation, Knochentumor

MRT
- meist kein spezifischer Befund

Inaktivitätsosteoporose

Schlüsselwörter
Fraktur, posttraumatisch,
Knochendichte, Osteoporose, Immobilisation

Keywords
fracture, post-traumatic,
bone mineral density, osteoporosis, immobilization

**Anforderungen
an die Bildgebung**

- Ausschluss anderer
  Ursachen (z. B. Infekt,
  Tumor)

**Grundlagen
der Therapie**

- konservative Therapie
- medikamentöse Therapie bei generalisierter Erkrankung

Definition
Lokalisierte Osteoporose, die im Bereich eines ruhig gestellten Skelettabschnitts entsteht.

Pathologie
- verschmälerte, glatt begrenzte Knochenbälkchen
- kein Nachweis von Resorptionslakunen oder Osteoklasten
- ausgeweiteter Markraum mit Fetteinlagerung

Klinik
- Hyperkalzurie (initial)
- Ausheilung bei Remobilisation
- Defektheilung bei Destruktion des Spongiosagerüsts

Diagnostik

 Rö
Empfohlene Röntgenaufnahmen
- Standardprojektionen in 2 Ebenen
- Verlaufsbeurteilung unter Berücksichtigung der Unfallaufnahmen

Befund
- diffuse Aufhellung der Spongiosa mit Verschmälerung der Kortikalis
- keine lokalen Defektbildungen

Sono
- meist kein spezifischer Befund

 CT
- meist kein spezifischer Befund

 MRT
- meist kein spezifischer Befund

Reflexdystrophie (Morbus Sudeck, Algodystrophie)

Definition
Die Reflexdystrophie ist als ein
Schmerzsyndrom definiert, bei dem der
Schmerz von einem Funktionsausfall begleitet und eine autonome Dysfunktion
nachweisbar ist (American Association
of Hand Surgery 1991).

Pathologie
Ein Schmerz löst eine lokale Störung
des sympathischen Mechanismus mit
anschließend auftretender Durchblutungsstörung aus. In Folge findet sich
eine schmerzhafte akute Osteoporose
mit Weichteilschwellung oder -atrophie.
Weitere Symptome:
- rarifizierte Knochenbälkchen
- kein Nachweis von Osteoklasten
- Ödematisierung des Knochenmarks

Klinik
- vegetative Störungen
- motorische Störungen
- sensorische Störungen

Stadieneinteilung:
- Stadium I: neuralgischer Ruhe- und
  Bewegungsschmerz mit Überwärmung
  der Haut, bläulich-livider Verfärbung,
  Schwellung
- Stadium II: progrediente trophische
  Störung
- Stadium III: generalisierte Atrophie,
  Muskelfibrose, Gelenkversteifung

Diagnostik

Rö

Empfohlene Röntgenaufnahmen
- Standardprojektionen in 2 Ebenen
- Verlaufsbeurteilung unter Berück-
  sichtigung der Unfallaufnahmen

Befund
- inhomogene fleckige Entkalkung
  (regionale Osteoporose)
- Glasknochen
- Weichteilschwellung und/oder
  -atrophie

Sono
- meist kein spezifischer Befund
- Weichteilbeurteilung

CT
- meist kein spezifischer Befund

MRT
- meist kein spezifischer Befund
- Weichteilödem und KM-Aufnahme
  in den Weichteilen
- Knochenmarkveränderungen
  in speziellen Sequenzen

Schlüsselwörter
*Fraktur, posttraumatisch,
Morbus Sudeck, Algodys-
trophie, Osteoporose*

Keywords
*fracture, post-traumatic,
Sudeck's disease, algodys-
trophy, osteoporosis*

**Anforderungen
an die Bildgebung**

- Ausschluss anderer
  Ursachen (z. B. Infekt,
  Tumor)

**Grundlagen
der Therapie**

- stadienabhängige
  Schmerztherapie
- stadienabhängige
  Physiotherapie

Posttraumatische Arthrosis deformans
(Abb. 2.11, 2.12)

Definition
Bei der posttraumatischen Arthrose
handelt es sich um eine sekundäre
Arthrose, die infolge einer gestörten
Kontinuität entsteht.
   Zu Klinik und Diagnostik s. Kap. 3

Schlüsselwörter
*Fraktur, posttraumatisch,
Osteoarthrose,
Arthrosis deformans*

Keywords
*fracture, post-traumatic,
osteoarthritis,
osteoarthrosis*

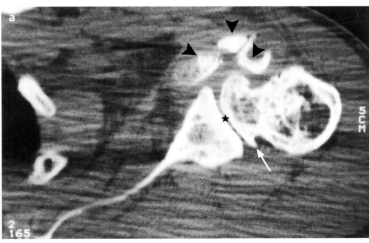
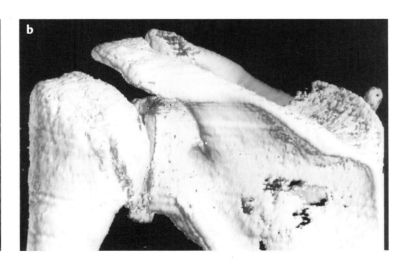

Abb. 2.11 a u. b ▪ Arthrosis deformans, CT.

a In der axialen Schichtführung Nachweis einer in Fehlstellung verheilten subkapitalen
   Humerusfraktur mit sekundärer Arthrose. Typisch ist die Verschmälerung des Gelenkspalts (Stern) mit „Abschilferung" der korrespondierenden Gelenkflächen und osteo-
   phytären Anbauten (Pfeil). Ausgedehnte Kapselverknöcherungen (kleine dicke Pfeile).

b Die 3-D-Rekonstruktion dient der präoperativen Planung und zeigt den Humeruskopfhochstand als indirekten Hinweis auf eine stattgefundene Verletzung des
   Kapsel-Band-Apparats.

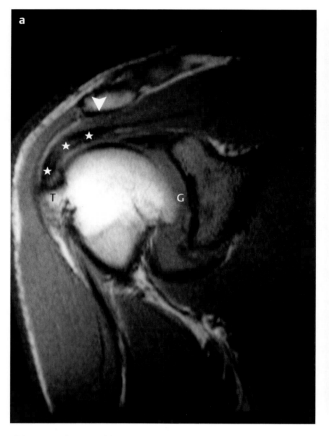

Abb. 2.12 a u. b ▪ In Fehlstellung verheilte Tuberculum-majus-Fraktur.

Nach einer in Fehlstellung verheilten Tuberculum-majus-Fraktur zeigt sich in den schräg koronaren T1w und T2w Untersuchungssequenzen eine verkürzte und im Ansatz verdickte Supraspinatussehne (weiße Sterne). Impingement der Supraspinatussehne bedingt durch den Humeruskopfhochstand (kleine dicke Pfeile). Tendinitis der Bizepssehne (schwarzer Stern).

a T1w schräg koronare Untersuchungssequenz.
b T2w schräg koronare Untersuchungssequenz.

G Gelenkerguss
T Tuberculum majus

Diagnostischer Leitfaden bei Frakturkomplikationen

1. Rö (Methode der Wahl)

Indikationen
▪ verzögerte Frakturheilung
▪ Defektbildung
▪ Pseudarthrosebildung
▪ Osteonekrose Stadium III und IV
▪ Myositis ossificans
▪ Inaktivitätsosteoporose
▪ Reflexdystrophie

2. Sono (Zusatzdiagnostik)

Indikationen
▪ Weichteilbeurteilung bei Infektion und bei der Dystrophie

3. CT (Zusatzdiagnostik)

Indikationen
▪ Sequesterdiagnostik
▪ Pseudarthrose
▪ Verlaufsbeurteilung komplexer osteosklerotischer und osteolytischer Umbauvorgänge

4. Konventionelle MRT (Zusatzdiagnostik)

Indikationen
▪ sekundäre Infektion mit Weichteilbeteiligung
▪ Osteonekrose Stadium I und II

Instabilität

Traumatische Instabilitäten

Definition
Bei der traumatisch bedingten Instabilität kommt es bei einem normal beweglichen und stabilen Gelenk aufgrund einer äußeren Gewalteinwirkung zu einer Verletzung des Gelenks. Die meisten traumatischen Luxationen entstehen nach einem direkten Stoß auf das Caput humeri mit nachfolgender Bankart- und Hill-Sachs-Läsion (TUBS, „traumatic, unidirectional, Bankart, surgery"). Eine Verletzung des AC-Gelenks muss daher ebenso ausgeschlossen werden wie eine Fraktur oder eine Rotatorenmanschettenruptur.

Pathologie
Klassifikation der traumatisch bedingten glenohumeralen Instabilität:
- Häufigkeit:
  - akut
  - fixiert (chronisch)
  - rezidivierend
- Richtung:
  - anterior
  - posterior
  - inferior
- Grad:
  - Subluxation
  - Luxation

Bankart-Läsion
Einriss oder Ablösung des Labrum glenoidale parallel zur Gelenkfläche (anterior-inferior) mit oder ohne knöcherne Beteiligung (Glenoidrandbruch) mit möglicher Ausbreitung nach anterior-superior.
Formvarianz des vorderen Labrums:
- dreieckig (50%)
- abgerundet (20%)
- gespalten (14%)
- gekerbt (8%)
- flach (7%)

Formvarianz des hinteren Labrums:
- abgerundet
- dreieckig

Hill-Sachs-Läsion und Reversed-Hill-Sachs-Läsion
Hill-Sachs-Läsion:
- Impressionsfraktur dorsokranial am Humerus zwischen Humeruskopfgelenkfläche und Tuberculum majus nach anteriorer Luxation (posterolateral)

Reversed-Hill-Sachs-Läsion:
- Impressionsfraktur am ventromedialen Humeruskopf nach posteriorer Luxation

Stadieneinteilung der Hill-Sachs-Läsion:
- Stadium 1: < 30° (15%) des Humeruskopfumfangs
- Stadium 2: 30–60° (35%) des Humeruskopfumfangs
- Stadium 3: > 60° (50%) des Humeruskopfumfangs

Luxation/Subluxation mit begleitender Kapseldehnung und Riss der glenohumeralen Bänder
Gelenkkapseltypen:
- Typ I: Gelenkkapsel inseriert direkt am Labrum
- Typ II: Gelenkkapsel inseriert am mittleren Drittel des Collum scapulae
- Typ III: Gelenkkapsel inseriert am medialen Drittel des Collum scapulae

Weitere mögliche Pathologien
- Mitverletzung der Rotatorenmanschette möglich (zwischen 7% und 100%)
- begleitende Tuberculum-majus-Fraktur möglich (zwischen 2% und 20%)
- akromioklavikulare Instabilität möglich durch Verletzung der Gelenkkapsel des AC-Gelenks und der assoziierten Bandstrukturen

Klinik
- subjektives Gefühl der Dysfunktion bei Subluxationen
- schmerzhaft eingeschränkte Beweglichkeit
- fixierter Oberarm
- Deformierung der Weichteile
- Schulterschiefstand

Diagnostik

Rö (→ *primäre Methode der Wahl*)
Empfohlene Röntgenaufnahmen
- a.-p. Projektion (Abb. 2.**13a**)
- transskapulare Aufnahme
- glenoidtangentiale Projektion
- Stryker-Projektion
- axiale Projektion
- West-Point-Aufnahme
- Hermodsson-Aufnahme

Befund
- Ausschluss einer Luxation
- Richtung der Luxation
- Ausschluss von knöchernen Begleitverletzungen:
  - Hill-Sachs-Läsion
  - knöcherne Bankart-Läsion

Sono (Abb. 2.**15b**)
Empfohlene Ebenen
- dorsaler Querschnitt
Befund
- Verifizierung und Ausmaß der Hill-Sachs-Läsion
- Einriss oder Ablösung des Labrums
- Ausschluss eines Glenoidrandbruchs

CT (Abb. 2.**15a**)
Empfohlener Untersuchungsmodus
- Standardparameter (Schichtdicke 1–2 mm, koronare und sagittale Rekonstruktionen)
- Arthro-CT (Abb. 2.**13b**)
- 3-D- und 2-D-Rekonstruktionen
Befund
- Verifizierung und Ausmaß der Hill-Sachs-Läsion
- Einriss oder Ablösung des Labrums
- Ausschluss einer Glenoidrandfraktur
- Operationsvorbereitung

MRT (Abb. 2.**14**)
Empfohlene Sequenzen
- schräg koronare, T2w, fettunterdrückte und T1w TSE-Sequenzen
- schräg sagittale, T2w TSE-Sequenzen
- axiale GE-Sequenzen (senkrecht zur Fossa glenoidalis positioniert)
Befund
- Ausschluss von Begleitverletzungen (z. B. Rotatorenmanschettenruptur)
- Einriss oder Abriss des Labrums (indirekte oder direkte MR-Arthrographie in Ergänzung)

Schlüsselwörter
Instabilität, traumatische, TUBS, traumatische Luxation

Keywords
instability, primary traumatic, TUBS, dislocation, primary traumatic

Anforderungen an die Bildgebung

- Darstellung des glenohumeralen Gelenks
- Darstellung des Glenoidrands (Bankart-Defekt)
- Darstellung des posterolateralen Humerus (Hill-Sachs-Läsion)
- Darstellung des a.-p. Durchmessers der Gelenkpfanne
- Darstellung der Glenoidversion
- Darstellung der Humerustorsion
- Darstellung der glenohumeralen Ligamente
- Darstellung des Kapselvolumens
- Darstellung der Rotatorenmanschette

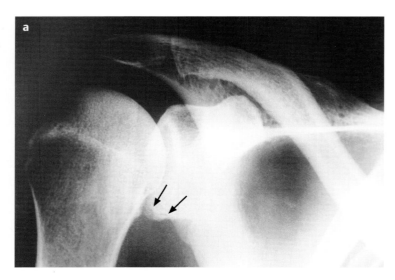

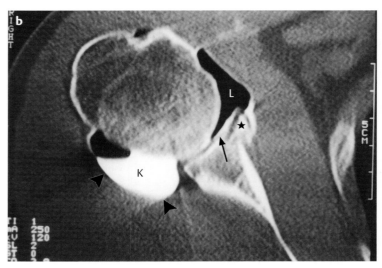

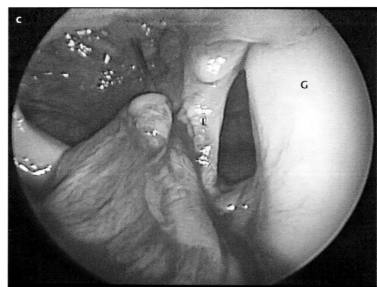

Grundlagen der Therapie

Konservativ

- Reposition (Hippokrates, Kocher, Artl)
- radiologische Kontrolle der Reposition
- Prüfung der Nerven-Muskel-Funktion sowie der arteriellen Durchblutung
- Ruhigstellung für 2–3 Wochen mit einer Gilchrist-Bandage (*Cave*: Einsteifung im Schultergelenk)

Operativ

- seltene Indikation: vordere untere Erstluxation mit den Erfordernissen einer sicheren Stabilität (junge Patienten mit entsprechender beruflicher Betätigung, Leistungssportler)
- operative Limbusnaht
- Operation nach Bankart (Rekonstruktion des Limbus glenoidalis durch Reinsertion der Gelenkkapsel am Pfannenrand mit U-Nähten
- selten: Knochenblockoperationen (J-Span)

Abb. 2.13 a–c ▪ A.-p. Aufnahme und CT-Arthrographie.

a Die a.-p. Aufnahme ermöglicht die Diagnose einer knöchernen Bankart-Läsion (Pfeile).

b CT-arthrographische Darstellung der Einzelfragmente sowie der frakturbedingten Inkongruenz der Gelenkfläche (Pfeil). Abriss und Dislokation des anterioren inferioren Labrums (knorpelig und knöchern) (Stern). KM und Luft innerhalb des Gelenkkavums nach Doppelkontrastarthrographie.

c Arthroskopischer Befund einer Bankart-Läsion.

K Kontrastmittel
L Luft
kleine dicke Pfeile   Gelenkkapsel

G Cavitas glessnoidalis
L Labrum

Abb. 2.14 ▪ MRT.

T2w (FLASH-2-D) transversale Aufnahme. Magnetresonanztomographisch ergeben sich Zusatzinformationen hinsichtlich eines begleitenden „bone bruise". Knöcherne und knorpelige Bankart-Läsion (großer Pfeil), Gelenkerguss/Hämatom, Ruptur der vorderen Gelenkkapsel (Stern). Einblutung im Bereich des Sulcus intertubercularis mit intratendinösem Riss der langen Bizepssehne (kleiner Pfeil).

B „bone bruise"
E Einblutung
G Gelenkerguss/Hämatom

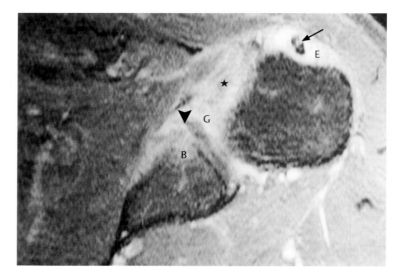

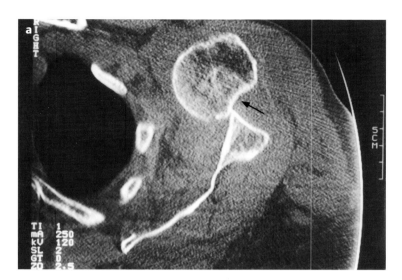

Abb. 2.15 a–c ▪ CT und Sonographie.

a Transversale Schicht. Anteriore „verhakte" Luxation mit Hill-Sachs-Läsion (Pfeil). Die Luxation war zunächst auch unter Narkose nicht durchführbar, sodass eine weiterführende Diagnostik erforderlich war.

b, c Sonographisch (**b**) im dorsalen Querschnitt bilateral Nachweis einer typischen Hill-Sachs-Läsion (Pfeile). Korrelierend hierzu der arthroskopische Befund (**c**).

G   Cavitas glenoidalis
H   Humeruskopf
HSL Hill-Sachs-Läsion

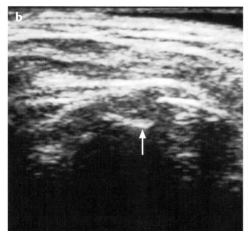 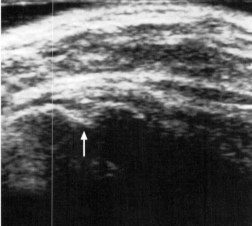 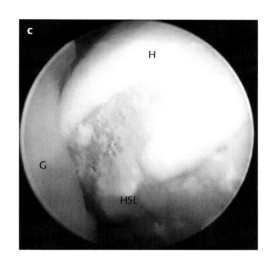

Akromioklavikulare Instabilität

Definition
Eine Verletzung des Schultereckgelenks ist am häufigsten durch einen direkten Verletzungsmechanismus bedingt. 12 % der Luxationen im Bereich des Schultergelenks betreffen das AC-Gelenk. In Abhängigkeit des Ausmaßes der Krafteinwirkung kommt es zu einer Verletzung der Gelenkkapsel, einer Ruptur des Lig. acromioclaviculare und des Lig. coracoclaviculare (Pars trapezoidea und Pars coronoidea).

Pathologie (Abb. 2.16)
Klassifikation nach Tossy (1968):
- Tossy I: Kapseldehnung
- Tossy II:
  - Ruptur des Lig. acromioclaviculare
  - AC-Spaltbreite: 10 – 15 mm
  - C – C-Distanz: + 25 – 50 %
  - Subluxation der Klavikula

- Tossy III:
  - Ruptur des Lig. acromioclaviculare und Lig. coracoclaviculare
  - AC-Spaltbreite > 15 mm
  - C – C-Distanz: + 50 – 200 %
  - Dislokation der Klavikula nach kranial

C – C-Distanz = Abstand zwischen Klavikula und Processus coracoideus.

Klassifikation nach Rockwood (1984):
- Stadium I: Kapseldehnung
- Stadium II:
  - Ruptur des Lig. acromioclaviculare
  - AC-Spaltbreite: 10 – 15 mm
  - C – C-Distanz: + 25 – 50 %
- Stadium III:
  - Ruptur des Lig. acromioclaviculare und Lig. coracoclaviculare
  - AC-Spaltbreite: > 15 mm
  - C – C-Distanz: + 50 – 200 %
  - Dislokation der Klavikula nach kranial

- Stadium IV:
  - Ruptur aller Bänder
  - Klavikuladislokation nach dorsal mit Trapeziusverletzung
  - AC-Spaltbreite und C – C-Distanz variabel
- Stadium V:
  - Ruptur aller Bänder
  - Klavikuladislokation nach kranial mit Weichteilverletzung
  - AC-Spaltbreite deutlich verbreitert
  - C – C-Distanz > 200 %
- Stadium VI:
  - Ruptur aller Bänder
  - Klavikuladislokation nach subakromial und subkorakoidal
  - AC-Spaltbreite deutlich verbreitert
  - verbreiterte C – C-Distanz

Schlüsselwörter
Instabilität, traumatische, AC-Gelenk, AC-(G-)Instabilität/Luxation, Tossy

Keywords
instability, primary traumatic, ac-joint, ac-joint instability/dislocation, Tossy

Anforderungen an die Bildgebung

- Ausmaß der kraniokaudalen und anterior-posterioren Dislokation
- Verletzung der deltotrapezoidalen Faszie

Abb. 2.16 a–f ▪ Klassifikation nach Rockwood (1984) und nach Tossy (1968).

a Rookwood I/Tossy I
b Rockwood II/Tossy II
c Rockwood III/Tossy III
d Rockwood IV
e Rockwood V
f Rockwood VI

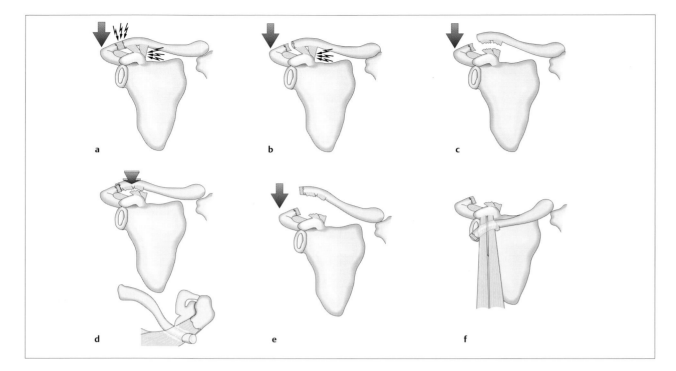

Abb. 2.17 ▪ Stressaufnahme.

Stressaufnahme mit 10 kg Gewichtsbelastung bilateral (p.-a. Projektion). Tossy III (Rockwood III).

l Dehiszenz im AC-Gelenk links

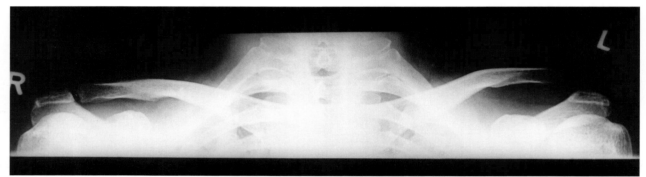

Grundlagen der Therapie

Konservativ

▪ 3- bis 6-wöchige Ruhigstellung im Gilchrist- oder Desault-Verband (Rockwood I und II)

Operativ (Rockwood III)

▪ Operation nach Bunnell (Zuggurtung mit resorbierbarer Polydioxanonnaht zwischen Akromion und Klavikula sowie zwischen Korakoid und Klavikula (PDS-Banding) mit gleichzeitiger Naht der rupturierten Bänder
▪ Bandnaht und temporäre Arthrodese mit Spickdraht für 6 Wochen
▪ Hakenplatte nach Basler
▪ postoperativ Gilchrist-Verband für 1 Woche und Krankengymnastik für 6 Wochen

Klinik

▪ Schmerzen
▪ eingeschränkte Beweglichkeit
▪ Dislokation des Schulter-Arm-Komplexes nach inferior und lateral aufgrund der Ruptur der stabilisierenden Elemente
▪ „Klaviertastenphänomen"

Diagnostik

Rö (→ *Methode der Wahl*)

Empfohlene Röntgenaufnahmen

▪ a.-p.-Aufnahme (15° nach kranial geschwenkte Röhre)
▪ Stressaufnahme (Abb. 2.**17**) mit 5 – 10 kg Gewichtsbelastung (p.-a. Projektion im Seitenvergleich, Gewichte um die Handgelenke gebunden)

Befund

▪ Tossy I: regelrechter Röntgenbefund
▪ Tossy II: Klavikulahochstand um halbe Schaftbreite
▪ Tossy III: Klavikulahochstand um Schaftbreite

Sono

Empfohlene Ebenen

▪ Neutralstellung
▪ aktive und passive Gelenkbewegung im Seitenvergleich
▪ akromioklavikulare Ebene

Befund

▪ Kapselvergrößerung (Erguss-/Hämatombildung)
▪ Weichteilschwellung als indirekter Hinweis (Tossy I und II)
▪ Gelenkstufenbildung (Tossy III)

CT

▪ meist kein spezifischer Befund

MRT

▪ meist kein spezifischer Befund
▪ Festlegung des Kapseltyps

Glenohumerale rezidivierende Instabilität

Definition
Bei 85 % der Verletzungen des Schultergelenks finden sich Luxationen des glenohumeralen Gelenks, die vorwiegend bei Jugendlichen nach einer indirekten Gewalteinwirkung auf den ausgestreckten Arm entstehen. In Abhängigkeit von der Richtung der Gewalteinwirkung entstehen unterschiedliche Luxationsformen.

Pathologie
- anteriore Luxationen (ca. 95 %):
  - Luxatio subcoracoidea
  - Luxatio subglenoidalis
  - Luxatio subclavicularis
  - Luxatio intrathoracica
- posteriore Luxationen (ca. 2 – 4 %):
  - Luxatio subacromialis
  - Luxatio infraspinata
  - Luxatio subglenoidalis
- superiore Luxation (selten):
  - Luxatio supracoracoidea
- inferiore Luxationen (sehr selten):
  - Luxatio axillaris erecta
  - Luxatio axillaris horizontalis

Klinik
sichere Luxationszeichen:
- Rigor der Muskulatur
- Deformierung der Gelenkkontur
- leere Gelenkpfanne
- unsichere Luxationszeichen:
  - Schmerzhaftigkeit
  - Schwellung
  - Funktionseinschränkung

Diagnostik

 Rö (→ *primäre Methode der Wahl*)

Empfohlene Röntgenaufnahmen
- a.-p. Projektion
- transskapulare Aufnahme
- glenoidtangentiale Projektion

Befund
- anteriore Luxation:
  - Verlagerung des Humeruskopfs nach medial
  - Verlagerung des Humeruskopfs nach kaudal
  - Verlagerung des Humeruskopfs nach vorne
- posteriore Luxation:
  - fehlende Darstellung des Gelenkspalts
  - Hochstand des Humeruskopfs
  - fixierte Innenrotation des Humeruskopfs

- „Birnenform" des Humeruskopfs („drumstick", „bulb appearance")
- „Muldenzeichen" („trough line")
- „rim sign"
- Zeichen rezidivierender Luxationen:
  - Deformierung des Humeruskopfs
  - Abrundung der Cavitas glenoidalis inferior
  - Weichteilverkalkungen
  - Zeichen der Arthrose
  - Subluxationsstellung
- Pitfalls:
  - normales Collum anatomicum gegenüber „kleiner" Hill-Sachs-Läsion
  - Pseudoluxation bei hängender Schulter durch verminderten Muskeltonus

 Sono

Empfohlene Ebenen
- dorsaler Querschnitt
- lateraler Längsschnitt
- ggf. Untersuchung im Seitenvergleich

Befund
- veränderte Position zwischen Humeruskopf und Cavitas glenoidalis
- Untersuchung der Humerustranslationsbewegung bei aktiver und passiver Bewegung
- Darstellung der Hill-Sachs-Läsion
- ggf. Nachweis einer Labrumverletzung:
  - Spezifität bis ca. 99 %
  - Sensitivität ca. 67 %

 CT

Empfohlener Untersuchungsmodus
- Standardparameter (Schichtdicke 1 – 2 mm, koronare und sagittale Rekonstruktionen)
- Arthro-CT

Befund
- ossäre Bankart-Läsion mit Ausdünnung der ventralen Cavitas glenoidalis
- Ausschluss einer hypoplastischen, flachen Cavitas glenoidalis
- Hill-Sachs-Läsion und Reversed-Hill-Sachs-Läsion (Abb. 2.**18**)
- Ausmaß der Tuberculum-majus-Verletzung
- Arthro-CT:
  - Limbusdeformierung
  - Limbuseinriss
  - Limbusabriss
  - „Ablösung" der Gelenkkapsel mit Periostreaktion
  - „Überdehnung" des M. subscapularis
  - Festlegung des Gelenkkapseltyps

MRT

Empfohlene Sequenzen
- schräg koronare, T2w, fettunterdrückte und T1w TSE-Sequenzen
- schräg sagittale, T2w TSE-Sequenzen
- axiale GE-Sequenzen (senkrecht zur Fossa glenoidalis positioniert)
- axiale T1w TSE-Sequenzen in identischer Position vor und nach KM-Applikation (direkte und indirekte MR-Arthrographie)

Befund
MRT-Befunde bei Instabilität (Abb. 2.**19**, 2.**20**):
- Bankart-Läsion
- Hill-Sachs-Läsion
- Erguss
- fehlende Darstellung der glenohumeralen Bänder, elongierte glenohumerale Bänder
- deformiertes Labrum mit Fibrosierung oder Ödematisierung
- Ein- oder Abriss des Labrums
- Bursitis
- Zeichen der Tendinitis

MRT-Einteilung der Labrumläsionen nach McCauley (1992):
- Grad 0: unauffälliger MRT-Befund
- Grad 1: hohe Signalintensität zwischen Labrum und Cavitas glenoidalis
- Grad 2: lineare und punktförmige hohe Signalintensität innerhalb des Labrums
- Grad 3: hohe Signalintensität an der Außenfläche des Labrums
- Grad 4: Einriss des Labrums
- Grad 5: Abriss und Dislokation des Labrums
- Grad 6: Deformierung des Labrums
- Grad 7: hypoplastisches Labrum
- Grad 8: fehlende Abgrenzbarkeit des Labrums

Die Signalveränderungen beziehen sich ursprünglich auf T2*w-Multiplanar-GE-Sequenzen (MPGE-Sequenzen). Eine Modifikation ist bei der indirekten bzw. direkten MR-Arthrographie erforderlich.

Schlüsselwörter
Instabilität, traumatische, glenohumerale Instabilität, Schulterluxation, Labrum glenoidale, Bankart-Läsion, Hill-Sachs-Läsion

Keywords
instability, primary traumatic, glenohumeral instability, shoulder dislocation, glenoid labrum, Bankart lesions, Hill-Sachs defect

Anforderungen an die Bildgebung

- Darstellung des glenohumeralen Gelenks
- Darstellung des Glenoidrands (Bankart-Defekt)
- Darstellung des posterolateralen Humerus (Hill-Sachs-Läsion)
- Darstellung des a.-p. Durchmessers der Gelenkpfanne
- Darstellung der Glenoidversion
- Darstellung der Humerustorsion
- Darstellung der glenohumeralen Ligamente
- Darstellung des Kapselvolumens
- Darstellung der Rotatorenmanschette

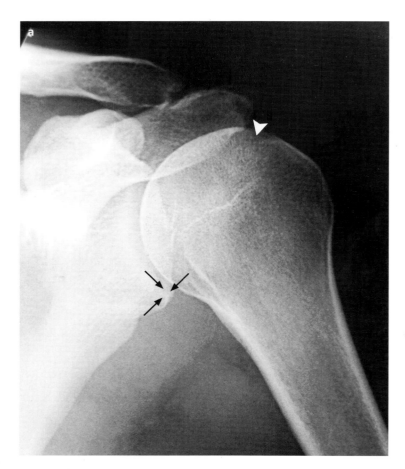

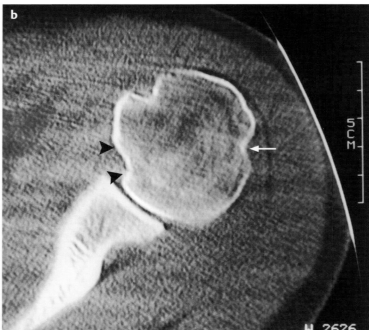

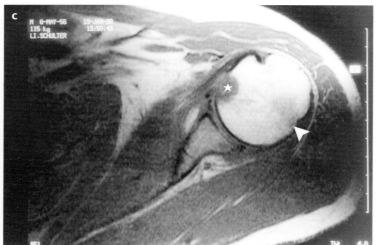

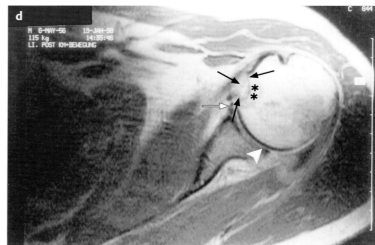

Abb. 2.18 a – d ▪ Hill-Sachs-Läsion und Reversed-Hill-Sachs-Läsion.

Rezidivierende traumatische Luxationen mit Ausbildung einer Hill-Sachs-Läsion und Reversed-Hill-Sachs-Läsion.

a In der a.-p. Projektion Nachweis einer „Delle" posterolateral (dicker Pfeil), die aufgrund einer nicht korrekt durchgeführten Einstelltechnik zur Darstellung kommt. Eine weiterführende spezielle Einstelltechnik erfolgte nicht. Zusätzlich Nachweis einer Konturunterbrechung der Kortikalis an der inferioren Cavitas glenoidalis als Hinweis auf eine knöcherne Bankart-Läsion (kleine Pfeile).

b Computertomographisch zeigt sich eine regelrechte Artikulation im glenohumeralen Gelenk. Nachweis einer Hill-Sachs-Läsion (Pfeil) und einer Reversed-Hill-Sachs-Läsion (kleine dicke Pfeile).

c In der transversalen T1w nativen Untersuchungssequenz ebenfalls Darstellung der Reversed-Hill-Sachs-Läsion (Stern). Eine Differenzierung zwischen dem knöchernen Defekt und dem Begleitödem kann in der nativen Sequenz nicht erfolgen. Umschriebene ältere Hill-Sachs-Läsion in typischer Lokalisation (kleiner dicker Pfeil).

d Nach der KM-Applikation lässt sich in der indirekten MR-Arthrographie der knöcherne Defekt (Pfeile) vom Begleitödem (Sterne) differenzieren. Abriss des hinteren knorpeligen Labrums (großer weißer Pfeil) (McCauley 5). Einriss des anterioren knorpeligen Labrums (McCauley 4) (kleiner weißer Pfeil) (arthroskopisch verifiziert).

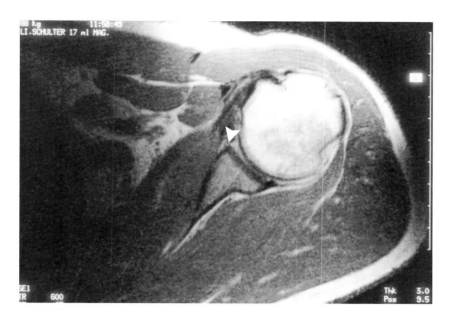

Abb. 2.19 ▪ **Indirekte MR-Arthrographie.**

Transversale T1w Aufnahme nach i. v.-Applikation von 17 ml Gd-DTPA (indirekte MR-Arthrographie). Labrumläsion Grad 4 nach McCauley. Hohe Signalintensität im vorderen inferioren Labrum (Pfeil) als Hinweis für eine KM-Aufnahme im Bereich des Defekts (arthroskopisch verifiziert).

Grundlagen der Therapie

Operativ
- Indikation: rezidivierende Luxationen
- arthroskopische Limbusnaht
- Operation nach Bankart (Goldstandard)
- Knochenblockoperation (J-Span)

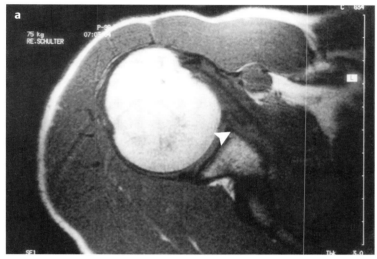
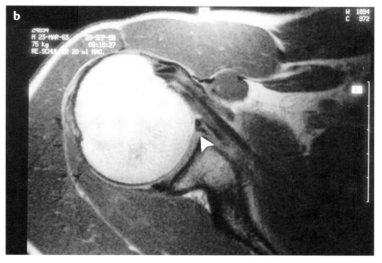

Abb. 2.20 a u. b ▪ **MRT.**

a In der nativen T1w Aufnahme Kontinuitätsunterbrechung des vorderen Labrums (Pfeil).

b Zur Differenzierung zwischen Normvariante und einem Abriss des vorderen Labrums i.v.-Applikation von Gd-DTPA und erneute Durchführung identischer transversaler T1w Aufnahmen 20 Minuten nach aktiver Bewegung der Schulter (indirekte MR-Arthrographie). Der Befund wurde hinsichtlich eines Labrumabrisses (McCauley 5) gewertet (Pfeil) und arthroskopisch verifiziert.

Pitfalls der Labrumdiagnostik mit der MRT:
- myxoide Labrumdegeneration (fehlende Beziehung der Signalalterationen zum Cavum glenoidale, keine KM-Aufnahme)
- Aplasie des Labrums
- Formvarianz des Labrums (abgerundet, gespalten)
- physiologische Auffaserung des Labrums („wear-and-tear phenomenon")

- Summationseffekt durch ein glenohumerales Band
- sublabrales Foramen

Darstellung der Hill-Sachs-Läsion in der MRT:
- T1w SE-Sequenz:
  - hypointense Darstellung der Impression
  - flächige hypointense Abbildung des begleitenden Knochenmarködems

- T2w SE-Sequenz:
  - hyperintense Darstellung der Impression und des begleitenden Knochenmarködems
- T1w nach KM-Applikation:
  - deutlich flächige KM-Aufnahme im Bereich des begleitenden Knochenmarködems
  - erleichterter Nachweis der Impression

Mikrotraumatische Instabilität bei Leistungshypermobilität (Typ III nach Neer)

Schlüsselwörter
Instabilität, mikrotrauma-tisch, Gelenkkapsel, Glenohumeralband

Keywords
shoulder instability, micro-traumatic, joint capsule, glenohumeral ligament

Anforderungen an die Bildgebung

- Darstellung des Ausmaßes der Kapsellaxität
- Darstellung der Lokalisation der Kapsellaxität (ventral, dorsal, inferior)

Grundlagen der Therapie

Konservativ
- Versuch der konservativen Therapie

Operativ
- Kapselshift in offener Technik

Definition

Von einer mikrotraumatischen Instabilität bei Leistungshypermobilität spricht man, wenn bei Vorliegen einer multidirektionalen Instabilität ein geringes Trauma Beschwerden verursacht.

Pathologie

- elongierte Gelenkkapsel
- elongierte Ligg. glenohumeralia superius, medius und inferius
- verbreiterter Abstand zwischen den ventralen Kapsel-Band-Strukturen
- Bursitis

Klinik

- erweiterter Bewegungsumfang der Gelenkkapsel
- rezidivierende Subluxationen
- belastungsabhängige Schmerzen

Diagnostik

Rö

Befund
- meist kein spezifischer Befund

Sono

Befund
- meist kein spezifischer Befund
- Detektion einer begleitenden Bursitis

CT

Befund
- meist kein spezifischer Befund

MRT

Befund
- meist kein spezifischer Befund
- Festlegung des Kapseltyps

Diagnostischer Leitfaden bei traumatisch bedingter Instabilität

1. Rö (initiale Methode der Wahl)

Indikationen
- Stellung im glenohumeralen Gelenk (insbesondere Ausschluss einer dorsalen Luxation)
- Hill-Sachs-Läsion
- Humeruskopffraktur
- Tuberculum-majus-Abriss
- Bankart-Läsion
- Humeruskopfdeformierung
- Arthrose
- Weichteilverkalkung

2. Sono (Zusatzdiagnostik)

Indikationen
- Begleitverletzungen: Labrumverletzungen (Rotatorenmanschettenrupturen [Sensitivität 63 – 97 %, Spezifität 92 – 98 %], Hill-Sachs-Läsion [Sensitivität und Spezifität 89 – 100 %])
- Stellung im glenohumeralen Gelenk bei eingeschränkter Untersuchungsmöglichkeit mittels Röntgentechnik: Intensivstation, Polytrauma, Kinder

3. CT (Zusatzdiagnostik)

Indikationen
- Stellung im glenohumeralen Gelenk bei unklarem Röntgenbefund (Ausschluss einer Luxation)
- weiterführende Beurteilung und Abklärung einer Operationsindikation bei Hill-Sachs-Läsion, Labrumläsion (hier evtl. CT-Arthrographie: Sensitivität 33 – 95 %, Spezifität 33 – 100 %), Humeruskopffraktur, Abriss des Tuberculum majus, Arthrose

4 a. Konventionelle MRT (Zusatzdiagnostik)

Indikationen
- Diagnostik von Labrumverletzungen (Sensitivität 44 – 100 %, Spezifität 58 – 100 %)
- Begleitverletzungen: Rotatorenmanschettenruptur

- Nachweis einer diskreten Hill-Sachs-Läsion (DD: „bone bruise" [Sensitivität 75 – 97 %, Spezifität 82 – 91 %])
- sekundäre Infektion mit Weichteilbeteiligung
- Osteonekrose Stadium I und II

4 b. Indirekte und direkte MR-Arthrographie (Zusatzdiagnostik)

Indikationen
- verbesserte Diagnostik von Labrumverletzungen (Sensitivität 65 – 100 %, Spezifität 75 – 100 %)
- weiterführende Abklärung von Begleitverletzungen (Rotatorenmanschettenruptur)

Atraumatische Instabilitäten

Willkürliche Instabilität

Definition
Eine willkürliche Steuerung der Innervation des M. deltoideus, M. serratus anterior und der Muskulatur der Rotatorenmanschette erlaubt präpubertären Jugendlichen eine Translationsbewegung des Humeruskopfs mit Subluxation und Luxation nach posterior, anterior oder kaudal.

Pathologie
- präpubertäre „weite" Gelenkkapsel

Klinik
- erweiterter Bewegungsumfang der Gelenkkapsel
- rezidivierende Subluxationen

Diagnostik

 Rö

(*Cave:* eingeschränkte Indikation)
Befund
- meist kein spezifischer Befund

 Sono

Befund
- meist kein spezifischer Befund
- Funktionsprüfung der glenohumeralen Stabilität

MRT

Befund
- meist kein spezifischer Befund
- präpubertäre „weite" Gelenkkapsel

Schlüsselwörter
Instabilität, atraumatische, rekurrente Instabilität, (Sub-)Luxation, Gelenkkapsel

Keywords
instability, primary atraumatic, instability recurrent, subluxation, joint capsule

Anforderungen an die Bildgebung
- Ausschluss struktureller Veränderungen (Bankart- und Hill-Sachs-Läsion, Kapsellaxität, normale Glenoidversion, normale Humerustorsion)

Grundlagen der Therapie

Konservativ
- konservative Muskelschulung, evtl. mit Biofeedback

Operativ
- keine operativen Therapieversuche

Unwillkürliche Instabilität (multidirektionale Instabilität/AMBRI)

Definition
Zu den funktionellen Störungen zählt neben den Störungen der Innervation (z.B. Hemiplegie nach Apoplex) oder der noziszeptiven Hemmung bei frischen traumatischen Verletzungen (z.B. Fraktur des Caput humeri) die multidirektionale Instabilität („atraumatic multidirectional bilateral recurrent instability", AMBRI).

Pathologie
- vergrößertes Kapselvolumen mit elongiertem Bandapparat
- typische posttraumatische degenerative Veränderungen bei rezidivierenden Subluxationen:
  - Chondromalazie
  - subchrondrale Zysten
  - Gelenkspaltverschmälerung
  - labrale Zysten
  - proliferative Synovialitis

Klinik
- rezidivierende Subluxationen bei erhobenem Arm nach anterior, kaudal oder posterior (bilateral bei Seitenbetonung)
- Symptome infolge posttraumatischer Degeneration

Diagnostik

 Rö

Befund
- meist kein spezifischer Befund
- Folgeschäden nach rezidivierenden Subluxationen

 Sono

Empfohlene Ebenen
- dorsaler Querschnitt
- lateraler Längsschnitt

Befund
- meist kein spezifischer Befund
- veränderte Position zwischen Humeruskopf und Cavitas glenoidalis
- Untersuchung der Humerustranslationsbewegung bei aktiver und passiver Bewegung
- ggf. Untersuchung im Seitenvergleich

CT

Empfohlener Untersuchungsmodus
- Standardparameter
- 1 – 2 mm Schichtdicke

Befund
- meist kein spezifischer Befund
- Folgeschäden nach rezidivierenden Subluxationen (Labrumeinriss, Hill-Sachs-Läsion, posttraumatische Degeneration)
- ggf. CT-Arthrographie zur Kapseltypbestimmung und Labrumverletzung

MRT

Empfohlene Untersuchungssequenzen
- Wahl der Untersuchungssequenzen in Abhängigkeit von der spezifischen Fragestellung

Befund
- Nachweis eines Kapseltyps II und III
- Folgeschäden nach rezidivierenden Subluxationen (Labrumeinriss, Hill-Sachs-Läsion, posttraumatische Degeneration)

Schlüsselwörter
Instabilität, atraumatische, multidirektionale Instabilität, AMBRI, (Sub-)Luxation

Keywords
instability, primary atraumatic, multidirectional instability, AMBRI, subluxation

Anforderungen an die Bildgebung
- Ausschluss von ossären Verletzungen
- Darstellung der Kapsellaxität

Grundlagen der Therapie

Konservativ
- Versuch der konservativen Therapie

Operativ
- ggf. Kapselshift in offener Technik

Diagnostischer Leitfaden der atraumatischen Instabilität

- in aller Regel ist *keine* initiale bildgebende Diagnostik erforderlich
- die Therapie orientiert sich an der klinischen Symptomatik

Traumatologie der Weichteile

Anforderungen an die Bildgebung

- Sehnendarstellung
- Diagnostik der Sehnenretraktion
- Dokumentation der Muskelveränderungen

Definition
Traumatische Sehnenverletzungen ereignen sich vorwiegend bei Männern im 3.–4. Dezennium im Bereich einer normalen oder vorgeschädigten Sehne.

Pathologie
- Durchtrennung mit vollständiger Retraktion des Muskels
- Einriss

Klinik
- Funktionseinschränkung bzw. -ausfall
- Armschwäche
- Schmerzen und Krepitus
- Luxation und Subluxation
- Schwellung
- Muskelatrophie

Diagnostik

Rö

Empfohlene Standardprojektionen
- a.-p. Projektion, axiale und transthorakale Aufnahmen
- Schulterarthrographie im Doppelkontrast

Befund
- Fehlstellung im Gelenk
- Ausschluss begleitender knöcherner Verletzungen
- indirekte Darstellung der Rotatorenmanschettenruptur (Arthrographie)

Sono

Empfohlene Standardprojektionen
- korakoakromiales Fenster
- Supraspinatuslängsschnitt
- lateraler Längsschnitt
- dorsaler Querschnitt
- ventraler Quer- und Längsschnitt

Befund
- umschriebene Zonen erhöhter Echogenität
- Bereiche verminderter Echogenität
- geometrische Veränderungen

CT

Empfohlener Untersuchungsmodus
- Standardparameter
- Schichtdicke 1–2 mm
- die CT-Arthrographie mit anschließenden koronaren Rekonstruktionen wurde von der MRT abgelöst

Befund
- meist kein spezifischer Befund
- knöcherne Begleitverletzungen

MRT   (→ Methode der Wahl)

Empfohlene Untersuchungssequenzen
- schräg koronare (senkrecht zur Fossa glenoidalis und parallel zum M. supraspinatus positionierte), T2w, fettunterdrückte und T1w TSE-Sequenzen
- schräg sagittale (parallel zur Fossa glenoidalis positionierte), T2w TSE-Sequenzen
- axiale GE-Sequenzen (senkrecht zur Fossa glenoidalis positioniert)
- ergänzend:
  - indirekte MR-Arthrographie
  - direkte MR-Arthrographie

Befund
- Differenzierung Einblutung vs. Einriss
- Differenzierung partieller vs. vollständiger Einriss
- Differenzierung alter vollständiger Einriss vs. frischer vollständiger Einriss
- Differenzierung zwischen degenerativ veränderter Sehne, partiellem und vollständigem Einriss
- Darstellung der „Sehnenenden"

Grundlagen der Therapie

- Sehnenreinsertion bei frischen traumatischen Rupturen
- funktionelle konservative Therapie

Rotatorenmanschettenruptur

Schlüsselwörter
Rotatorenmanschette, Supraspinatussehne, Impingement, partielle/ totale Rotatorenmanschettenruptur

Keywords
rotator cuff, supraspinatus tendon, impingement syndrom, partial/ total rotator cuff tear

Anforderungen an die Bildgebung

- Sehnendarstellung
- Ausschluss einer Sehnenretraktion
- Diagnostik der betroffenen Muskulatur (Atrophie, Fibrose, Verfettung)

Definition
Die Rotatorenmanschette ist ein Muskel-Sehnen-Komplex, der aus 4 Muskeln gebildet wird. Es kommt vorwiegend in den insertionsnahen Abschnitten der Supraspinatussehne aufgrund biomechanischer Belastung und lokaler Durchblutungsstörung zur Ruptur.

Pathologie
- isolierte traumatische Belastung
- traumatische Belastung bei degenerativer Vorschädigung

Klassifikation der Rupturausdehnung nach Batemann:
- Stadium I: < 1 cm
- Stadium II: 1–3 cm
- Stadium III: 3–5 cm
- Stadium IV: > 5 cm

Klinik
- Schmerzen
- Krepitus
- Schwäche
- Pseudoparalyse

Diagnostik

Rö

Empfohlene Standardprojektionen
- a.-p. Projektion, axiale und transthorakale Aufnahme
- Schulterarthrographie im Doppelkontrast (indiziert z. B. bei Metallimplantaten im Bereich der Schulter, sonst in der Bedeutung von der MRT weitgehend abgelöst): KM-Übertritt in die Bursa subacromialis

Befund
- akute Rotatorenmanschettenschädigung:
  - Fehlstellung im Gelenk mit Humeruskopfhochstand
- chronische Rotatorenmanschettenschädigung:
  - Erosionen an der Unterfläche des AC-Gelenks
  - Abflachung des Tuberculum majus mit subchondraler Sklerosierung
  - Zystenbildung im Tuberculum majus
  - Verschmälerung des akromiohumeralen Spalts auf weniger als 6 mm
  - subakromiale Osteophytenbildung

Sono   (→ Methode der Wahl)   (Abb. 2.22 d)

Empfohlene Ebenen
- lateraler Längsschnitt
- fornixparalleler Schnitt

Befund
- sichere Rupturzeichen:
  - „Kopfglatzenbildung" im lateralen Längsschnitt
  - Stufenbildung
  - deutliche spindelförmige Ausdünnung des „Rad- oder Reifenmusters" im fornixparallelen Schnitt
- fakultative Rupturzeichen:
  - Inhomogenität der Sehne (hyper- und hypoechogene Zonen)
  - Konturunterbrechung
- akute Supraspinatussehnenschädigung:
  - hypoechogene Zone gelenkseitig (inferiore Partialruptur)

- hypoechogene Zone mit Unterbrechung der Bursagrenzlinie und Kalibersprung (Partialruptur)
- hypoechogene Zone im gesamten Sehnenverlauf, deutlicher Kalibersprung, Abbruch der Bursalinie, Formumkehr der Supraspinatussehne
- „Kopfglatzenbildung"
- umschriebene Abflachung und Verschmälerung der Rotatorenmanschette
- chronische Supraspinatussehnenschädigung:
  - hyperechogene Zonen gelenkseitig, gelenkfern, zentral
  - kombiniert echoarme und hyperechogene Zonen
  - „verstrichene" Bursalinie

- meist kein spezifischer Befund

 (→ ergänzend zur Sono)
(Abb. 2.**21**, 2.**22 a – c**)

Empfohlene Untersuchungsparameter

- schräg koronare (senkrecht zur Fossa glenoidalis und parallel zum M. supraspinatus positionierte), T2w, fettunterdrückte und T1w TSE-Sequenzen
- schräg sagittale (parallel zur Fossa glenoidalis positionierte), T2w TSE-Sequenzen

- axiale GE-Sequenzen (senkrecht zur Fossa glenoidalis positioniert)
- ergänzend:
  - indirekte und direkte MR-Arthrographie: Differenzierung Degeneration vs. partielle Ruptur, Differenzierung partielle vs. vollständige Ruptur

Befund

Partielle Supraspinatussehnenruptur:

- hyperintense Signalanteile im Sehnenverlauf (T2w fettunterdrückt)
- in der Kontinuität insgesamt erhaltene Sehne
- gelegentlich Flüssigkeitsnachweis in der Bursa subacromialis und subdeltoidea sowie im Gelenkraum
- morphologische Veränderungen:
  - unregelmäßige Sehnenoberfläche
  - verdickte oder ausgedünnte Sehne
- Gelenkerguss (unspezifisch)

Vollständige Supraspinatussehnenruptur:

- Signalanhebungen im gesamten Sehnendurchmesser
- fehlende Darstellung der Supraspinatussehne
- retrahierte Sehne
- Muskelatrophie
- Flüssigkeit in der Bursa subacromialis und subdeltoidea
- fehlende Abgrenzbarkeit des Fettstreifens

Isolierte Infraspinatussehnenschädigung:

- selten
- Sportverletzung bei „Überkopfsportarten"
- MRT ist die Methode der Wahl

Isolierte Subskapularissehnenschädigung:

- selten
- im Rahmen von rezidivierenden Schulterluxationen und bei massivem Schultertrauma
- direktes anteriores Trauma mit Hyperextension und Außenrotation bei adduziertem Oberarm
- MRT ist die Methode der Wahl

Pitfalls in der MRT-Diagnostik von Rotatorenmanschettenläsionen:

- „Magic-Angle"-Phänomen
- Überlagerungseffekt durch eine flüssigkeitsgefüllte Sehnenscheide der Bizepssehne im Bereich des Caput humeri
- Überlagerungseffekt durch eine Ruptur der Sehne des M. infraspinatus (koronare und sagittale Ebene)
- mukoide Degeneration
- Partialvolumeneffekt durch Überlagerung von Sehne, Muskel und Fett

Grundlagen der Therapie

Konservativ

- Schonung, Kälteapplikation, antiphlogistische Maßnahmen (nicht steroidale Antiphlogistika), krankengymnastische Übungsbehandlungen (*Cave:* keine Schmerzakzentuierung)
- keine intraartikuläre Cortisoninjektion
- Dehn- und Kräftigungsübungen bei abgeklungener Schmerzsymptomatik
- spätestens nach 12 Wochen Therapie Festlegung zwischen Fortführen der konservativen Therapie und Operationskonzept

Operativ

- Beseitigung der subakromialen Stenose (subakromiale Dekompression: Akromioplastik mit Resektion des Lig. coracoacromiale und Abtragung von kaudalen Osteophyten)
- Verschluss des Rotatorendefekts durch transossäre Reinsertion, ggf. Sehnentransfer
- Erhalten des Deltaansatzes
- Vermeiden postoperativer Adhäsionen

Cave: sofortige Naht bei Rupturen der Subskapularissehne; bei chronischen Rupturen ggf. alleinige Dekompression

---

Abb. 2.21 a u. b ▪ **MRT. Impingement der Supraspinatussehne.**

a In der T1w schräg koronaren Aufnahme Nachweis einer knöchernen Einengung des subakromialen Raums bedingt durch die Form des AC-Gelenks und degenerativer Anbauten (Pfeil). Zusätzliche Einengung des subakromialen Raums durch eine Hypertrophie des M. supraspinatus.

b In der T2w schräg koronaren Aufnahme Detektion einer begleitenden Bursitis subacromialis und subdeltoidea (Pfeile).

M M. supraspinatus

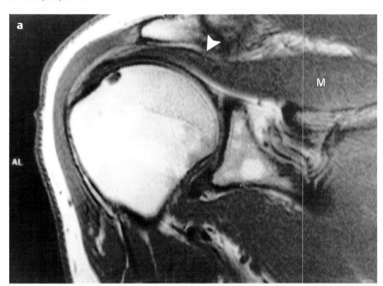

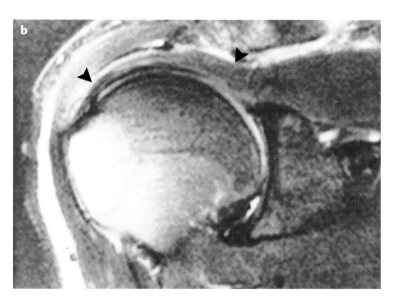

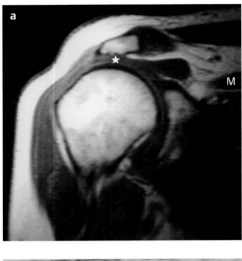

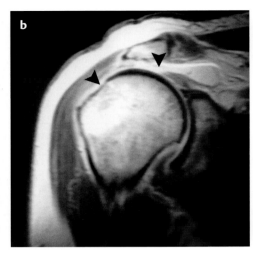

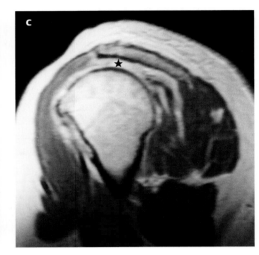

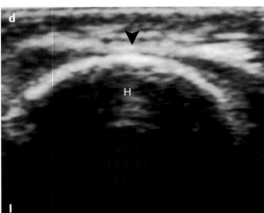

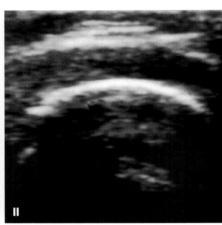

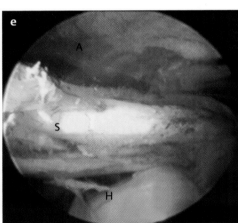

Abb. 2.22 a – e ▪ Totalruptur der Supraspinatussehne (Stadium IV nach Batemann).

a In der T1w schräg koronaren Aufnahme findet sich ein diskreter Humeruskopfhochstand mit Verschmälerung des subakromialen Raums (Stern). Die Supraspinatussehne ist in der Kontinuität nicht abgrenzbar.

b Nach KM-Applikation findet sich in der indirekten MR-Arthrographie (T1w, schräg koronar) eine deutliche KM-Aufnahme in der Bursa subacromialis und subdeltoidea (Pfeile) als Ausdruck einer Verbindung zum Gelenkkavum.

c In der sagittalen KM-verstärkten T1w Aufnahme typischerweise Darstellung des „leeren" subakromialen Raums (Stern).

d Sonographisch findet sich im lateralen Längsschnitt ein Fehlen des typischen Radmusters mit Ausbildung einer „Kopfglatze" (Pfeil). Hierbei liegt der M. deltoideus dem Humeruskopf direkt auf, der einen Hochstand aufweist. Im Vergleich hierzu die gesunde Gegenseite.

e Arthroskopische Bestätigung des Befunds.

M M. supraspinatus
A Akromion
H Humeruskopf
S Supraspinatussehne
I pathologische Seite
II gesunde Seite
H Humeruskopf

Diagnostischer Leitfaden bei der Rotatorenmanschettenruptur

1. Rö (initiale Methode)

Indikationen
▪ Ausschluss knöcherner Begleitverletzungen
▪ indirekter Nachweis der Supraspinatussehnenruptur in der Arthrographie

2. Sono (Methode der Wahl)

Indikationen
▪ Darstellung der Rotatorenmanschettenruptur (Sensitivität 57 – 100 % für Totalrupturen, 46 – 80 % für Partialrupturen, Spezifität insgesamt 65 – 100 %)

3. CT (dezidierte Fragestellung)

Indikationen
▪ Ausmaß knöcherner Verletzungen
▪ CT-Arthrographie zur Detektion einer Rotatorenmanschettenruptur (Sensitivität 50 – 95 %, Spezifität bis 100 %)

4a. Konventionelle MRT (Zusatzdiagnostik, Methode der Wahl bei nicht verfügbarer Arthrosonographie)

Indikationen
▪ Darstellung der Rotatorenmanschettenruptur (Sensitivität 71 – 100 % bei Totalrupturen, bei Partialrupturen 13 – 73 %, Spezifität insgesamt 49 – 100 %)

4b. Indirekte und direkte MR-Arthrographie (Zusatzdiagnostik)

Indikationen
▪ Differenzierung zwischen Degeneration und Rotatorenmanschettenrupturen (Sensitivität für Rupturen 90 – 100 %, Spezifität bei 50 – 100 %)

Verletzungen der Bizepssehne

Definition

Ein Riss der langen Bizepssehne im pro-ximalen Anteil ereignet sich häufig bei Patienten jenseits des 40. Lebensjahrs infolge eines Impingements. Verletzun-gen des distalen Muskel-Sehnen-Über-gangs sind ebenso selten wie der direkte Sehnenabriss an der Tuberositas radii und zumeist Folge eines direkten Trau-mas. Im Rahmen einer Rotatorenman-schettenruptur kann es zu einer Luxation der Bizepssehne nach medial kommen.

Pathologie

- degenerative oder entzündliche Vorschädigung
- die „physiologische" Schwäche der Bizepssehne findet sich am Übergang zwischen Gelenkkapsel und Sulcus intertubercularis
- Bizepssehnenruptur und Luxation bei Basketballspielern

Klassifikation der vollständigen Ruptur nach Neer:

- Typ I: Einriss der Bizepssehne ohne Sehnenretraktion
- Typ II: Einriss der Bizepssehne mit partieller Sehnenretraktion
- Typ III: Einriss der Bizepssehne mit Stabilisierung (Narbengewebebildung) und ohne Sehnenretraktion

Klinik

- geringe Funktionseinschränkung bei proximalen Verletzungen
- deutliche Funktionseinschränkung und „Wulstbildung" bei der distalen Verletzung

Diagnostik

 Rö

Empfohlene Standardprojektionen

- Sulcus-intertubercularis-Aufnahme (inferior-superiore Projektion)

Befund

- kein direkter Rupturnachweis
- Darstellung von Sulkusosteophyten

 Sono

Empfohlene Ebenen

- ventraler Querschnitt des Sulcus intertubercularis
- ventraler Längsschnitt des Sulcus intertubercularis

Befund

- „leerer" Sulcus intertubercularis in der anterioren Transversalebene
- hypoechogene Einblutungen und retrahierter Sehnenanteil
- Medialisierung der hyperechogenen Bizepssehne (Bizepssehnenluxation)

 CT

Empfohlener Untersuchungsmodus

- Standardparameter
- Schichtdicke 1–2 mm

Befund

- meist kein spezifischer Befund
- Darstellung von Sulkusosteophyten

MRT

Empfohlene Sequenzen

- Standardsequenzen

Befund (Abb. 2.23, 2.24)

- Kontinuitätsunterbrechung der Sehne im Verlauf
- „leerer" Sulcus intertubercularis (axial)
- hypo- oder hyperintenser „Pseudo-tumor" (retrahierter Muskelbauch)
- begleitende Rotatorenmanschetten-ruptur
- Medialisierung der hypointensen Bizepssehne, leerer Sulcus bicipitalis (Bizepssehnenluxation)

Schlüsselwörter
Bizepssehne, Sulcus bicipi-talis, Sehnendislokation, partielle/totale Ruptur

Keywords
biceps tendon, bicipital groove, tendon dislocation, partial/total tendon tear

Anforderungen an die Bildgebung

- Diagnostik des intra-artikulären Stumpfs der langen Bizepssehne
- Nachweis begleitender Rotatorenman-schettenverletzungen

Grundlagen der Therapie

- prinzipiell konservative Therapie bei proximaler Ruptur
- proximale Fixation (Knopflochtechnik) bei Leistungssportlern und körperlich aktiven Menschen
- sofortige Rekonstruk-tion bei distaler Ruptur

Diagnostischer Leitfaden bei Bizepssehnenverletzung

1. Sono (Methode der Wahl)

2. Rö (Zusatzdiagnostik)

Indikation

- Detektion einer knöchernen Einengung des Sulcus intertubercularis

3. CT (Zusatzdiagnostik)

Indikation

- Detektion einer knöchernen Einengung des Sulcus intertubercularis

4. MRT (Zusatzdiagnostik)

Indikation

- Ausschluss einer SLAP-Läsion und einer Rotatorenmanschettenruptur

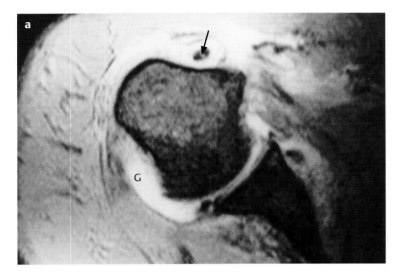

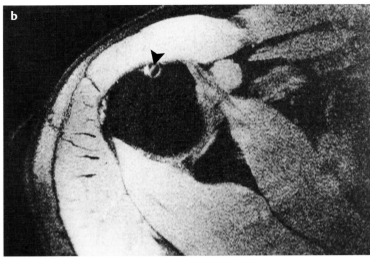

Abb. 2.23 a–c ▪ Bizepssehnenteilruptur.

a In der transversalen fettunterdrückten T2w Aufnahme findet sich im kaudalen Anteil des Sulcus intertubercularis eine durch Flüssigkeit „angehobene" Bizepssehne mit zentraler Signalalteration (Pfeil).

b Proximal davon zeigt die FLASH-2-D-Sequenz in transversaler Orientierung eine regelrechte Lage der Sehne im Sulcus mit Detektion des schon beschriebenen partiellen Einrisses (Pfeil).

c Zur Bildgebung korrespondierender arthroskopischer Befund.

G Gelenkerguss
B Bizepssehne
H Humeruskopf
S Supraspinatussehne

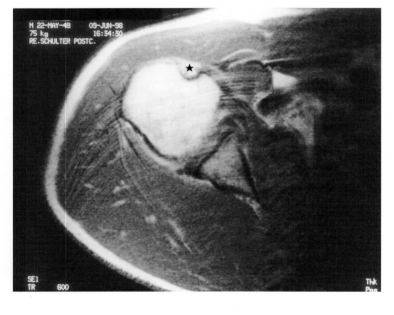

Abb. 2.24 ▪ Bizepssehnentotalruptur.

Bizepssehnentotalruptur mit Darstellung des „leeren" Sulkus (Stern). T1w Aufnahme nach i. v. KM-Applikation, indirekte MR-Arthrographie.

SLAP-Läsion

Definition
Bei der SLAP-Läsion („superior labrum from anterior to posterior relative to the biceps tendon insertion on the supraglenoid tubercle", SLAP) handelt es sich um eine Traumatisierung der langen Bizepssehne im Bereich des Ansatzes am superioren Labrum. Hierbei kommt es zu einer Verletzung des superioren Labrums im anterioren und posterioren Anteil. Begleitverletzungen der Rotatorenmanschette und der langen Bizepssehne sind mit zu berücksichtigen.

Pathologie
- Sturz auf den ausgestreckten Arm
- Dezelerationstrauma im Rahmen einer Wurfbewegung (Ballsportarten)

Klinik
- unspezifische Klinik
- möglicherweise asymptomatisch
- Instabilität mit Pseudoluxation
- „Schnappen" der Schulter

Diagnostik

 Rö

Befund
- meist kein spezifischer Befund

 Sono

Befund
- meist kein spezifischer Befund

 CT

Indikationen
- CT-Arthrographie zur Diagnosestellung und Klassifikation

MRT (→ *Methode der Wahl*)

Empfohlene Sequenzen
- schräg koronare, T2w (mit Fettunterdrückung) und axiale Aufnahmen in Außenrotation und Abduktion
- indirekte oder direkte MR-Arthrographie zur Differenzierung von Pitfalls

Befund (Abb. 2.25)
- Typ I: punktförmiges hyperintenses Areal im Labrum (T2w Bild), im MRT eingeschränkt beurteilbar
- Typ II: punktförmiges hyperintenses Areal im Labrum und Signalanhebung zwischen Labrum und Cavitas glenoidalis (T2w Bild)
- Typ III: punktförmiges hyperintenses Areal im Labrum, Nachweis eines dislozierten Labrumanteils (T2w Bild)
- Typ IV: punktförmiges hyperintenses Areal im Labrum, Nachweis eines dislozierten Labrumanteils und diffuse Signalanhebung in der proximalen langen Bizepssehne (T2w Bild)

MRT-Klassifikation nach Cartland u. Mitarb. (1992), basierend auf der Klassifikation von Snyder u. Mitarb. (1990):
- Typ I: „ausgefranstes" superiores Labrum, intakte Bizepssehne im Ansatzbereich (11 % der Fälle, DD: Degeneration, Normvariante)

- Typ II: „ausgefranstes" superiores Labrum und Ablösung der langen Bizepssehne sowie des superioren Labrums von der Cavitas glenoidalis (41 % der Fälle)
- Typ III: Einriss des superioren Labrums mit Korbhenkelriss, intakte Bizepssehne (33 % der Fälle)
- Typ IV: Typ III und zusätzlicher Einriss in den proximalen Anteil der langen Bizepssehne (15 % der Fälle)

Chirurgische Modifikation nach Maffet u. Mitarb. (1995):
- Typ V: anterior-inferiore Bankart-Läsion mit Ausdehnung in das superiore Labrum und Einriss der Bizepssehne
- Typ VI: radialer Einriss des superioren Labrums mit Ablösung der langen Bizepssehne
- Typ VII: Ausdehnung des superioren Labrumeinrisses in das mittlere glenohumerale Band

Pitfalls in der MRT-Diagnostik von SLAP-Läsionen:
- Varianz des anterior-superioren Labrums in Form (Scheibenform) und Größe (Hypo- und Aplasie)
- vollständige Fixierung des Labrums an der Cavitas glenoidalis
- Nachweis eines Rezessus zwischen Labrum und Cavitas glenoidalis
- Buford-Komplex: Aplasie des Labrums sowie verbreitertes Lig. glenohumerale mediale
- Fixierung der Bizepssehne medial des superioren anterioren Labrums

Schlüsselwörter
Labrum glenoidale, SLAP-Läsion, lange Bizepssehne

Keywords
glenoid labrum, SLAP-lesions, biceps tendon, long head

Anforderungen an die Bildgebung

- Nachweis der SLAP-Läsion
- Differenzierung des Typs
- Ausschluss von Begleitverletzungen

Grundlagen der Therapie

Konservativ
- meist die Methode der Wahl, da es sich in aller Regel um Typ-I-Läsionen handelt

Operativ
- arthroskopische Stabilisation von instabilen Bizepsankern
- Resektion von eingeschlagenen Labrum- und Bizepsanteilen bei stabiler proximaler Verankerung

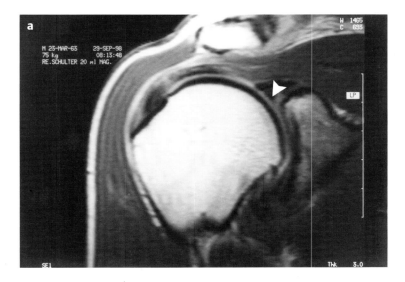

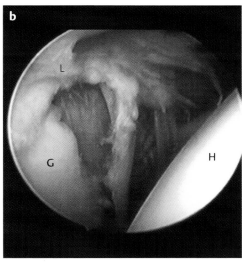

Abb. 2.25 a u. b ▪ MRT.

a Schräg koronare T1w Aufnahme (indirekte MR-Arthrographie). SLAP-Läsion Typ II mit punktförmigem hyperintensem Areal im Labrum und Signalanhebung zwischen Labrum und Cavitas glenoidalis (Pfeil).
b Hierzu korrelierend der arthroskopische Befund.

G Cavitas glenoidalis
H Humeruskopf
L Labrum

Diagnostischer Leitfaden bei der SLAP-Läsion

1. MRT (Methode der Wahl, evtl. mit MR-Arthrographie)

Indikationen
- Detektion einer Verletzung des superioren Labrums (nativ Sensitivität 41–98%, Spezifität 63–99%, MR-arthrographisch 45–89% bzw. 89–93%)
- eine exakte Klassifikation ist nicht möglich

2. CT-Arthrographie (alternative Methode)

Indikationen
- Detektion einer Verletzung des superioren Labrums (Sensitivität 45–60%, Spezifität 93%)
- eine exakte Klassifikation ist nicht möglich

Muskelverletzungen

Schlüsselwörter
Muskel, Kontusion, Muskelfaserriss, Muskelhämatom

Keywords
muscle, muscle contusion, muscle tear, muscle hematoma

Anforderungen an die Bildgebung

- Differenzierung zwischen Überdehnung, Teil- und vollständiger Ruptur
- Darstellung des Ausmaßes der Ruptur
- Ausdehnung des Hämatoms

Definition

Die klinische Einteilung der Muskelverletzungen erfolgt entsprechend dem Verletzungsmechanismus in:
- Zugverletzungen (Überdehnungsverletzungen)
- Kontusionsverletzungen
- Muskelakzelerationsverletzungen

Ursachen einer Muskelkontusion sind die Einwirkungen von stumpfen Kräften oder einer direkten penetrierenden Verletzung. Eine Muskelüberdehnung im Sinne einer Zerrung entsteht bei Überschreitung der Elastizitätsgrenze.

Pathologie

- lokale Gewebeschädigung mit veränderter Gefäßpermeabilität
- Ödembildung
- Ausbildung von Fibringewebe
- Kontinuitätsunterbrechung

Klinik

- lokaler und diffuser Ruhe- und belastungsabhängiger Schmerz
- Funktionseinschränkung mit Schwäche
- Atrophie der Muskulatur
- lokale „Wulstbildung" beim Muskelriss

Klinische Klassifikation der Muskelzerrung nach Baker (1983) und Renström (1989):
- Grad I (Überdehnung):
  - Überdehnungsschmerz
  - leichte Schwellung
  - Bewegungsschmerz
- Grad II (Muskelteilruptur):
  - belastungsabhängiger „schneidender" Schmerz
  - Kraftverlust
  - Schwellung
  - Gewebelücke
- Grad III (komplette Muskelruptur):
  - fehlende aktive Bewegung
  - Gewebelücke
  - tumorartige Vorwölbung (retrahierter Muskelbauch)
  - Hämatomverfärbung

Diagnostik

 Rö

Empfohlene Standardprojektionen
- 2 zueinander senkrechte Ebenen

Befund
- meist kein spezifischer Befund
- Weichteilverdichtungen
- Nachweis von älteren verkalkten Weichteilhämatomen

 Sono (→ *Methode der Wahl*)

Empfohlene Ebenen
- Standardparameter
- dynamische Untersuchung
- Vergleich mit der Gegenseite

Befund
- Kontusion:
  - Echogenitätszunahme in der Muskulatur
  - fehlende Abgrenzung der Muskelfaszien
- Muskelruptur:
  - unregelmäßig begrenzte echoarme und echofreie Zonen
  - fehlende Abgrenzung der Muskelfaszien
  - Aufhebung der linearen Ausrichtung der Muskelsehnen mit ungerichteter Schallwellenreflexion
- Hämatom:
  - reflexfreie Darstellung mit Binnen- und Grenzechos durch Fibringewebe (frisches Hämatom)
  - homogene echodichte, gut abgrenzbare Raumforderung

 CT

Empfohlener Untersuchungsmodus
- Standardparameter
- Schichtdicke 1–2 mm

Befund
- meist kein spezifischer Befund
- fehlende Abgrenzung der Muskelstruktur
- hypodense, gut abgrenzbare Raumforderung (Hämatom)
- diffuse hyperdense Areale (Muskelfaserriss mit Einblutung, Kontusionsverletzung)
- Kontinuitätsunterbrechung

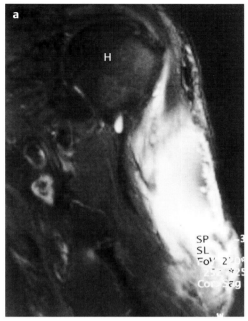 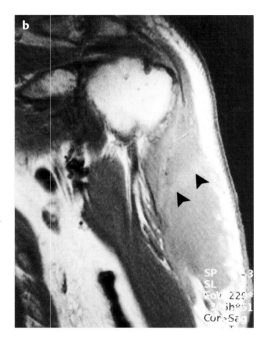 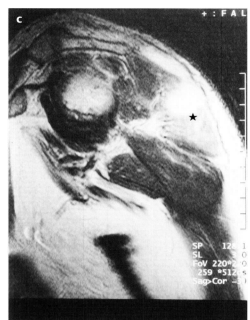

Abb. 2.26 a–c ▪ Muskelfaserriss Grad III nach Oakes.

a In der fettunterdrückten schräg koronaren T2w Aufnahme Nachweis von flächigen und streifenförmigen hyperintensen Arealen im Bereich des M. deltoideus (Einblutungen, Hämatom, Flüssigkeitsverhalt). Eine Defektzone ist nicht eindeutig eruierbar.

b In der schräg koronaren T1w Aufnahme ebenfalls Nachweis von deutlich flächigen und streifenförmigen hyperintense Arealen und Detektion einer Defektzone (Pfeile).

c Das Ausmaß des Defekts mit zentralem Hämatomanteil (Stern) lässt sich am besten in der sagittalen T2w Aufnahme ausmachen.

H Humeruskopf

MRT

Empfohlene Sequenzen
▪ Standardsequenzen
Befund
Klassifikation der Muskelfaserrisse nach Oakes (1984):
▪ Grad I:
– T1w SE-Sequenz: Normalbefund, ggf. diskrete „Unschärfe" der Muskulatur
– T2w SE-Sequenz: flächige und streifenförmige hyperintense Areale (muskuläre Einblutung und Flüssigkeit), perifasziale hyperintense Areale (Flüssigkeitsansammlung)
– Verletzungsausmaß < 50% des Muskelquerdurchmessers

▪ Grad II:
– T1w SE-Sequenz: diskrete flächige hyperintense Areale im Bereich der Muskulatur auf Höhe der Kontinuitätsunterbrechung der Muskelfasern
– T2w SE-Sequenz: deutliche flächige und streifenförmige hyperintense Areale mit Kontinuitätsunterbrechung der Muskelfasern (muskuläre Einblutung und Flüssigkeit), perifasziale hyperintense Areale (Flüssigkeitsansammlung)
– Verletzungsausmaß ≥ 50% des Muskelquerdurchmessers
▪ Grad III (Abb. 2.**26**):
– T1w und T2w SE-Sequenz: Nachweis eines Muskeldefekts, deutliche flächige und streifenförmige hyperintense Areale im Bereich der

Muskulatur und in der Defektzone (Einblutungen, Hämatom, Flüssigkeitsverhalt), Retraktion der Sehne und des Muskels (Wulstbildung), Hernierung von Muskelgewebe durch die Faszie, Hypertrophie der gesunden Muskulatur.
Cave: Hämatom mit raumfordernden Charakter gegenüber Tumor

MR-Charakteristik der Muskelkontusion nach Mink (1993):
▪ Schwellung und Ausdehnung des Muskels
▪ hyperintense Areale im T2w Bild
▪ epi- und perifasziale Blut- und Flüssigkeitsansammlung
▪ keine Kontinuitätsunterbrechung der Muskulatur

Grundlagen der Therapie

Konservativ
▪ bei Muskelfaserrissen Grad I und II
Operativ
▪ bei Muskelfaserrissen Grad III (in Abhängigkeit vom Aktivitätsgrad) des Patienten

Diagnostischer Leitfaden bei Muskelverletzungen

1. Sono (Methode der Wahl)

2. MRT (Zusatzdiagnostik)

Indikationen
▪ räumliche Zuordnung des Befunds: intermuskulär, perifaszial, intramuskulär
▪ Ausmaß der Verletzung
▪ Tumorausschluss

R.-J. Schröder, J. Jerosch und M. Lorenz

3 Degenerative Veränderungen

Arthrose

Primäre Arthrose (Abb. 3.1, 3.3)

PRAXIS
DR. MED. BORIS KIRSCHSIEPER
FACHARZT FÜR NUKLEARMEDIZIN
FACHARZT FÜR DIAGNOSTISCHE RADIOLOGIE

BALGER STRASSE 50   TEL: (07221) 91 27 94
79532 BADEN-BADEN   FAX: (07221) 91 27 98

WEB: WWW.PRAXIS-KIRSCHSIEPER.DE
E-MAIL: INFO@PRAXIS-KIRSCHSIEPER.DE

Schultergelenkdegeneration (Omarthrose)

Definition
Unter einer primären Arthrose versteht man eine trotz primär physiologischer Gelenkanlage genetisch, alters- oder belastungsbedingte, mit einer Veränderung der mikroskopischen und makroskopischen Anatomie einhergehende Abnutzung und konsekutive Funktionseinschränkung eines oder mehrerer Gelenke. Hierbei sind eine zunehmende Knorpelaufbrauchung sowie knöcherne Umbauvorgänge wie Sklerosierungen, Osteophyten und Zysten zu beobachten, eventuell auch entzündliche Veränderungen der umgebenden Weichteile.

Pathologie
- makroskopisch:
  - Gelenkspaltverschmälerung
  - Osteophyten
  - (Geröll-)Zysten
  - subchondrale Sklerosierung
  - Kortikalisirregularität
  - Gelenkknorpelulzerationen
  - Gelenkerguss
  - Humeruskopfhochstand
- mikroskopisch:
  - Auffaserung des Gelenkknorpels
  - Gelenkknorpelulzerationen
  - Chondrozytenregenerate
  - Hyperostotischer knöcherner Deckplattenumbau
  - Knochennekrosen/Geröllzysten
  - Ersatz des hyalinen durch Faserknorpel
  - Synoviazottenhyper- oder -atrophie
  - reaktiv-entzündliche Muskel- und Sehnenveränderungen

Klinik
- Spannungsgefühl
- Gelenksteifigkeit
- Anlauf-, Belastungsschmerz
- Funktionseinschränkung
- Muskelatrophie, -kontraktur
- Sehnenläsionen bis zur Ruptur
- Bewegungsgeräusche, Krepitation
- Gelenkschwellung, -erguss
- Gelenkfehlstellung, -mutilation

Diagnostik

Rö (→ *Methode der Wahl*)
Empfohlene Röntgenaufnahmen
- Standardprojektionen:
  - a.-p. Projektion in Relation zur Skapula
  - glenoidtangentiale Projektion
  - axiale Projektion
  - transskapuläre („Y"-) Projektion
  - transthorakale Projektion
  - schräg apikale Projektion
- Spezialprojektionen:
  - Tangentialaufnahme des Humeruskopfs nach Hill-Sachs-Chuinard
  - a.-p. Projektion in Abduktion oder Elevation und Außenrotation („Stryker's notch view")
  - Supraspinatustunnelaufnahme (Supraspinatus-Outlet-Aufnahme)
  - West-Point-Aufnahme
  - Tangentialaufnahme des Sulcus bicipitalis
- Konventionelle Tomographie:
  - zur Darstellung von Gelenkflächendestruktionen, Zysten und freien Gelenkkörpern

Befund
- Gelenkspaltverschmälerung
- Osteophyten
- Geröllzysten
- subchondrale Sklerosierung
- Kortikalisirregularität
- Gelenkerguss
- Humeruskopfhochstand
- alte traumatische Läsionen (Hill-Sachs- oder Bankart-Läsion)
- freie Gelenkkörper
- Sehnen- und Muskelverkalkungen

Sono (→ *ergänzendes Verfahren*)
Empfohlene Ebenen
- dorsaler Quer- und Längsschnitt
- lateraler Längsschnitt (Frontalschnitt)
- ventraler und ventromedialer Querschnitt
- Längsschnitt über dem AC-Gelenk
Befund
- Gelenkspaltverschmälerung
- Osteophyten
- Gelenkerguss
- alte traumatische Läsionen (Hill-Sachs-Läsion)
- evtl. freie Gelenkkörper
- Sehnen- und Muskelverkalkungen

CT (→ *ergänzendes Verfahren*)
Empfohlener Untersuchungsmodus
- Standard-CT:
  - Schichtdicke: 1 – 2 mm
  - Tischvorschub 1 – 2 mm
- Spiral-CT:
  - Schichtdicke: 1 – 2 mm
  - Tischvorschub 2 – 5 mm
  - Inkrement: 1 – 2 mm
  - 2-D-Rekonstruktion sagittal und koronar
  - evtl. 3-D-Rekonstruktion
Befund
- Gelenkspaltverschmälerung
- Osteophyten
- Geröllzysten
- Gelenkflächendestruktion
- alte traumatische Läsionen (Hill-Sachs- oder Bankart-Läsion)
- freie Gelenkkörper
- Ausmaß der Sehnen- und Muskelverkalkungen

Schlüsselwörter
Arthrose, Degeneration, Osteophyten

Keywords
arthrosis, degeneration, osteophytes

Anforderungen an die Bildgebung
- Darstellung der ossären Anatomie des Humeruskopfs
- Darstellung der Relation zum Glenoid
- Darstellung der Relation zum Akromion (akromio-humerale Distanz, AHD)
- Darstellung der ossären Anatomie der Glenoidpfanne (anteriorer-/posteriorer Abrieb)
- Beurteilung der Rotatorenmanschette (Sehnendegeneration, Teilruptur bursaseitig oder artikulär, Sehnenretraktion bei Komplettruptur, Muskeldegeneration bei chronischer Ruptur)

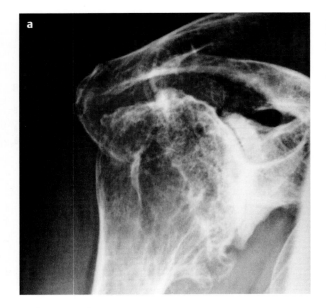

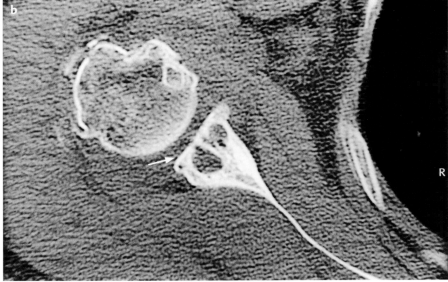

Abb. 3.1 a u. b ▪ Primäre Omarthrose.

Primäre Arthrose der rechten Schulter mit aufgebrauchtem Schultergelenkspalt, Humeruskopfosteophyten, zystischer und sklerotischer Umwandlung der gelenkbildenden ossären Strukturen und Deformierung von Glenoid und Humeruskopf (glenoidtangentiale Aufnahme) (**a**). Die CT eines anderen Patienten zeigt ebenfalls ausgeprägte Omarthrosezeichen mit deutlicher Zystenbildung im Glenoid (**b**, Pfeil).

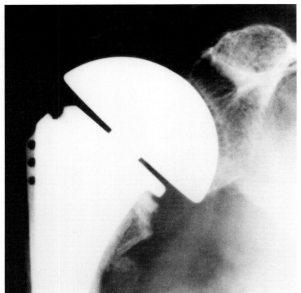

Abb. 3.2 ▪ Endoprothetische Versorgung.

Bei weit fortgeschrittenen Arthrosen mit deutlichen klinischen Beschwerden ist eine endoprothetische Versorgung indiziert (a.-p. Aufnahme der rechten Schulter).

Grundlagen der Therapie

Abhängig von Patientenalter, Grad der Arthrose und klinischen Beschwerden (Abb. 3.**2**)

Konservativ
- Analgetika
- Physiotherapie
- lokale/intraartikuläre Injektionen/Infiltrationen mit Analgetika/Kortikosteroiden

Operativ
- Arthroskopie
- arthroskopische subakromiale Dekompression (ASD)
- offene subakromiale Dekompression
- Rotatorenmanschettenrekonstruktion
- Endoprothese

MRT (→ *ergänzendes Verfahren*)

Empfohlene Sequenzen
- STIR-Sequenz
- T1w und T2w TSE- oder GE-Sequenzen (evtl. mit Fettsuppression)
- KM-Applikation zum Nachweis entzündlicher Veränderungen und deren Ausdehnung

Befund
- T1w nativ:
  - hypointense Darstellung von Osteophyten
  - hypointense Darstellung von Geröllzysten
  - hypointense Darstellung freier Gelenkkörper
  - hypointense Darstellung von Verkalkungen
  - hyperintense Darstellung von Knochen- oder Weichteilverfettungen

- T2w SE-Sequenz:
  - hyperintense Darstellung von Geröllzysten
  - hyperintense Darstellung entzündlicher Veränderungen (aktivierte Arthrose)
  - hypointense Darstellung freier Gelenkkörper
  - hypointense Darstellung von Verkalkungen
  - hyperintense Darstellung eines Gelenkergusses
  - hyperintense Darstellung von Knochen- oder Weichteilverfettungen
- GE-Sequenz:
  - Knorpelverschmälerung, -ulzeration, -glatze
  - hyperintense Darstellung von Knochen- oder Weichteilverfettungen

(bei Fettsuppression hypointense Darstellung)
- T1w nach KM-Applikation:
  - hypointense Darstellung von Osteophyten
  - hypointense Darstellung von Geröllzysten
  - hyperintense Darstellung entzündlicher Veränderungen (aktivierte Arthrose)
  - hypointense Darstellung freier Gelenkkörper
  - hypointense Darstellung von Verkalkungen
  - hyperintense Darstellung von Knochen- oder Weichteilverfettungen (bei Fettsuppression hypointense Darstellung)

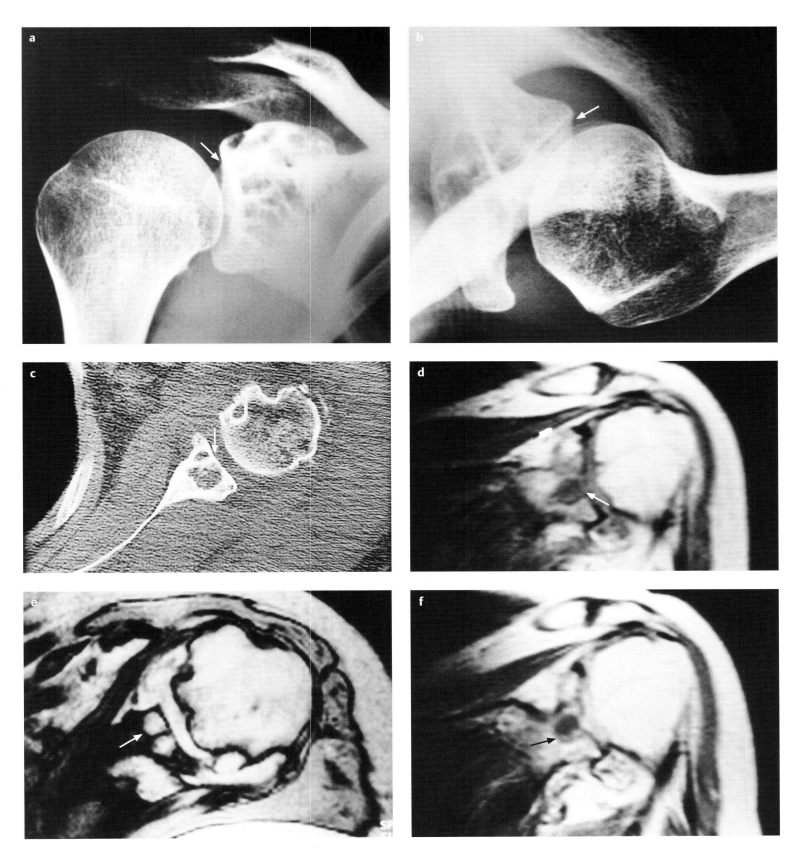

Abb. 3.3 a–f ▪ Degenerative Glenoidveränderungen und Zystenbildung.

Degenerative Glenoidveränderungen und ausgeprägte degenerative und/oder genuine Zystenbildung.

a, b Bereits die konventionelle glenoidtangentiale (**a**, Pfeil) und die axiale (**b**, Pfeil) Röntgenaufnahme zeigen die multiplen zystischen Glenoidveränderungen und die subchondralen degenerativen Sklerosierungen und Kortikalisirregularitäten der glenoidalen Gelenkfläche.
c Die zystischen Veränderungen (Pfeil) sind in ihrem gesamten Ausmaß sowohl im Glenoid als auch im ventralen Humeruskopf in der axialen CT wesentlich übersichtlicher zu evaluieren.

d–f In der MRT kommen ebenfalls die deutlichen degenerativen Veränderungen des Glenoids mit zystischen Anteilen, welche in der nativen sagittalen T1w Sequenz (**d**, Pfeil) hypointens und in der axialen GE-Sequenz (FLASH-2-D; **e**, Pfeil) hyperintens erscheinen, zur Darstellung. Die KM-Aufnahme findet sich allenfalls diskret im Zystenrandbereich und reaktiv in der Umgebung (**f**, kontrastverstärkt, T1w, Pfeil). Die T1w Sequenz (**d**) zeigt zusätzlich beginnende osteophytäre Anbauten am Rotatorenmanschettenansatz im Bereich des Tuberculum majus und eine hyperintense Degeneration der Supraspinatussehne im Subakromialraum wie bei Impingementsyndrom. Der Humeruskopf weist bereits einen Hochstand auf wie bei Rotatorenmanschetteninsuffizienz.

AC-Gelenkdegeneration (AC-Arthrose)

Definition

Meist tritt eine primäre Arthrose des AC-Gelenks in Kombination mit einer Omarthrose auf. Die Veränderung der mikroskopischen und makroskopischen Anatomie entspricht den im Kap. 3 (Degenerative Veränderungen) beschriebenen Läsionen.

Pathologie

- makroskopisch:
  - Gelenkspaltverschmälerung
  - Osteophyten
  - selten (Geröll-)Zysten
  - selten und allenfalls diskreter Gelenkerguss
  - subchondrale Sklerosierung
  - Kortikalisirregularität
- mikroskopisch:
  - hyperostotischer knöcherner Deckplattenumbau
  - Knochennekrosen/Geröllzysten
  - Aufbau von Faserknorpel
  - reaktiv-entzündliche Sehnenveränderungen
  - subakromiales Rotatorenmanschettenimpingement

Klinik

- Gelenksteifigkeit
- Anlauf-, Belastungs-, Druckschmerz
- Funktionseinschränkung
- Rotatorenmanschettenläsionen (insbesondere des M. supraspinatus und seiner Sehne) bis zur Ruptur
- Bewegungsgeräusche, Krepitation
- Gelenkschwellung, -erguss
- Gelenkfehlstellung, -mutilation

Diagnostik

 (→ Methode der Wahl)

Empfohlene Röntgenaufnahmen

- Standardprojektionen:
  - a.-p. Projektion in Relation zur Skapula
  - axiale Projektion
  - schräg apikale Projektion
- Spezialprojektionen:
  - Supraspinatustunnelaufnahme (Supraspinatus-Outlet-Aufnahme)
  - West-Point-Aufnahme
  - AC-Gelenks-Schrägaufnahme
  - Tangentialaufnahme des Sulcus bicipitalis
  - Spezialaufnahme nach Janda

- Konventionelle Tomographie:
  - Darstellung von Gelenkflächendestruktionen, Zysten und älteren Fragmenten

Befund

- Gelenkspaltverschmälerung
- Osteophyten
- Zysten
- subchondrale Sklerosierung
- Kortikalisirregularität
- alte traumatische Läsionen, alte Fragmente
- Sehnen- und Muskelverkalkungen

 (→ ergänzendes Verfahren)

Empfohlene Ebenen

- Längsschnitt über dem AC-Gelenk

Befund

- Gelenkspaltverschmälerung
- Osteophyten
- Gelenkerguss
- evtl. alte Fragmente
- Sehnen- und Muskelverkalkungen

 (→ ergänzendes Verfahren)

Empfohlener Untersuchungsmodus

- Standard-CT:
  - Schichtdicke: 1–2 mm
  - Tischvorschub 1–2 mm
- Spiral-CT:
  - Schichtdicke: 1–2 mm
  - Tischvorschub 2–5 mm
  - Inkrement: 1–2 mm
  - 2-D-Rekonstruktion sagittal und koronar
  - evtl. 3-D-Rekonstruktion

Befund

- Gelenkspaltverschmälerung
- Osteophyten
- Zysten
- Gelenkflächendestruktion
- alte traumatische Läsionen (Fragmente)
- Ausmaß der Sehnen- und Muskelverkalkungen

MRT *(→ ergänzendes Verfahren, in Kombination mit Schulterdarstellung)*

Empfohlene Sequenzen

- STIR-Sequenz
- T1w und T2w TSE- oder GE-Sequenzen (evtl. mit Fettsuppression)
- KM-Applikation zum Nachweis entzündlicher Veränderungen und deren Ausdehnung

Befund (Abb. 3.4)

- T1w nativ:
  - hypointense Darstellung von Osteophyten
  - hypointense Darstellung von Zysten
  - hypointense Darstellung alter Fragmente
  - hypointense Darstellung von Verkalkungen
  - hyperintense Darstellung von Knochen- oder Weichteilverfettungen
- T2w SE-Sequenz:
  - hyperintense Darstellung von Zysten
  - hyperintense Darstellung entzündlicher Veränderungen (aktivierte Arthrose)
  - hypointense Darstellung alter Fragmente
  - hypointense Darstellung von Verkalkungen
  - hyperintense Darstellung von Knochen- oder Weichteilverfettungen
- GE-Sequenz:
  - Knorpelschäden
  - hyperintense Darstellung von Knochen- oder Weichteilverfettungen (bei Fettsuppression hypointense Darstellung)
- T1w nach KM-Applikation:
  - hypointense Darstellung von Osteophyten
  - hypointense Darstellung von Zysten
  - hyperintense Darstellung entzündlicher Veränderungen (aktivierte Arthrose)
  - hypointense Darstellung alter Fragmente
  - hypointense Darstellung von Verkalkungen
  - hyperintense Darstellung von Knochen- oder Weichteilverfettungen (bei Fettsuppression hypointense Darstellung)

Grundlagen der Therapie

Abhängig von Patientenalter, Grad der Arthrose, klinischen Beschwerden

Konservativ
- Analgetika
- Physiotherapie
- lokale/intraartikuläre Injektionen/Infiltrationen mit Analgetika/ Kortikosteroiden

Operativ
- arthroskopische Resektion des AC-Gelenks (ARAC)
- offene AC-Gelenkresektion

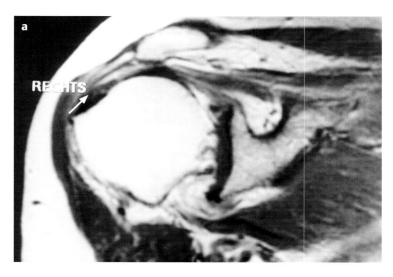

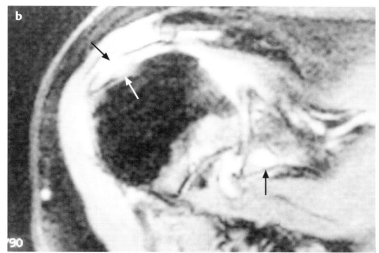

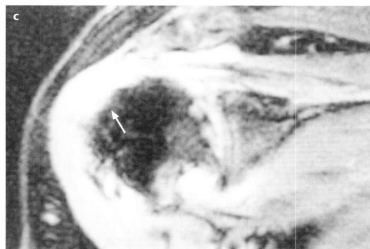

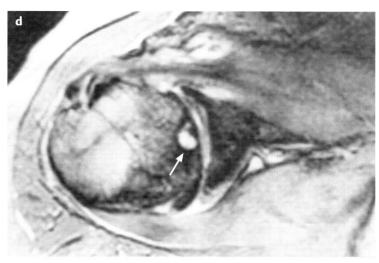

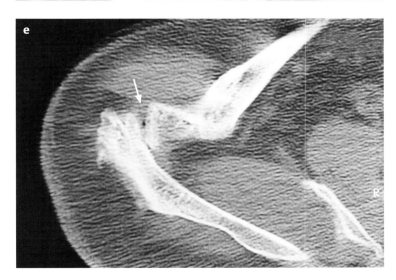

Abb. 3.4a–e ▪ AC-Gelenkarthrose.

Die Schulter zeigt neben einem Impingement der Rotatorenmanschette im Subakromialraum bei AC-Gelenkarthrose deutliche reaktiv-entzündliche Veränderungen bei degenerativer Destruktion der Supraspinatussehne (lange Pfeile) und Glenoid-degeneration mit Geröllzystenbildung (kurzer Pfeil) (**a**, T1w, 15 ml Magnevist i.v., parakoronare Schichtführung, **b**, fettsaturierte PDw, parakoronare Schichtführung) und des ossären Ansatzbereichs am Tuberculum majus (**c**, fettsaturierte PDw, parakoronare Schichtführung, Pfeil).

Zudem kommen die degenerativen Veränderungen des Labrum glenoidale und die Geröllzysten im Humeruskopf zur Darstellung (**d**, GE-Sequenz, Flipwinkel 25°, TR 700 ms, TE 20 ms, axiale Schichtführung, Pfeil).

Abb. **e** zeigt die arthrotische Deformierung des AC-Gelenks in der CT (Pfeil).

Sekundäre Arthrose (Abb. 3.5)

Schlüsselwörter
posttraumatische Arthrose, postinflammatorische Arthrose, sekundäre Arthrose, Degeneration

Keywords
posttraumatic arthrosis, postinflammatory arthrosis, secondary arthrosis, degeneration

Definition

Eine sekundäre Arthrose entsteht auf der Grundlage kongenitaler Gelenkdysplasien, Stoffwechselerkrankungen (Gelenkknorpeldystrophie) oder als Folgeerscheinung von Traumata und Entzündungen. An der Schulter stellt die Rotatorenmanschettendefektarthropathie eine besondere Entität dar.

Die mikroskopische und makroskopische Anatomie zeigt neben den zugrunde liegenden Gelenkdeformierungen die bei der primären Arthrose ebenfalls zu beobachtende Gelenkknorpeldegeneration und -erosion, die subchondrale Kortikalissklerosierung und -destruktion sowie möglicherweise reaktiv-entzündliche Synoviaveränderungen.

Pathologie

- makroskopisch:
  - Gelenkspaltverschmälerung
  - Osteophyten
  - (Geröll-)Zysten
  - subchondrale Sklerosierung
  - Kortikalisirregularität
  - Gelenkknorpelulzerationen
  - Gelenkerguss
  - Rotatorenmanschettenruptur
  - Humeruskopfhochstand
- mikroskopisch:
  - Auffaserung des Gelenkknorpels
  - Gelenkknorpelulzerationen
  - Chondrozytenregenerate
  - hyperostotischer knöcherner Deckplattenumbau
  - Knochennekrosen/Geröllzysten
  - Ersatz des hyalinen durch Faserknorpel
  - Synoviazottenhyper- oder -atrophie
  - reaktiv-entzündliche Muskel- und Sehnenveränderungen
  - evtl. entzündliche Veränderungen des rheumatischen Formenkreises

Klinik

- Spannungsgefühl
- Gelenksteifigkeit
- Anlauf-, Belastungsschmerz
- Nachtschmerz
- Funktionseinschränkung
- Muskelatrophie, -kontraktur
- Sehnenläsionen bis zur Ruptur
- Bewegungsgeräusche, Krepitation
- Gelenkschwellung, -erguss
- Gelenkfehlstellung, -mutilation
- Funktionsstörung

Diagnostik

Rö (→ *Methode der Wahl*)

Empfohlene Röntgenaufnahmen

- Standardprojektionen:
  - a.-p. Projektion in Relation zur Skapula
  - glenoidtangentiale Projektion
  - axiale Projektion
  - transskapuläre („Y"-) Projektion
  - transthorakale Projektion
  - schräg apikale Projektion
- Spezialprojektionen:
  - Tangentialaufnahme des Humeruskopfs nach Hill-Sachs-Chuinard
  - a.-p. Projektion in Abduktion oder Elevation und Außenrotation (Stryker's notch view)
  - Supraspinatustunnelaufnahme (Supraspinatus-Outlet-Aufnahme)
  - West-Point-Aufnahme
  - Tangentialaufnahme des Sulcus bicipitalis
- Konventionelle Tomographie:
  - Darstellung von Gelenkflächendestruktionen, Zysten und freien Gelenkkörpern

Befund

- Gelenkspaltverschmälerung
- Osteophyten
- Geröllzysten
- subchondrale Sklerosierung
- Kortikalisirregularität
- Gelenkerguss
- Humeruskopfhochstand
- alte traumatische Läsionen (Hill-Sachs- oder Bankart-Läsion)
- freie Gelenkkörper
- Sehnen- und Muskelverkalkungen
- posttraumatische oder postentzündliche Gelenkflächendestruktionen oder -stufen
- (Sub-)Luxationsstellung
- ossäre Destruktionen
- Rotations- oder Achsenfehlstellungen
- evtl. Veränderungen im Sinne einer zugrunde liegenden Erkrankung des rheumatischen Formenkreises

Sono (→ *ergänzendes Verfahren*)

Empfohlene Ebenen

- dorsaler Quer- und Längsschnitt
- lateraler Längsschnitt (Frontalschnitt)
- ventraler und ventromedialer Querschnitt
- Längsschnitt über dem AC-Gelenk

Befund

- Gelenkspaltverschmälerung
- Osteophyten
- Gelenkerguss
- evtl. synoviale Auftreibungen
- evtl. alte traumatische Läsionen (Hill-Sachs-Läsion)
- evtl. freie Gelenkkörper
- evtl. Sehnen- und Muskelverkalkungen

 CT (→ *ergänzendes Verfahren*)

Empfohlener Untersuchungsmodus

- Standard-CT:
  - Schichtdicke: 1 – 2 mm
  - Tischvorschub 1 – 2 mm
- Spiral-CT:
  - Schichtdicke: 1 – 2 mm
  - Tischvorschub 2 – 5 mm
  - Inkrement: 1 – 2 mm
  - 2-D-Rekonstruktion sagittal und koronar
  - evtl. 3-D-Rekonstruktion zum Nachweis evtl. Fehlstellungen

Befund

- Gelenkspaltverschmälerung
- Osteophyten
- Geröllzysten
- Gelenkflächendestruktion
- alte traumatische Läsionen (Hill-Sachs- oder Bankart-Läsion)
- posttraumatische Fehlstellungen
- freie Gelenkkörper
- Ausmaß der Sehnen- und Muskelverkalkungen
- freie Gelenkkörper
- posttraumatische oder postentzündliche Gelenkflächendestruktionen oder -stufen
- (Sub-)Luxationsstellung
- Rotations- oder Achsenfehlstellungen
- ossäre Destruktionen
- evtl. Veränderungen im Sinne einer zugrunde liegenden Erkrankung des rheumatischen Formenkreises

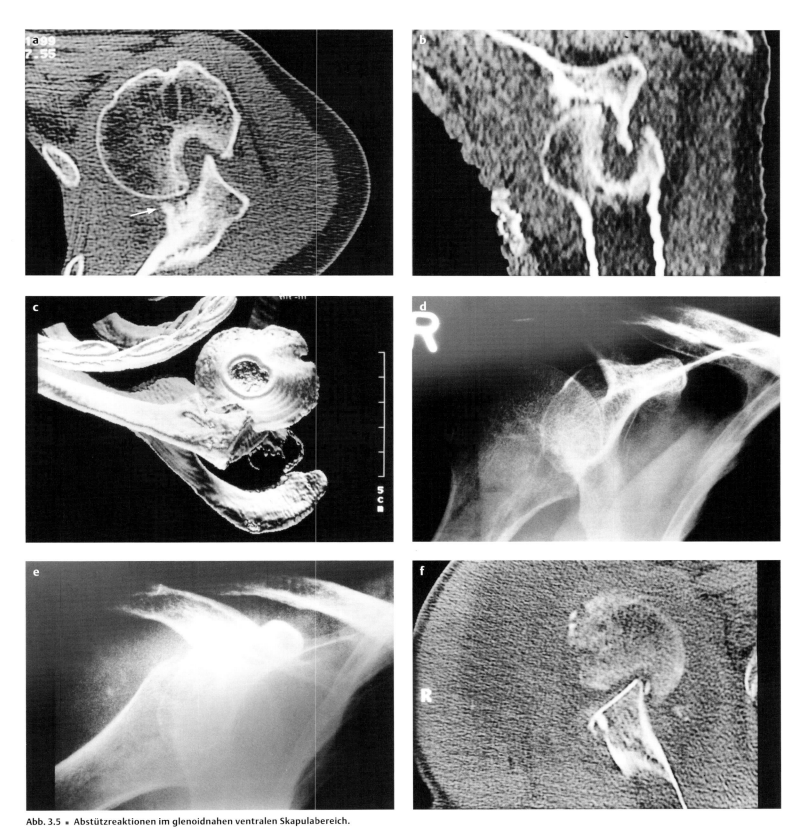

Abb. 3.5 ▪ **Abstützreaktionen im glenoidnahen ventralen Skapulabereich.**

Bei länger bestehenden Luxationen der Schulter können osteophytäre Abstützreaktionen im glenoidnahen ventralen Skapulabereich besonders deutlich in der axialen CT (**a**, Pfeil) dargestellt werden.

Die 2-D- und 3-D-Rekonstruktion (**b, c**) kann den Überblick über die Gesamtsituation verbessern, insbesondere aufgrund der multidirektionalen Darstellung. Bei einer anderen Patientin waren in der a.-p. Aufnahme (**d**) und der patientenbedingt atypisch eingestellten zweiten Ebene (**e**) zwar die Luxationsstellung und die Impressionsfraktur des Humeruskopfs zu erkennen, jedoch zeigte erst die CT (**f**) das vollständige Ausmaß der Läsion und das freie Fragment zwischen Glenoid und imprimiertem Humeruskopf.

Grundlagen der Therapie

Abhängig von Patientenalter, Grad der Arthrose, klinischen Beschwerden (Abb. 3.**6**, 3.**7**)

Konservativ

- Indikation: insbesondere bei entzündlichen oder Stoffwechselerkrankungen
- unter besonderer Berücksichtigung der Grunderkrankung symptomatische konservative Therapie
- Analgetika
- Physiotherapie
- evtl. lokale/intraartikuläre Injektionen/Infiltrationen mit Analgetika/Kortikoiden

Operativ

- Indikation: insbesondere bei mechanischen Ursachen wie z. B. Luxationen, posttraumatischen Fehlstellungen oder kongenitalen Fehlstellungen
- Therapie der Grunderkrankung
- Arthroskopie
- arthroskopisches Débridement
- bei fortgeschrittenerer Arthrose endoprothetische Versorgung

---

MRT (→ ergänzendes Verfahren)

Empfohlene Sequenzen

- STIR-Sequenz
- T1w und T2w TSE- oder GE-Sequenzen (evtl. mit Fettsuppression)
- KM-Applikation zum Nachweis entzündlicher Veränderungen und deren Ausdehnung

Befund

- T1w nativ:
  - hypointense Darstellung von Osteophyten und Geröllzysten
  - hypointense Darstellung synovialer entzündlicher Veränderungen (rheumatischer Formenkreis)
  - hypointense Darstellung einer Knochenmarkhämatoms/-ödems
  - hypointense Darstellung einer älteren Osteotomie/Fraktur/Pseudarthrose
  - hypointense Darstellung freier Gelenkkörper
  - hypointense Darstellung von Verkalkungen
  - hyperintense Darstellung von Knochen- oder Weichteilverfettungen
- T2w SE-Sequenz:
  - hyperintense Darstellung von Geröllzysten
  - hyperintense Darstellung entzündlicher Veränderungen (aktivierte Arthrose)
  - hyperintense Darstellung synovialer entzündlicher Veränderungen (rheumatischer Formenkreis)
  - hyperintense Darstellung eines Knochenmarkhämatoms/-ödems
  - hypo- bis hyperintense Darstellung einer älteren Osteotomie/Fraktur/Pseudarthrose
  - hypointense Darstellung freier Gelenkkörper
  - hypointense Darstellung von Verkalkungen
  - hyperintense Darstellung eines Gelenkergusses
  - hyperintense Darstellung von Knochen- oder Weichteilverfettungen

---

- GE-Sequenz:
  - Knorpelverschmälerung, -ulzeration, -glatze
  - hyperintense Darstellung synovialer entzündlicher Veränderungen (rheumatischer Formenkreis)
  - hyperintense Darstellung einer Knochenmarkhämatoms/-ödems
  - hypo- bis hyperintense Darstellung einer älteren Osteotomie/Fraktur/Pseudarthrose
  - hyperintense Darstellung von Knochen- oder Weichteilverfettungen (bei Fettsuppression hypointense Darstellung)
- T1w nach KM-Applikation:
  - hypointense Darstellung von Osteophyten und Geröllzysten
  - hyperintense Darstellung entzündlicher Veränderungen (aktivierte Arthrose)
  - hyperintense Darstellung synovialer entzündlicher Veränderungen (rheumatischer Formenkreis)
  - hypointense Darstellung einer Knochenmarkhämatoms/-ödems
  - hypo- bis hyperintense Darstellung einer älteren Osteotomie/Fraktur/Pseudarthrose
  - hypointense Darstellung freier Gelenkkörper
  - hypointense Darstellung von Verkalkungen
  - hyperintense Darstellung von Knochen- oder Weichteilverfettungen (bei Fettsuppression hypointense Darstellung)

Szinti (→ selten indiziertes ergänzendes Verfahren)

Empfohlener Untersuchungsmodus

- planare Mehrkopfkamera- oder SPECT-Ganzkörper-Mehrphasen-Skelettszintigraphie
- Applikation von 550 bis 750 MBq ^{99m}Tc-markierten Phosphonaten intravenös

Befund

- Nuklidmehranreicherungen im Bereich von Arthrosen (lokal erhöhter Knochenstoffwechsel, Umbauvorgänge, entzündliche Veränderungen, Verteilungsmuster, Aktivität)

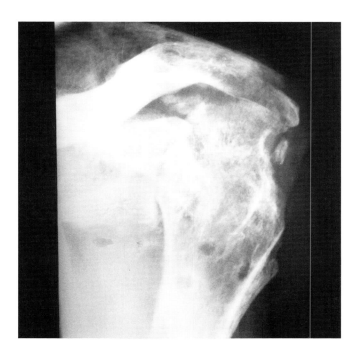

Abb. 3.6 ▪ Arthrodese nach posttraumatischer Destruktion.

Diese a.-p. Aufnahme der linken Schulter zeigt eine Arthrodese nach sekundärer, posttraumatischer, arthrotischer Humeruskopf- und Schultergelenkdestruktion.

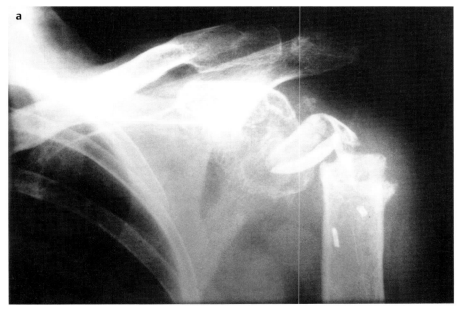

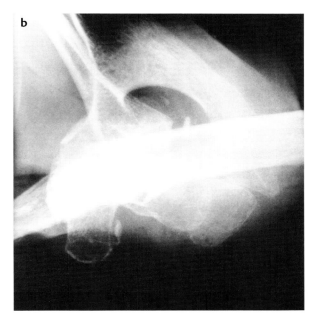

Abb. 3.7 a u. b ▪ Humeruskopfresektion.

Entzündliche oder ischämische destruierende Prozesse können die Resektion des Humeruskopfs erforderlich machen. In diesem Fall verblieben ein Restfragment und nahe dem deutlich degenerativ veränderten Glenoid gelegene Weichteilkalzifizierungen. Operationsclips projizieren sich auf den proximalen Humerusschaft. Die Aufnahme in axialer Einstellung (**b**) zeigt die pathologische Stellungsänderung des proximalen Humerus nach mediokranial bei Armelevation im Vergleich zur a.-p. Projektion (**a**).

Enthesiopathien

Fibroostose

Schlüsselwörter
Fibroostose, Degeneration, Kalzifizierung, chronische Tendinitis

Keywords
fibroostosis, degeneration, calcification, chronic tendinitis

Definition

Unter einer Fibroostose versteht man eine Verknöcherung fibrotischer Strukturen, welche im Zusammenhang mit dem Begriff Enthesiopathie als Insertionstendinose zu verstehen ist. Diese kann insbesondere traumatisch, degenerativ, metabolisch, ischämisch oder entzündlich bedingt sein. Zusätzlich sind diverse Erkrankungen des Stütz- und Bindegewebes differenzialdiagnostisch zu berücksichtigen. Zu differenzieren ist zwischen amorphen Verkalkungen und strukturierten Verknöcherungen (Spongiosa, Kortikalis) von Weichteilstrukturen des Gelenks.

Pathologie

- makroskopisch:
  - Ansatzosteophyten der Sehnen, insbesondere der Rotatorenmanschette
  - Kalzifizierung im Sehnenverlauf
  - evtl. Kalzifizierung der Bänder
  - evtl. Kalzifizierung der Bursae
  - chronische Tendovaginitis/Tendinitis
  - evtl. peritendineale Flüssigkeit
  - evtl. intramuskuläre Fibrosierungen oder Kalzifizierungen
  - evtl. Rotatorenmanschettenatrophie/-ruptur
  - evtl. Humeruskopfhochstand
  - evtl. Impingement
  - evtl. Zysten im Rotatorenmanschettenansatzbereich
- mikroskopisch:
  - Ödem des Peritendineums
  - Fibrosierung des Peritendineums
  - Mikroblutungen
  - Zeichen der chronischen Bursitis oder Tend(ovag)initis
  - Kalzifizierungen von Sehnen, Peritendineum, Sehnenscheiden, Bursae, Bändern
  - Sehnenansatzosteophyten

Klinik

- schmerzhafte Bewegungseinschränkung (insbesondere des M. supraspinatus)
- Druckschmerz (insbesondere bei begleitender Bursitis oder Tendovaginitis)
- Spontan- und Ruheschmerz (insbesondere nachts)
- Spannungsgefühl
- Gelenksteifigkeit
- Muskelatrophie, -kontraktur
- Funktionsverlust bei Einsteifung oder Sehnenruptur (insbesondere der Rotatorenmanschette)
- Bewegungsgeräusche, Krepitation
- Humeruskopfhochstand

Diagnostik

 (→ Methode der Wahl) *(Abb. 3.**8** – 3.**10**)*

Empfohlene Röntgenaufnahmen
- Standardprojektionen:
  - a.-p. Projektion in Relation zur Skapula
  - transskapuläre („Y"-)Projektion
  - schräg apikale Projektion
  - axiale Projektion
- Spezialprojektionen:
  - Tangentialaufnahme des Humeruskopfs nach Hill-Sachs-Chuinard
  - a.-p. Projektion in Abduktion oder Elevation und Außenrotation („Stryker's notch view")
  - Supraspinatustunnelaufnahme (Supraspinatus-Outlet-Aufnahme)
  - Tangentialaufnahme des Sulcus bicipitalis

Befund
- Sehnen- und Muskelverkalkungen
- Osteophyten
- Kortikalisirregularität im Sehnenansatz-/-ursprungsbereich
- Bursaverkalkungen
- Humeruskopfhochstand
- Zysten im Ansatzbereich der Rotatorenmanschette

 (→ ergänzendes Verfahren der 1. Wahl)

Empfohlene Ebenen
- dorsaler Quer- und Längsschnitt
- lateraler Längsschnitt (Frontalschnitt)
- ventraler und ventromedialer Querschnitt
- Längsschnitt über dem AC-Gelenk

Befund
- Osteophyten
- Gelenkerguss
- alte traumatische Läsionen (Hill-Sachs-Läsion)
- Sehnen- und Muskelverkalkungen
- Bursa(wand)verdickung
- evtl. peritendineale Flüssigkeit (insbesondere lange Bizepssehne)
- evtl. Rotatorenmanschettenatrophie/-ruptur
- evtl. subakromiale Osteophyten
- evtl. Störungen des Sehnengleitverhaltens
- evtl. Störungen des Muskelkontraktionsverhaltens

 (→ nur selten indiziertes ergänzendes Verfahren)

Empfohlener Untersuchungsmodus
- Standard-CT:
  - Schichtdicke: 1 – 2 mm
  - Tischvorschub 1 – 2 mm
- Spiral-CT:
  - Schichtdicke: 1 – 2 mm
  - Tischvorschub 2 – 5 mm
  - Inkrement: 1 – 2 mm
  - 2-D-Rekonstruktion sagittal und koronar
  - evtl. 3-D-Rekonstruktion

Befund
- exaktes Ausmaß und exakte Lokalisation der Sehnen-, Muskel-, Bursa- und Kapselverkalkungen
- Osteophyten (insbesondere subakromial)
- Kortikalisirregularität im Sehnenansatz-/-ursprungsbereich
- Bursaverkalkungen, größere Bursaverdickungen
- Humeruskopfhochstand
- Zysten im Rotatorenmanschettenansatzbereich
- Gelenkspaltverschmälerung
- größerer Gelenkerguss
- größere peritendineale Flüssigkeit (insbesondere lange Bizepssehne)
- deutliche Rotatorenmanschettenatrophie
- Zysten im Rotatorenmanschettenansatzbereich

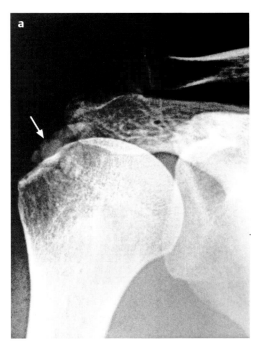
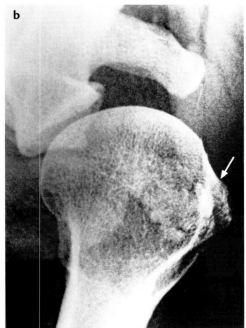
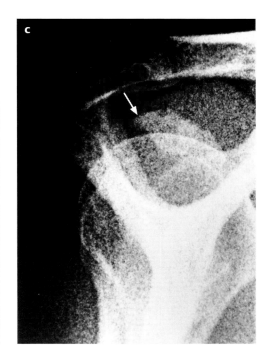

Abb. 3.8 a – c ▪ Kalzifizierung im Rotatorenmanschettenbereich.

Ausgeprägte Kalzifizierung im Rotatorenmanschettenverlauf nahe dem Ansatz des M. supraspinatus. Die exakte Lokalisation und Ausdehnung zwischen Tuberculum majus und Subakromialraum zeigt sich unter Berücksichtigung der anteroposterioren (**a**, Pfeil), der axialen (**b**, Pfeil) und der transskapulären (**c**, Pfeil) Projektion.

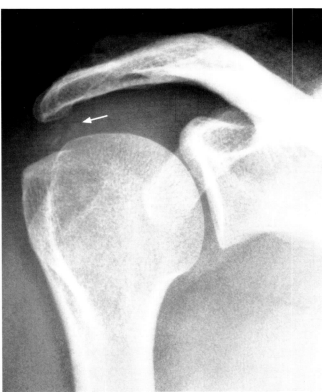

Abb. 3.9 ▪ Degenerative Enthesiopathie.

Subakromial zeigt sich in dieser glenoidtangentialen Projektion der linken Schulter eine zarte Verkalkungsstruktur (Pfeil) im Subakromialraum im Sinne einer degenerativen Enthesiopathie.

MRT (→ *ergänzendes Verfahren der 2. Wahl*)

Empfohlene Sequenzen
▪ STIR-Sequenz
▪ T1w und T2w TSE- oder GE-Sequenzen (evtl. mit Fettsuppression)
▪ KM-Applikation zum Nachweis entzündlicher Veränderungen und deren Ausdehnung

Befund
▪ T1w nativ:
– hypointense Darstellung von Osteophyten
– hypointense Darstellung von Sehnen-, Muskel-, Kapsel- und Bursaverkalkungen
– hypointense Darstellung einer Rotatorenmanschettenruptur
– hypointense Darstellung einer Rotatorenmanschettenatrophie
– hypointense Darstellung eines Gelenkergusses
– hypo- bis hyperintense Darstellung von Sehnen- und Muskeleinblutungen (abhängig vom Alter der Blutung)
– hyperintense Darstellung von Knochen- oder Weichteilverfettungen
– hypointense Darstellung von Zysten im Rotatorenmanschettenansatzbereich

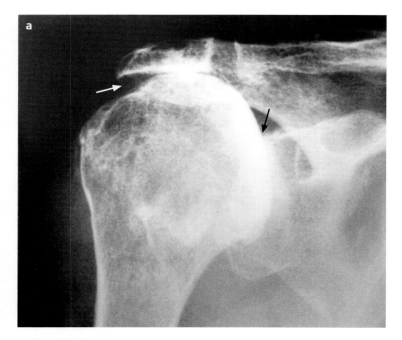

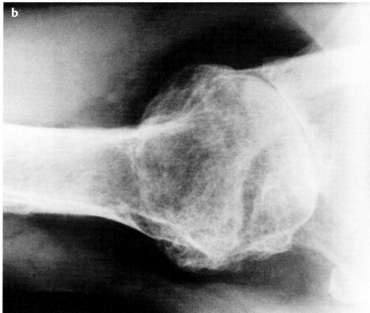

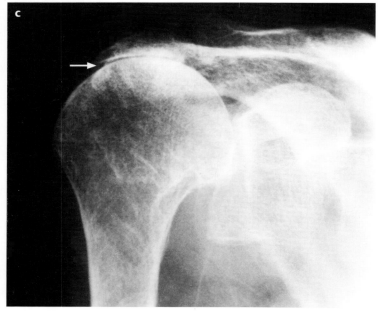

Abb. 3.10 a – c ▪ Rotatorenmanschettenruptur mit Humeruskopfhochstand.

Beim Impingementsyndrom ist eine mögliche Folgeerscheinung die hier vorliegende Rotatorenmanschettenruptur mit konsekutivem Humeruskopfhochstand. Neben der Insertionstendopathie der Rotatorenmanschette mit osteophytär zystischer Umwandlung zeigen sich auch degenerative Veränderungen im superioren Glenoid- und Akromionunterflächenbereich (a.-p. Aufnahme der rechten Schulter, Pfeile in **a**) (**a, b**).

In Abb. **c** kommt bei einem anderen Patienten eine arthrotische Veränderung des Humeruskopfs zur Darstellung. Außerdem zeigt sich hier eine arthrotische Destruktion des kranialen Glenoids und der Akromionunterfläche (Pfeil) infolge des in Fehlbelastung kontaktierenden Humeruskopfs.

Grundlagen der Therapie

- in der Regel konservativ
- Analgetika
- Physiotherapie
- evtl. lokale Injektionen/ Infiltrationen mit Analgetika/Kortikoiden

- T2w SE-Sequenz:
  - hypointense Darstellung von Osteophyten
  - hypointense Darstellung von Sehnen-, Muskel-, Kapsel- und Bursaverkalkungen
  - hyperintense Darstellung entzündlicher Veränderungen der Sehnen, Muskeln und Bursae
  - hyperintense Darstellung eines Gelenkergusses
  - hyperintense Darstellung einer Rotatorenmanschettenruptur
  - hypointense Darstellung einer Rotatorenmanschettenatrophie

  - hypo- bis hyperintense Darstellung von Sehnen- und Muskeleinblutungen (abhängig vom Alter der Blutung)
  - hyperintense Darstellung von Knochen- oder Weichteilverfettungen
  - hyperintense Darstellung von Zysten im Rotatorenmanschettenansatzbereich
- T1w nach KM-Applikation:
  - hypointense Darstellung von Osteophyten
  - hypointense Darstellung von Sehnen-, Muskel-, Kapsel- und Bursaverkalkungen
  - hyperintense Darstellung entzündlicher Veränderungen der Sehnen, Muskeln und Bursae

  - hypointense Darstellung eines Gelenkergusses
  - hypointense Darstellung einer Rotatorenmanschettenruptur
  - hypointense Darstellung einer Rotatorenmanschettenatrophie
  - hypo- bis hyperintense Darstellung von Sehnen- und Muskeleinblutungen (abhängig vom Alter der Blutung)
  - hyperintense Darstellung von Knochen- oder Weichteilverfettungen (bei Fettsuppression hypointense Darstellung)
  - hypointense Darstellung von Zysten im Rotatorenmanschettenansatzbereich

Fibroostitis

Definition
Unter einer Fibroostitis versteht man einen entzündlichen Reizzustand der fibrotischen Strukturen im Bereich der Sehnen-Knochen-Verbindung, im weiteren Sinne auch des tendinealen und des peritendinealen Gewebes. Meist handelt es sich hierbei um eine Tendinitis im Insertionsbereich. Als Ursache ist meistens eine chronische mechanische Überlastung zu sehen, jedoch sind auch Erkrankungen des rheumatischen Formenkreises in Betracht zu ziehen.

Pathologie
- makroskopisch:
  - Ödematisierung des Peritendineums, peritendineale Flüssigkeit
  - Tendo(vagin)itis
  - evtl. zusätzliche Bursitis
  - evtl. zusätzliche Synovitis
  - evtl. zusätzliche Zeichen der Tendinose (s. Fibroostose)
  - evtl. zusätzliche Zeichen der Arthrose (s. Omarthrose)
  - evtl. Rotatorenmanschetten- atrophie/-ruptur
  - evtl. Humeruskopfhochstand
  - evtl. Impingement (s. Impingement)
  - evtl. Zysten im Rotatoren- manschettenansatzbereich
- mikroskopisch:
- Ödematisierung des Peritendineums
- Invasion von Entzündungszellen
- fibrinoide Verquellung
- Vasodilatation
- Tendo(vagin)itis
- mukoide Gewebsumwandlung
- intramuskuläre Fibrosierung
- peritendineale Fibrosierung
- Mikrohämorrhagien
- Kalzifizierungen von Sehnen, Peritendineum, Sehnenscheiden, Bursae, Bändern

Klinik
- schmerzhafte Bewegungsein- schränkung (insbesondere des M. supraspinatus)
- Druckschmerz (insbesondere bei begleitender Bursitis oder Tendovaginitis)
- Spontan- und Ruheschmerz (insbesondere nachts)
- lokale Überwärmung
- lokale Schwellung
- Spannungsgefühl
- Bewegungsgeräusche, Krepitation

Diagnostik

Rö (→ *Primärdiagnostik*)

Empfohlene Röntgenaufnahmen
- Standardprojektionen:
  - a.-p. Projektion in Relation zur Skapula
  - transskapuläre („Y"-) Projektion
  - schräg apikale Projektion
- Spezialprojektionen:
  - Tangentialaufnahme des Humeruskopfs nach Hill-Sachs-Chuinard
  - a.-p. Projektion in Abduktion oder Elevation und Außenrotation (Stryker's notch view)
  - Supraspinatustunnelaufnahme (Supraspinatus-Outlet-Aufnahme)
  - Tangentialaufnahme des Sulcus bicipitalis

Befund
- keine richtungweisenden Befunde bei reiner Fibroostitis
- Kortikalisarrosion im Sehnenansatz-/ -ursprungsbereich
- Zysten im Rotatorenmanschetten- ansatzbereich
- Nachweis/Ausschluss fibroostotischer Veränderungen
- Weichteilschwellung (z. B. im Bursabereich)

 Sono (→ *Methode der Wahl*)

Empfohlene Ebenen
- dorsaler Quer- und Längsschnitt
- lateraler Längsschnitt (Frontalschnitt)
- ventraler und ventromedialer Querschnitt
- Längsschnitt über dem AC-Gelenk

Befund
- peritendineale Flüssigkeit (insbesondere lange Bizepssehne)
- Gelenkerguss
- Sehnen- und Muskelverkalkungen
- Bursa(wand)verdickung
- evtl. Rotatorenmanschettenatrophie/ -ruptur
- evtl. subakromiale Osteophyten
- Störungen des Sehnengleitverhaltens
- Störungen des Muskelkontraktions- verhaltens

CT (→ *nur selten indiziertes ergänzendes Verfahren*)

Empfohlener Untersuchungsmodus
- Standard-CT:
  - Schichtdicke: 1–2 mm
  - Tischvorschub 1–2 mm
- Spiral-CT:
  - Schichtdicke: 1–2 mm
  - Tischvorschub 2–5 mm
  - Inkrement: 1–2 mm
  - 2-D-Rekonstruktion sagittal und koronar
  - evtl. 3-D-Rekonstruktion

Befund
- keine direkten Zeichen der Fibroostitis
- zusätzliche Zeichen der Fibroostose und der Arthrose
- alte traumatische Läsionen (Hill-Sachs- oder Bankart-Läsion)
- größerer Gelenkerguss
- größere peritendineale Flüssigkeit (insbesondere lange Bizepssehne)
- deutliche Rotatorenmanschetten- atrophie
- subakromiale Osteophyten
- Zysten im Rotatorenmanschetten- ansatzbereich

Schlüsselwörter
Fibroostitis, Bursitis, Degeneration, Kalzifi- zierung, akute Tendinitis, chronische Tendinitis

Keywords
fibroostitis, bursitis, degeneration, calcification, acute tendinitis, chronic tendinitis

MRT *(→ ergänzendes Verfahren der Wahl)*

Empfohlene Sequenzen

- STIR-Sequenz
- T1w und T2w TSE- oder GE-Sequenzen (mit Fettsuppression)
- KM-Applikation zum Nachweis entzündlicher Veränderungen und deren Ausdehnung

Befund

- T1w nativ:
  - hypointense Darstellung von Flüssigkeitseinlagerungen (Ödeme, entzündliche Infiltrationen, Ergüsse) der Sehnen, Muskeln und Bursae
  - hyperintense Darstellung mukoider Gewebsumwandlungen
  - hyperintense Darstellung von Knochen- oder Weichteilverfettungen
  - hypointense Darstellung von Osteophyten
  - hypointense Darstellung von Sehnen-, Muskel-, Kapsel- und Bursaverkalkungen
  - hypo- bis isointense Darstellung einer Rotatorenmanschettenruptur (abhängig vom Alter der Ruptur und vom Ausmaß der Vernarbung)
  - hypointense Darstellung einer Rotatorenmanschettenatrophie
  - hypo- bis hyperintense Darstellung von Sehnen- und Muskeleinblutungen (abhängig vom Alter der Blutung)
  - hypointense Darstellung von Zysten im Rotatorenmanschettenansatzbereich

- T2w SE-Sequenz:
  - hyperintense Darstellung von Flüssigkeitseinlagerungen (Ödeme, entzündliche Infiltrationen, Ergüsse) der Sehnen, Muskeln und Bursae
  - hyperintense Darstellung mukoider Gewebsumwandlungen (insbesondere in den protonendichtegewichteten Sequenzen)
  - hyperintense Darstellung von Knochen- oder Weichteilverfettungen
  - hypointense Darstellung von Osteophyten
  - hypointense Darstellung von Sehnen-, Muskel-, Kapsel- und Bursaverkalkungen
  - hyper- bis isointense Darstellung einer Rotatorenmanschettenruptur (abhängig vom Alter der Ruptur und vom Ausmaß der Vernarbung)
  - hypointense Darstellung einer Rotatorenmanschettenatrophie
  - hypo- bis hyperintense Darstellung von Sehnen- und Muskeleinblutungen (abhängig vom Alter der Blutung)
  - hyperintense Darstellung von Zysten im Rotatorenmanschettenansatzbereich

- T1w nach KM-Applikation:
  - hypointense Darstellung von Flüssigkeitseinlagerungen (Ödeme, Ergüsse) der Sehnen, Muskeln und Bursae
  - hyperintense Darstellung mukoider Gewebsumwandlungen
  - hyperintense Darstellung von entzündlichen Infiltrationen der Sehnen, Muskeln und Bursae
  - hyperintense Darstellung von Knochen- oder Weichteilverfettungen (bei Fettsuppression hypointense Darstellung)
  - hypointense Darstellung von Osteophyten
  - hypointense Darstellung von Sehnen-, Muskel-, Kapsel- und Bursaverkalkungen
  - hypo- bis hyperintense Darstellung einer Rotatorenmanschettenruptur (abhängig vom Alter der Ruptur und vom Ausmaß der Vernarbung)
  - hypointense Darstellung einer Rotatorenmanschettenatrophie
  - hypo- bis hyperintense Darstellung von Sehnen- und Muskeleinblutungen (abhängig vom Alter der Blutung)
  - hypointense Darstellung von Zysten im Rotatorenmanschettenansatzbereich

Grundlagen der Therapie

- in der Regel konservativ
- Analgetika
- Physiotherapie
- evtl. lokale Injektionen/Infiltrationen mit Analgetika/Kortikoiden

Impingement

Definition

Das „Impingement" wird als Sammelbegriff für schmerzhafte Bewegungseinschränkungen der Rotatorenmanschette unterschiedlicher Ätiologie gebraucht. Beim Impingement-Syndrom werden die Sehnen des M. supraspinatus und die Bursa subacromialis zwischen dem Humeruskopf und dem meist degenerativ veränderten AC-Gelenk eingeengt, insbesondere durch Osteophyten am Vorder- und Unterrand des Akromions bzw. einem anterioren Akromionhaken sowie dem Lig. acromioclaviculare. Diese Verschmälerung des subakromialen Raums führt bei chronischem Fortbestehen zu einer schmerzhaften Funktionseinschränkung sowie zu einer durch mechanische Überlastung bedingten Destruktion der Rotatorenmanschette (insbesondere des Supraspinatusanteils) bis zur Rotatorenmanschettenruptur mit konsekutivem Funktionsverlust und Humeruskopfhochstand.

Meist sind bereits zuvor osteophytäre Anbauten im Rotatorenmanschettenansatzbereich, insbesondere im Bereich des Tuberculum majus humeri, sowie Kalzifizierungen im Rotatorenmanschettenverlauf, insbesondere in ihren Sehnenanteilen, zu beobachten (s. Fibroostose). Es können auch entzündliche Begleitreaktionen auftreten (s. Fibroostitis). Wichtige, klinisch und pathologisch voneinander verschiedene, jedoch häufig unter dem Begriff „Impingement" geführte Erkrankungsbilder sind die Tendinitis calcarea und die Capsulitis adhaesiva.

Tendinitis calcarea. Hierbei finden sich Kalkdepots meist in der Sehnenplatte der Rotatorenmanschette, hier wiederum am häufigsten nahe dem Ansatz der Supraspinatussehne. Ursächlich werden eine minderperfusionsbedingte Sehnendegeneration bzw. eine hypoxisch bedingte Kalkeinlagerung mit anschließend möglicher Resorption diskutiert. Die ohne äußeres Ereignis exazerbierenden, oft schon lange Zeit bestehenden klinischen Beschwerden sind meist richtungweisend.

Capsulitis adhaesiva. Ohne bisher eindeutige Ursache sind bei dieser Erkrankung chronisch-entzündliche, fibrotische Veränderungen der kontrakten und verdickten Gelenkkapsel, welche den Humeruskopf eng umschließt, zu beobachten. Als Endzustand nach wochen- bis monatelangen Beschwerden kann die „frozen shoulder" auftreten.

Pathologie

- makroskopisch:
  - Ödem der muskulären, tendinealen, peritendinealen und bursalen Strukturen der Rotatorenmanschette und des Subakromialraums
  - Einblutungen der muskulären, tendinealen, peritendinealen und bursalen Strukturen der Rotatorenmanschetten und des Subakromialraums
  - Fibrosierungen der muskulären, tendinealen und peritendinealen Strukturen der Rotatorenmanschetten und des Subakromialraums
  - subakromiale Osteophyten
  - Osteophyten im AC-Gelenk-Bereich
  - evtl. Ansatzosteophyten der Sehnen, insbesondere der Rotatorenmanschette
  - evtl. Kalzifizierung im Sehnenverlauf
  - evtl. Kalzifizierung der Bänder
  - evtl. Kalzifizierung der Bursae
  - chronische Tendovaginitis/Tendinitis
  - evtl. chronische Bursitis
  - Rotatorenmanschettenatrophie/-ruptur (s. Kap. Traumatologie)
  - Humeruskopfhochstand
  - evtl. Zysten im Rotatorenmanschettenansatzbereich
- mikroskopisch:
  - Ödem der muskulären, tendinealen, peritendinealen und bursalen Strukturen der Rotatorenmanschetten und des Subakromialraums
  - Einblutungen der muskulären, tendinealen, peritendinealen und bursalen Strukturen der Rotatorenmanschetten und des Subakromialraums
  - Fibrosierungen und fibrinoide Degeneration der muskulären, tendinealen und peritendinealen Strukturen der Rotatorenmanschetten und des Subakromialraums
  - Defekte der Rotatorenmanschette (s. Kap. Traumatologie)
  - muskuläre fettige Degeneration
  - mukoide Gewebsumwandlung
  - Zeichen der chronischen Bursitis oder Tend(ovag)initis

- Kalzifizierungen von Sehnen, Peritendineum, Sehnenscheiden, Bursae, Bändern
- Sehnenansatzosteophyten
- subakromiale Osteophyten
- Arthrose im AC-Gelenk (s. AC-Arthrose)

Klinik

- schmerzhafte Bewegungseinschränkung (insbesondere der Mm. supraspinatus und infraspinatus)
- starker Abduktionsschmerz
- starker Außenrotationsschmerz
- Druckschmerz (insbesondere bei begleitender Bursitis oder Tendovaginitis)
- evtl. Spontan- und Ruheschmerz (insbesondere nachts)
- evtl. Spannungsgefühl
- evtl. Gelenksteifigkeit
- Muskelatrophie, -kontraktur
- Funktionsverlust bei Rotatorenmanschetten(teil)ruptur
- Humeruskopfhochstand

Diagnostik

Richtungweisend sind bei dem Sammelbegriff des „Impingementsyndroms" insbesondere die anamnestisch geschilderten Beschwerden und der klinische Untersuchungsbefund, während bildgebende Verfahren und selbst die pathohistologische Untersuchung bei der Differenzierung zwischen den einzelnen Krankheitsbildern meist nur ergänzenden Charakter haben und therapeutisch allerdings relevante Zusatzinformationen liefern können.

Rö (→ Primärdiagnostik)

Empfohlene Röntgenaufnahmen
- Standardprojektionen:
  - a.-p. Projektion in Relation zur Skapula
  - transskapuläre („Y"-) Projektion
  - schräg apikale Projektion
- Spezialprojektionen:
  - Tangentialaufnahme des Humeruskopfs nach Hill-Sachs-Chuinard
  - a.-p. Projektion in Abduktion oder Elevation und Außenrotation („Stryker's notch view")
  - Supraspinatustunnelaufnahme (Supraspinatus-Outlet-Aufnahme)
  - Tangentialaufnahme des Sulcus bicipitalis

Schlüsselwörter
Impingement, korakoakromialer Bogen, Degeneration, Kalzifizierung, chronische Tendinitis

Keywords
impingement, coracoacromial arch, degeneration, calcification, chronic tendinitis

Befund

- Einengung des Subakromialraums
- Sehnen- und Muskelverkalkungen
- Bursaverkalkungen
- Bandverkalkungen, insbesondere des Lig. acromioclaviculare
- Osteophyten, insbesondere des Akromions/AC-Gelenks
- Kortikalisirregularität im Sehnenansatzbereich/-verlauf, insbesondere des M. supraspinatus
- Humeruskopfhochstand
- flacher Akromionanstiegswinkel
- Zysten im Rotatorenmanschettenansatzbereich

Sono *(→ Methode der Wahl)*

Empfohlene Ebenen

- dorsaler Quer- und Längsschnitt
- lateraler Längsschnitt (Frontalschnitt)
- ventraler und ventromedialer Querschnitt
- Längsschnitt über dem AC-Gelenk
- funktionelle Untersuchung mit definiertem Bewegungsablauf (Adduktion, Abduktion, Außenrotation, Innenrotation, Elevation)

Befund

- Einengung des korakoakromialen Bogens (evtl. subakromiale Osteophyten, Bandverkalkungen) mit Impression der Rotatorenmanschette, insbesondere des M. supraspinatus
- evtl. inhomogen erhöhte Echogenität der degenerativ veränderten Rotatorenmanschette, insbesondere des M. supraspinatus und seiner Sehne
- erniedrigte Echogenität bei Sehnen- und Muskelverkalkungen
- Osteophyten im AC-Gelenksbereich
- Gelenkerguss, Bursaerguss (insbesondere bei Rotatorenmanschettenruptur)
- Bursa(wand)verdickung
- evtl. peritendineale Flüssigkeit (insbesondere lange Bizepssehne)
- evtl. Rotatorenmanschettenatrophie/-ruptur
- Störungen des Sehnengleitverhaltens
- Störungen des Muskelkontraktionsverhaltens

CT *(→ nur selten indiziertes ergänzendes Verfahren)*

Empfohlener Untersuchungsmodus

- Standard-CT:
  - Schichtdicke: 1 – 2 mm
  - Tischvorschub 1 – 2 mm
- Spiral-CT:
  - Schichtdicke: 1 – 2 mm
  - Tischvorschub 2 – 5 mm
  - Inkrement: 1 – 2 mm

- 2-D-Rekonstruktion sagittal und koronar
- evtl. 3-D-Rekonstruktion

Befund

- exaktes Ausmaß und exakte Lokalisation von Band-, Sehnen-, Muskel-, Bursa- und Kapselverkalkungen
- exaktes Ausmaß der Osteophyten (insbesondere im AC-Gelenksbereich)
- Kortikalisirregularität im Sehnenansatz-/-ursprungsbereich der Rotatorenmanschette
- Humeruskopfhochstand
- deutliche Rotatorenmanschettenatrophie
- Einengung des Subakromialraums
- Sehnen- und Muskelverkalkungen
- Bursaverkalkungen
- Einengung des korakoakromialen Bogens (evtl. subakromiale Osteophyten, Bandverkalkungen, insbesondere des Lig. acromioclaviculare)
- Osteophyten, insbesondere des Akromions bzw. AC-Gelenks
- Kortikalisirregularität im Sehnenansatzbereich/-verlauf, insbesondere des M. supraspinatus

MRT *(→ ergänzendes Verfahren der Wahl) (Abb. 3.11 – 3.13)*

Empfohlene Sequenzen

- STIR-Sequenz
- T1w und T2w TSE- oder GE-Sequenzen (evtl. mit Fettsuppression)
- KM-Applikation zum Nachweis entzündlicher Veränderungen und deren Ausdehnung

Befund

- T1w nativ:
  - Darstellung der subakromialen Rotatorenmanschettenimpression
  - Reduktion des hyperintensen subakromialen Fettgewebes
  - hypointense Darstellung von subakromialen Osteophyten
  - hyperintense Darstellung mukoider Gewebsumwandlungen der Rotatorenmanschette (insbesondere in den protonendichtegewichteten Sequenzen)
  - hypointense Darstellung von Sehnen-, Muskel-, Kapsel- und Bursaverkalkungen
  - flacher Akromionanstiegswinkel
  - hypo- bis isointense Darstellung einer Rotatorenmanschetten(teil)ruptur (abhängig vom Alter der Ruptur und vom Ausmaß der Vernarbung)
  - hypointense Darstellung eines Ergusses der Bursae subdeltoidea und subacromialis

- hypointense Darstellung einer Rotatorenmanschettenatrophie
- hypointense Darstellung eines Gelenkergusses
- hypo- bis hyperintense Darstellung von Sehnen- und Muskeleinblutungen (abhängig vom Alter der Blutung)
- hyperintense Darstellung von Knochen- oder Weichteilverfettungen
- hypointense Darstellung chronisch-entzündlicher Sehnenveränderungen
- hypointense Darstellung akut-entzündlicher Sehnenveränderungen
- hypointense Darstellung von Zysten im Rotatorenmanschettenansatzbereich

- T2w SE-Sequenz:
  - Darstellung der subakromialen Rotatorenmanschettenimpression
  - Reduktion des hyperintensen subakromialen Fettgewebes
  - hypointense Darstellung von subakromialen Osteophyten
  - leicht hyperintense Darstellung mukoider Gewebsumwandlungen der Rotatorenmanschette (insbesondere in den protonendichtegewichteten Sequenzen)
  - hypointense Darstellung von Sehnen-, Muskel-, Kapsel- und Bursaverkalkungen
  - flacher Akromionanstiegswinkel
  - hyper- bis isointense Darstellung einer Rotatorenmanschetten(teil)-ruptur (abhängig vom Alter der Ruptur und vom Ausmaß der Vernarbung)
  - hyperintense Darstellung eines Ergusses der Bursae subdeltoidea und subacromialis
  - hypointense Darstellung einer Rotatorenmanschettenatrophie
  - hyperintense Darstellung eines Gelenkergusses
  - hypo- bis hyperintense Darstellung von Sehnen- und Muskeleinblutungen (abhängig vom Alter der Blutung)
  - hyperintense Darstellung von Knochen- oder Weichteilverfettungen
  - hypointense Darstellung chronisch-entzündlicher Sehnenveränderungen
  - hyperintense Darstellung akut-entzündlicher Sehnenveränderungen
  - hyperintense Darstellung von Zysten im Rotatorenmanschettenansatzbereich

- T1w nach KM-Applikation:
  - Darstellung der subakromialen Rotatorenmanschettenimpression
  - Reduktion des hyperintensen subakromialen Fettgewebes

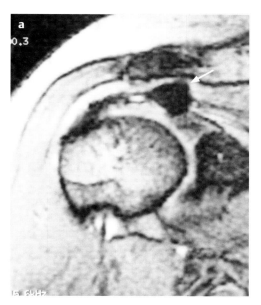 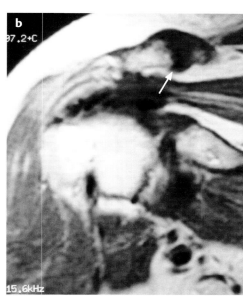 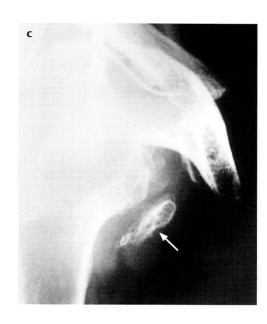

Abb. 3.11 a – c ▪ **AC-Gelenkarthrose mit Tendinitis calcarea der Supraspinatussehne.**

Deutliches Impingement der Rotatorenmanschette im Subakromialraum bei AC-Gelenkarthrose mit ausgeprägter Tendinitis calcarea der Supraspinatussehne (Pfeil).
Die übrige Rotatorenmanschette weist bereits fibrinoide Gewebsveränderungen mit entsprechender Signalanhebung auf (**a,** GE-Sequenz, Flipwinkel 20°, TR 600 ms, TE 20 ms, parakoronare Schichtführung). In der parakorona-

ren Schnittführung durch das AC-Gelenk zeigt sich dessen ausgeprägte arthrotische Auftreibung (**b,** T1w SE-Sequenz, Pfeil).
Ein anderer Patient zeigte weiter lateral eine Ossifikation, welche auch auf eine ältere traumatische Absprengung zurückzuführen sein kann (**c,** Pfeil).

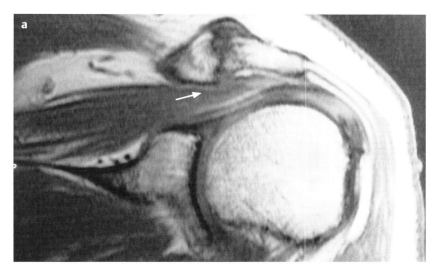

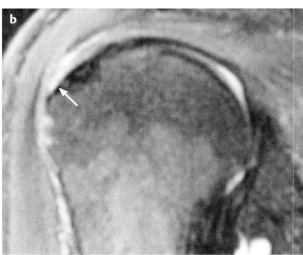 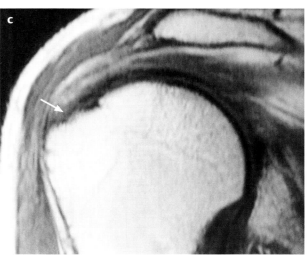

Abb. 3.12 a – c ▪ **Impression der Supraspinatussehne bei AC-Gelenkarthrose.**

Deutliche Impression der Supraspinatussehne unter dem arthrotisch volumenvermehrten AC-Gelenk (**a,** nativ, T1w, parakoronar, Pfeil). Bei einem anderen Patienten kommt die fibrinoide Degeneration der Supraspinatussehne infolge eines chronischen Impingements mit diskreter umgebender Flüssigkeitseinlagerung zur Darstellung (**b,** native GE-Sequenz, parakoronar, Pfeil). T1w in der gleichen Schnittführung betont die Insertionstendopathie (**c,** Pfeil).

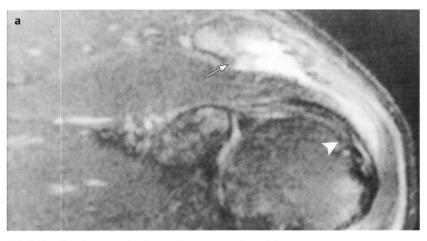

Abb. 3.13 a u. b ▪ Degenerative Supraspinatussehnendestruktion.

Die fettsaturierte PDw oder T2w in parakoronarer (**a**) bzw. die Standard-T2-Sequenz in parasagittaler Schnittführung (**b**) kann die fibrinoide degenerative Supraspinatussehnendestruktion (dicker Pfeil) bei Impingementsyndrom und die Flüssigkeitseinlagerung des AC-Gelenks (dünne Pfeile) bei einer aktivierten Arthrose übersichtlich dokumentieren.

Grundlagen der Therapie

- in der Regel konservativ
- Analgetika
- Physiotherapie
- evtl. lokale Injektionen/ Infiltrationen mit Analgetika/Kortikoiden
- operativ-endoskopische Dekompression
- subakromiale Osteo- phytenentfernung

– hypointense Darstellung von subakromialen Osteophyten
– hyperintense Darstellung mukoider Gewebsumwandlungen der Rotatorenmanschette
– hypointense Darstellung von Sehnen-, Muskel-, Kapsel- und Bursaverkalkungen
– flacher Akromionanstiegswinkel
– hypo- bis hyperintense Darstellung einer Rotatorenmanschetten(teil)-ruptur (abhängig vom Alter der Ruptur und vom Ausmaß der Vernarbung)

– hypointense Darstellung eines Ergusses der Bursae subdeltoidea und subacromialis
– hypointense Darstellung einer Rotatorenmanschettenatrophie
– hypointense Darstellung eines Gelenkergusses
– hypo- bis hyperintense Darstellung von Sehnen- und Muskeleinblutungen (abhängig vom Alter der Blutung)
– hyperintense Darstellung von Knochen- oder Weichteilverfettungen (bei Fettsuppression hypointense Darstellung)

– hypo- bis isointense Darstellung chronisch-entzündlicher Sehnenveränderungen
– hyperintense Darstellung akut-entzündlicher Sehnenveränderungen
– hypointense Darstellung von Zysten im Rotatorenmanschettenansatzbereich

Diagnostischer Leitfaden bei degenerativen Veränderungen

1. Röntgen (Methode der Wahl)

Empfohlene Standardprojektionen
- a.-p. Projektion in Relation zur Skapula
- glenoidtangentiale Projektion
- axiale Projektion
- transskapuläre („Y"-) Projektion
- transthorakale Projektion
- schräg apikale Projektion

Ergänzende Spezialprojektionen
- Tangentialaufnahme des Humeruskopfs nach Hill-Sachs-Chuinard
- a.-p. Projektion in Abduktion oder Elevation und Außenrotation (Stryker's notch view)
- Supraspinatustunnelaufnahme (Supraspinatus-Outlet-Aufnahme)
- West-Point-Aufnahme
- Tangentialaufnahme des Sulcus bicipitalis
- AC-Gelenks-Schrägaufnahme

2. Sono (Zusatzdiagnostik der 1. Wahl insbesondere bei Funktionsuntersuchungen)

Indikationen
- Nachweis eines Gelenkergusses
- Nachweis von Zysten
- dynamische Beurteilung der Funktionseinschränkung durch Osteophyten, Störungen des Sehnengleit- und des Muskelkontraktionsverhaltens

- Nachweis von Zeichen eines Impingementsyndroms
- dynamische Beurteilung freier Gelenkkörper
- alte traumatische Läsionen (Hill-Sachs-Läsion)
- Darstellung von Sehnen- und Muskelverkalkungen
- Darstellung von Sehnen- und Muskelverletzungen
- dynamische Beurteilung der Sehnen- und Muskelfunktion
- Rotations- oder Achsenfehlstellungen
- Nachweis von Bursitiden
- Nachweis einer Tend(ovag)initiden

3. CT (→ ergänzendes Verfahren)

Indikationen
- Ausschluss freier Gelenkkörper
- Ausschluss alter traumatischer Läsionen (Hill-Sachs- oder Bankart-Läsion)
- Operationsplanung bei posttraumatischen Fehlstellungen
- Operationsplanung bei Umstellungsosteotomien
- Beurteilung des Ausmaßes osteophytärer Anbauten
- Beurteilung des Ausmaßes von Geröllzysten und Gelenkflächendestruktion
- Ausmaß der Sehnen-, Muskel- und periartikulärer Weichteilverkalkungen (z. B. bei Myositis ossificans)

- Beurteilung von Rotations- oder Achsenfehlstellungen
- Darstellung des Ausmaßes ossärer Destruktionen

4. MRT (Zusatzdiagnostik der 1. Wahl, insbesondere zur Darstellung des Ausmaßes von Weichteilläsionen)

Indikationen
- Nachweis von Zeichen eines Impingementsyndroms der Rotatorenmanschette
- Ausschluss einer Rotatorenmanschettenruptur
- Nachweis freier Gelenkkörper
- Beurteilung des Ausmaßes von Knorpelläsionen
- Beurteilung des Ausmaßes von Geröllzysten
- Darstellung des Ausmaßes entzündlicher Veränderungen und eines Gelenkergusses (aktivierte Arthrose, Bursitis)
- Darstellung von Knochen- oder Weichteilverfettungen und Muskelatrophien
- Darstellung der Knochenvitalität, Ausschluss von Knochennekrosen

5. Szinti (Zusatzdiagnostik)

Indikationen
- Nachweis des Ausmaßes (Aktivität, Multifokalität) und des Verteilungsmusters arthritischer und arthrotischer Läsionen

G. M. Lingg, C. Schorn, W. Flaig und U. Laumann

4 Entzündliche Erkrankungen

Infektiöse Arthritis

Definition und allgemeine Pathologie

- mikrobiell bedingte Gelenkschädigung
- Hyperämie und Proliferation der Synovialmembran mit Kapselverdickung
- Exsudation mit Gelenkerguss, kapsulärem und periartikulärem Ödem
- Destruktion von Synovialmembran, Kapsel, Knorpel und subchondralem Knochen

Akute infektiöse Arthritis

Pathologie

- häufigste Ursache: lokale Injektion eines Kortisonoids mit akzidenteller Kontamination
- seltener: „metastatische" hämatogene Infektion (z. B. durch HNO-/Zahninfekte)
- sehr selten: fortgeleitete Infektion durch äußere Verletzungen
- ebenfalls selten: hämatogene Infektion von Endoprothesen

Klinik

- erhebliche schmerzhafte Weichteilschwellung
- Gelenkrötung, -überwärmung
- Bewegungseinschränkung
- CRP-/BSG-Erhöhung, Leukozytose

Diagnostik

 Rö

Indikationen
- zur Diagnose und Verlaufskontrolle

Befund
- Arthritisweichteilzeichen (häufig diskret)
  - von Patientenalter, Arthritisstadium und Ätiologie abhängig
  - Weichteilplus des Gelenkkavums (Erguss und synoviale Schwellung)
  - periartikuläres Ödem
  - Anschwellen mit „Homogenisierung" der gelenknahen Weichteile
  - Verstreichen der Fettstreifen
- Kollateralphänomen
  - fleckige oder bandförmige Demineralisierung der artikulierenden subchondralen Knochenanteile ca. 2 Wochen nach z. B. lokaler Injektion eines Kortisonoids

- arthritische Direktzeichen
  - Gelenkspaltverschmälerung durch infektiösen Pannus mit Knorpeldestruktion
  - Gelenkspaltverbreiterung durch Erguss oder Empyem mit Kapseldehnung insbesondere im Wachstumsalter (selten beim Erwachsenen)
  - nach 3–4 Wochen (ohne Therapie) marginale Knochendestruktionen („bare areas") (Abb. 4.2)
  - später auch zentrale zystoide Knochendestruktionen
  - metaphysäre Periostreaktionen
  - nach Beginn der Antibiose anfangs noch Fortschreiten der Destruktionen, zunächst marginal, dann zentral
  - „Schutt abräumen" über Monate, auch wenn Prozess klinisch und serologisch abgeklungen ist

Wertung
- Basisdiagnostik zur Diagnose und Verlaufskontrolle
- bei negativem Befund nicht zum Ausschluss einer infektiösen Arthritis geeignet
- bei positivem Befund einigermaßen spezifisch

Arthro

Indikationen
- bei speziellen Fragestellungen
- zur Ergussgewinnung und zum Erregernachweis
- zur Rotatorenmanschettendiagnostik

Befund
- entzündliche Veränderungen der Synovialis

Wertung
- weitgehend abgelöst durch Sono

Sono *(Cave: sehr untersucherabhängig)*

Indikationen
- geeignet zur Verlaufskontrolle, insbesondere auch bei Kindern
- Ergusspunktion, Synovialisbiopsie zur Erregerdiagnose
- Rotatorenmanschettendiagnostik

Befund
- Erguss-/Empyemnachweis
- fehlender Erguss schließt bakterielle Infektion nahezu aus
- Nachweis größerer Knochendefekte
- Rotatorenmanschettenrisse, -defekte (entzündlich bedingt)

Wertung
- weniger zur primären Diagnose, sondern als Ergänzung
- gut geeignet zur Ergusspunktion unter Sicht

Szinti

Indikationen
- Verdacht auf multiple Infektherde oder unklare Infektlokalisation

Methode
- 3-Phasen-Skelettszintigraphie
- Leukozytenszintigraphie

Befund
- Tracerakkumulation in allen 3 Phasen in den gelenknahen Knochenabschnitten und in der Spätphase auch im Gelenkerguss
- Leukozytenszintigraphie besser für Weichteil- als für Knochenherde

Wertung
- Tage bis Wochen vor dem Röntgenbild positiv
- Skelettszintigraphie sensitiv, aber wenig spezifisch

Schlüsselwörter
akute infektiöse/entzündliche Arthritis, bakterielle Entzündung, Gelenkempyem, Gelenkerguss

Keywords
acute infectious/inflammatory arthritis, bacterial inflammation, intraarticular empyema, joint effusion

Anforderungen an die Bildgebung

- DD zwischen Arthritis, schwerer Arthrose, Tumor und Trauma
- Artdiagnose der Arthritis
- Ausdehnung der Arthritis
- Lokalisierung des entzündlichen Prozesses (intra-, periartikulär, metaphysär)
- Ausmaß der Weichteilbeteiligung (Weichteilabszesse subdeltoidal, subpektoral, subtrapezoidal, entlang der Bizepssehne)
- Feststellung und Ausmaß der knöchernen Beteiligung
- Beurteilung der Kontinuität bzw. Diskontinuität der Rotatorenmanschette
- ggf. sonographisch kontrollierte Punktion zur Diagnosesicherung und Keimidentifikation

Grundlagen der Therapie

Konservativ

Notfallsituation, bei der eine frühe und aggressive Therapie notwendig ist. Stationäre und interdisziplinäre Behandlung! Alleinige konservative Behandlung nicht ausreichend.

- Verhinderung von Gelenkdestruktion und septischen Komplikationen
- Kryotherapie lokal, nur kurze Ruhigstellung, frühzeitig Bewegungstherapie
- i. v. Antibiose nach Kultur der Synovialflüssigkeit und Antibiogramm
- empirisch bis zum Vorliegen des Antibiogramms, z. B. Cefuroxim/Cefotaxim und Flucloxacillin

Operativ

In der Frühphase bei intakter Rotatorenmanschette und ausgeschlossener Osteomyelitis:

- Arthroskopie
- Synovektomie
- Spül-Saugdrainage
- gezielte Antibiose

In der Spätphase, bei Abszessbildung, begleitender Osteomyelitis oder Ruptur der Rotatorenmanschette:

- offene Revision, Débridement
- ggf. Synovektomie
- Einlage von spezifischen PMMA-Ketten
- gezielte systemische Antibiose

Protheseninfekte:

- Frühphase: lokales Débridement, Synovektomie, PMMA-Ketten, gezielte systemische Antibiose, Prothese belassen
- Spätphase: Prothesenwechsel, ggf. zweizeitig mit Interimsprothese (erhöhte Komplikationsrate, Rückzug auf Arthrodese risikobelastet)

CT

Indikationen

- ggf. zur Erguss-/Empyempunktion und Synovialisbiopsie zur Erregerdiagnose
- zur Darstellung der knöchernen Strukturen, insbesondere der Glenoiddestruktion
- bei Verdacht auf begleitende Osteomyelitis zum Ausschluss von Sequestern

Befund

- knöcherne Destruktionen
- medulläre Ausbreitung (weichteildichte Auffüllung des Markraums)
- Darstellung von Sequestern
- Ausbreitung in den umgebenden Weichteilen (i. v. KM)

Wertung

- sinnvoll in Fällen, in denen das Ausmaß der knöchernen Destruktionen übersichtlich dargestellt werden soll
- bei ausgedehntem Krankheitsbild, wenn MRT kontraindiziert ist zur Ausbreitungsdiagnostik

MRT

Indikationen

- Ausbreitungsdiagnostik für umgebende Weichteile und Gelenksituation (Abszessstraßen, Fisteln etc.)

Methode

- Oberflächen-/Schulterspule
- Rückenlage, Arm parallel zum Körper in Neutralposition
- Sequenzen:
  - nativ T1w SE oder GE parakoronar oder axial
  - nativ T2w STIR parakoronar, T2w TSE FS axial
  - post KM i. v.: T1w FS parakoronar und axial

Befund

- Erguss:
  - T2w: hyperintens, T1w nativ: hypointens, T1 FS KM: früh kein Enhancement, spät leichtes Enhancement möglich (Diffusion durch inflammatorische Synovialis)
  - bei hohem Leukozyten-/Eiweißanteil: T1 nativ iso-/hyperintens
- Synovialitis (Abb. 4.1 a–c):
  - verdickte Synovialmembran und Kapsel
  - T1 nativ: intermediär, T2: leicht hyperintens oder intermediär, T1 FS KM: Anreicherung (Abb. 4.1 a–c)

- Knochenmarködem:
  - subchondrales Knochenmarködem zunächst am Gelenkrand marginal, Nähe Kapselansatz
  - später ausgedehntes epiphysäres oder epimetaphysäres unregelmäßiges Knochenmarködem (T1 nativ: Fettsignalauslöschung, T2 FS oder STIR: hyperintens, T1 nach KM: unterschiedlich anreichernd
- Knorpel- und Knochenusuren, zystoide Destruktionen (T1: intermediär, T2: hyperintens, T1 mit KM: anreichernd (Abb. 4.2 d)
- Ausbreitung periartikulär:
  - Abszesse (Eiteransammlung: T1: intermediär oder leicht hyperintens, T2: hyperintens, KM: früh keine Anreicherung; Abszessmembran: KM-Anreicherung)
  - Bursitiden (Erguss, Synovitis)
  - Muskellogenbeteiligung
  - Rotatorenmanschettenläsion

Wertung

- überlegenes bildgebendes Verfahren mit hoher Sensitivität für Weichteil- und Knocheninfektion
- nicht jedes Knochenmarködem bei infektiöser Arthritis entspricht einer begleitenden Osteomyelitis

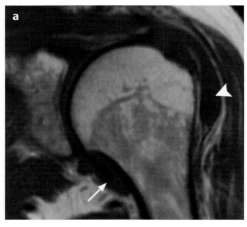

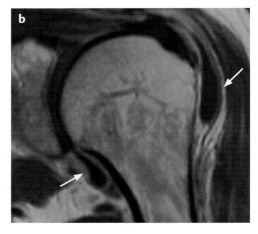

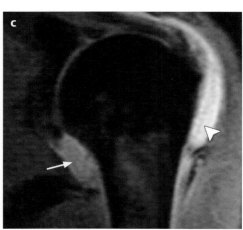

Abb. 4.1 a–c ▪ **Infektarthritis.**

63-jährige Patientin mit Zustand nach mehrfachen Kortikoidinjektionen des linken Schultergelenks. Danach zunehmende Schmerzen und Bewegungseinschränkung. Aus dem Punktat Nachweis von Staphylococcus aureus.

a T1w SE-Sequenz mit parakoronarer Schnittführung. Mäßiggradiger Gelenkerguss (kleiner Pfeil), ausgeprägter Erguss der Bursa subacromialis/subdeltoidea (Pfeilspitze) im Sinne von entzündlichen Ergüssen. Kein Nachweis von Knochenarrosionen.

b T1w parakoronare Sequenz nach KM-Gabe. Die KM-Serie dokumentiert die Anreicherung in der Synovialmembran als Ausdruck der Synovialitis (Pfeile). Kein Nachweis einer knöchernen Beteiligung.

c T2-STIR-Sequenz. Ausgedehnter Gelenkerguss (kleiner Pfeil) sowie Erguss in der Bursa subacromialis/subdeltoidea (Pfeilspitze). Kein nennenswertes Marködem. Kein Nachweis einer Knochenarrosion. Zustand nach Rotatorenmanschettenruptur.

(Mit freundlicher Genehmigung von Dr. B. Kornmeier und Dr. K. Schwieren, Radiologische Abteilung, St. Marien-Hospital Borken GmbH)

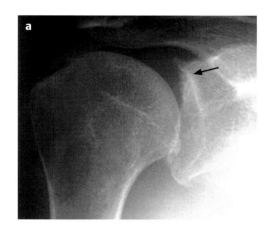
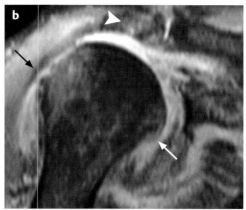
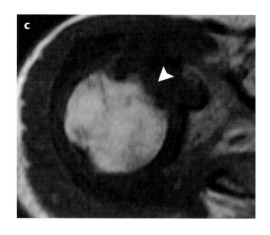
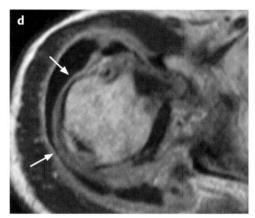

Abb. 4.2 a – d ▪ Infektarthritis.

90-jähriger Patient mit ausgedehntem Schultergelenkempyem durch Staphylococcus aureus. Infektquelle letztlich unbekannt, wahrscheinlich hämatogene Aussaat.

a Röntgenaufnahme des rechten Schultergelenks a.-p. Kleine umschriebene Destruktionen am oberen Pfannenrand (Pfeil).
b PDw TSE-Sequenz mit Fettsättigung parakoronar. Vollständige Zerstörung der Rotatorenmanschette (Pfeilspitze). Gelenkerguss. Erguss in der Bursa subdeltoidea. Knochenmarködem. Lateral und medial marginale Destruktionen am Humeruskopf (kleine Pfeile).
c T1w SE-Sequenz vor KM-Gabe transversal. Hypointenser Erguss in der erheblich aufgeweiteten Bursa subdeltoidea. Ventral marginal, medial subchondrale Fettmarkauslöschung am Humeruskopf mit benachbarter Erosion (Pfeilspitze).
d T1w SE-Sequenz transversal nach KM-Gabe korrespondierend zur Abb. **c**. Riesige Aufweitung der Bursa subdeltoidea mit randständigem linearen Enhancement. Lineares Enhancement auch der ventralen und dorsalen Synovialis des Humeroglenoidalgelenks (Pfeile) sowie am Bizepssehnenfach. Leichte KM-Anreicherung auch in der Nachbarschaft der humeralen Erosion.

(Mit freundlicher Genehmigung von Dr. B. Kornmeier und Dr. K. Schwieren, Radiologische Abteilung, St. Marien-Hospital Borken GmbH.)

Chronische infektiöse Arthritis

Tuberkulöse Arthritis

Pathologie
▪ Ausgangsort entweder subchondraler Knochenmarkherd oder Infektion der Synovialmembran („Synovialistyp")
▪ Sonderfall: von einer Bursitis subacromialis ausgehende tuberkulöse Arthritis

Klinik
▪ mehr schleichender chronischer Verlauf
▪ Patienten ab dem mittleren Lebensalter
▪ meist monoartikulär, Schulter eher selten betroffen

Diagnostik

Rö

Indikationen
▪ Diagnose und Verlauf
Befund
▪ typisch: relativ geringe oder fehlende Gelenkspaltverschmälerung
▪ Weichteilschwellung
▪ starke Entkalkung der artikulierenden Knochen
▪ zunächst marginale, später auch riesige zentrale Knochendestruktionen (nach Monaten auftretend, Detektion nicht selten erst mit Schnittbildverfahren)

Wertung
▪ keine Ausschlussdiagnostik bei radiologisch unauffälligem Befund (Bild hinkt nach)

CT/MRT

▪ nur bei kompliziertem Verlauf (Abb. 4.**4 a – c**)

Schlüsselwörter
chronisch infektiöse/ entzündliche Arthritis

Keywords
chronic infectious/ inflammatory arthritis

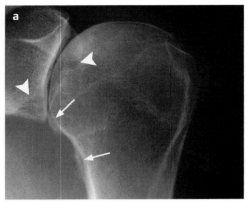

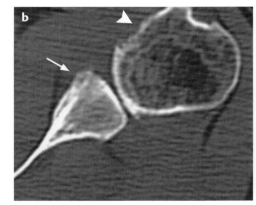

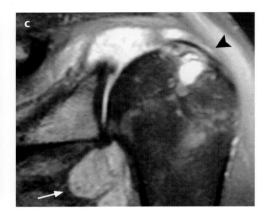

Abb. 4.3 a–e ▪ Rheumatoide Arthritis.

30-jährige Patientin mit klinischem Verdacht einer rheumatoiden Arthritis, DD: bakterielle Schultergelenkentzündung.

a Schultergelenk: a.-p. Gelenkspaltverschmälerung. Periostreaktionen am Kopf-/Halsübergang und an der proximalen Humerusmetaphyse (kleine Pfeile). Destruktionen
an Pfanne und Humeruskopf (Pfeilspitzen).

b Axiale CT. Gelenkspaltverschmälerung. Flache Erosion
ventromedial am Humeruskopf (großer Pfeil).
Kleinere Destruktion am medialen vorderen Pfannenpol
(Pfeilspitze).

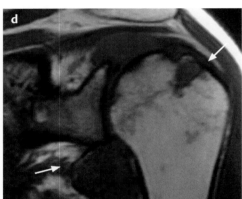

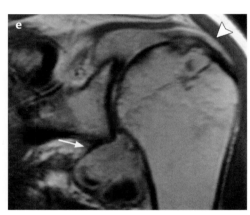

c PDw TSE-Sequenz mit Fettsättigung. Gelenkerguss in einem aufgeweiteten Gelenkkavum
mit Aussackung des axillären Rezessus und hyperintensem intraartikulären Material
(kleiner Pfeil). Scheckiges Knochenödem humeral und glenoidal. Größere Destruktion
kraniolateral marginal am Humeruskopf (Pfeilspitze). Rotatorenmanschettenruptur.

d T1w SE-Sequenz vor KM. Knorpeldestruktionen. Subchondrale Fettmarkauslöschung
humeral und glenoidal, korrespondierend zu den Zonen des Knochenmarködems.
Auffüllung des Gelenkkavums sowie auch der Destruktionen marginal am Humeruskopf
mit Material mittlerer Intensität (Pfeile).

e T1w SE-Sequenz nach Gabe von KM. Auffüllung des Gelenkkavums sowie der Destruktion
mit zum Teil kugeligen, zum Teil amorphen Gewebsstrukturen mit erheblicher KM-
Anreicherung (kleiner Pfeil). Zusätzlich zum Teil lineare Anreicherung der verdickten
Synovialis (Pfeilspitze). Typischer Befund für rheumatoide Arthritis. Geringe subchondrale
KM-Anreicherung.

(Mit freundlicher Genehmigung von Dr. B. Kornmeier und Dr. K. Schwieren,
Radiologische Abteilung, St. Marien-Hospital Borken GmbH.)

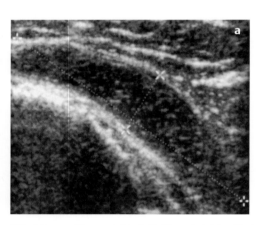

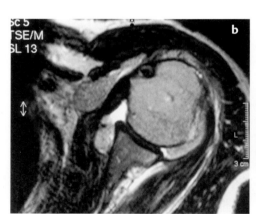

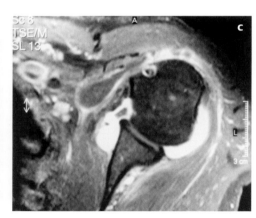

Abb. 4.4 a–c ▪ Rheumatoide Arthritis und gleichzeitig tuberkulöse Arthritis.

Patient mit seit langem bekannter chronische Polyarthritis mit Schulterbefall, jetzt Zunahme der Schmerzen. Diagnosesicherung durch sonographisch gesteuerte Punktion
der Bursa subdeltoidea.

a Sonographie. Echoarme Aufweitung der Bursa subdeltoidea links mit einzelnen
echoreichen Strichen und Linien.

b T2w MR-Bild, axiale Schnittrichtung. Nachweis von sehr signalreichen (Erguss)
und weniger signalreichen Arealen intraartikulär sowie in der ventral gelegenen
Bursa subcoracoidea.

c T1w Bild mit Fettunterdrückung nach i. v. Applikation von Gd-DTPA, axiale Schnittrichtung. Die Flüssigkeit ist jetzt signalarm und direkt vor dem Labrum ventral zu erkennen.
Große Anteile des Inhalts des Gelenkkavums nehmen massiv KM auf und entsprechen
synovialitischem Gewebe. Eine Differenzierung der Synovialitis hinsichtlich rheumatoider
Arthritis oder Tuberkulose ist nicht möglich, ersteres jedoch wahrscheinlich. Der Vergleich
zum T2w Bild zeigt zudem ventral in der Bursa subcoracoidea keine KM-Aufnahme bis
auf einen minimalen peripheren Rand. Dieser Befund wird als verkäsende Granulome
gewertet.

(Mit freundlicher Genehmigung von Prof. Dr. K. Bohndorf, Augsburg.)

Rheumatoide Arthritis

Pathologie

- Ausbildung von destruktivem Pannusgewebe
- häufig frühzeitige Zerstörung des Halteapparats mit Rupturen der Kapsel, der Rotatorenmanschette und der Bizepssehne
- erst später Knochendestruktionen: zuerst kleine marginale, dann v. a. tiefe Erosionen und zystoide Veränderungen am superolateralen Humeruskopf nahe dem Tuberculum majus
- bei Progredienz Einbeziehung des Collum anatomicum mit stärkerer Zerstörung des Tuberculum majus
- Gelenkspaltverlust durch fortschreitende Knorpeldestruktion
- erhebliche Abflachung der Gelenkflächen
- medial am Collum chirurgicum Druckerosionen durch Anpressen an den Unterrand des Glenoids
- Rheumafaktor serologisch nachweisbar

Klinik

- schmerzhafte Bewegungseinschränkung, oft spät bemerkt aufgrund der Schonung der Hände
- bei „klassischem" Verlauf Schultergelenk als Spätmanifestation
- bei „atypischer" rheumatoider Arthritis (meist bei älteren Patienten) auch Primärmanifestationen am Humeroglenoidalgelenk
- zusätzliche Bewegungseinschränkung durch Rotatorenmanschettenruptur, evtl. Subluxation
- begleitende Bursitis subacromialis-subdeltoidea mit erheblicher Weichteilschwellung

Diagnostik

Rö

Indikationen

- Diagnose der Schultergelenkbeteiligung und deren Verlaufskontrolle

Befund (Abb. 4.5 – 4.8)

- enge pathologisch-anatomische Korrelation entsprechend der geschilderten Veränderungen
- Weichteilzeichen (am Schultergelenk spät erkennbar)
  - Weichteilplus (entzündliche Schwellung), aber auch Weichteilminus (Atrophie)
  - Homogenisierung der Weichteilstrukturen
  - Auslöschung der Fettstreifen, Ergüsse
- arthritische Kollateralphänomene
  - gelenknahe Osteoporose
- arthritische Direktzeichen
  - progrediente Gelenkspaltverschmälerung
  - Knochendestruktionen insbesondere an der oberen lateralen Humeruskopfgelenkfläche (Abb. 4.**9c**, 4.**10**) bis hin zur Mutilation (Abb. 4.**12**)
  - zunehmende Deformierung und Abflachung von Kopf und Pfanne
  - Druckerosionen am Collum chirurgicum
  - Höhertreten des Humeruskopfs, evtl. Subluxation durch Rotatorenmanschettenruptur, Neugelenkbildung subakromial (Abb. 4.**9**)
  - sekundäre Arthrose (Abb. 4.**10**)
  - komplizierende Humeruskopfnekrose (Abb. 4.**11**)

Wertung

- gerade am Schultergelenk Halteapparat vorzeitig von der entzündlichen Zerstörung betroffen, sodass das Rö-Bild das Ausmaß der Schädigung oft unterschätzt

Arthro

Indikationen/Wertung

- heute in der Diagnostik entbehrlich, ersetzt durch Sono und MRT

Befund

- Rotatorenmanschettendiagnostik (KM-Austritt aus dem Gelenk in die Bursa)
- kugelige Füllungsdefekte intraartikulär entsprechend Pannus (Abb. 4.**9**)

Sono

Indikationen

- Beurteilung der Rotatorenmanschette, Bizepssehne und Bursa

Befund

- Erguss, Pannus und orientierend auch Knochendestruktionen am Humeruskopf, insbesondere im Verlauf
- Bizepssehnen-/Rotatorenmanschettenruptur, Bursitis (Abb. 4.**7a,b**)
- dynamische Beurteilung der Gelenkfunktion, evtl. im Seitenvergleich

Wertung

- den übrigen Schnittbildverfahren vorgeschaltet
- wichtigstes Verfahren zur Darstellung der Rotatorenmanschette, Bursa und Bizepssehne

CT

Indikationen

- selten erforderlich, ggf. zur Darstellung der knöchernen Destruktionsausmaße

Befund

- Gelenkerguss
- Erosionen, Destruktionen (Abb. 4.**11**)

Wertung

- überlegene Darstellung der Knochendestruktionen, insbesondere in der 2-D- und 3-D-Rekonstruktion (Abb. 4.**12**)

MRT

Indikationen

- ggf. Abklärung der Stabilität und der Rotatorenmanschette, falls Sono nicht ausreichend
- experimentell: Prognoseabschätzung, Therapiemonitoring (Abb. 4.**8**) (bisher hauptsächlich an der Hand erprobt)

Methode

- wie bei infektiöser Arthritis, ggf. zusätzlich Knorpeldarstellung (T1w GE)
- experimentell: dynamische KM-Serie über die Zeit, Volumenmessung der Synovialitis

Befund

- Erguss in Gelenk und Bursae (T1: hypointens, T2: hyperintens, KM: früh: kein Enhancement, spät: ggf. leichtes Enhancement durch Diffusion durch die inflammatorische Synovialis)
- Synovialitis
  - unregelmäßige Verdickung der Synovialmembran (T1: intermediär, T2: intermediär, T1 + KM: homogen hyperintens
  - synovitische Proliferation/Pannus unterschiedlicher Ausdehnung, ggf. mit Auffüllung der gesamten Gelenkhöhle und der Knochenerosionen mit kugeligen Weichteilraumforderungen (Abb. 4.**3d–f**, 4.**6**) (T1: intermediär, T2: hyperintens, T1 + KM: homogen, stark anreichernd = aktiv oder T1: intermediär, T2: inhomogen leicht hyperintens bis intermediär, T1 + KM: unterschiedlich anreichernd = wenig aktiv oder T1: intermediär, T2: intermediär, T1 + KM: ohne Anreicherung = fibrös)
- Knochenmarködem marginal subchondral als Vorstufe der Knochenerosion (6 Monate bis 2 Jahre vor manifester Erosion), radiologisch ohne Korrelat (!)
- Erosion/Destruktion/Zysten

Schlüsselwörter
rheumatoide Arthritis, Arthritiszeichen, Pannus, Bursitis subacromialis/ subdeltoidea

Keywords
rheumatoid arthritis, arthritis signs, pannus, subacromial/subdeltoid bursitis

Grundlagen der Therapie

Konservativ

Therapieprinzipien

- Schultergelenkbeteiligung in der Regel Ausdruck systemischer Erkrankung
- systemische, „dynamische" Therapie (nach Krankheitsaktivität)

Therapieziele

- kausale Therapie bisher nicht möglich, nur teilweise Eingriff in Pathogenese
- Beeinflussung von Schmerz und Entzündung
- Erhalt der Gelenkfunktion
- Verbesserung der Lebensqualität

Therapieverfahren

- medikamentös systemisch/lokal
- Krankengymnastik
- physikalisch
- Ergotherapie
- Operation
- Selbsthilfegruppen

Medikamentöse Therapie
NSAR

- 1. Wahl. Beachtung der Kontraindikationen
- z.B. Ibuprofen, Diclofenac, Indometacin u.a.
- COX-2-Inhibitoren bei Risikopatienten (Ulkusanamnese, Polymorbidität etc.)

Basistherapie
Indiziert bei gesicherter Diagnose, progredientem und destruierendem Verlauf, bei Nichtausreichen der NSAR und kontinuierlichem Steroidbedarf. Wahl nach Krankheitsaktivität, Prognose und Substanzeigenschaft:

- frühe rheumatoide Arthritis, milder Verlauf: Antimalariamittel, orales Gold, Sulfasalazin
- frühe rheumatoide Arthritis, hohe Aktivität: Methotrexat (MTX), evtl. als Kombinationstherapie
- hoch aktive rheumatoide Arthritis und bei Versagen von MTX: anti-TNF-α (Infliximab)
- Reserve: Gold i. m., Leflunomid, Azathioprin, Ciclosporin, Cyclophosphamid

Steroide
- bei sehr hoher Krankheitsaktivität, drohender Immobilität, Bettlägerigkeit
- niedrig dosierte Langzeittherapie bei unzureichender Wirksamkeit der Basistherapie

Lokaltherapie
- z. B. intraartikuläre Steroide (Triamcinolon)
- Radiosynoviorthese: 186-Rh 74–111 MBq

Operativ
- in der Frühphase Synovektomie, Bursektomie, ausnahmsweise auch AC-Gelenkresektionsarthroplastik; alle Eingriffe arthroskopisch kontrolliert
- in der Spätphase totalendoprothetischer Ersatz des Glenohumeralgelenks

Wertung
- Stellenwert im diagnostischen Ablauf keineswegs abschließend geklärt
- mögliche sinnvolle Indikationen:

– Prognoseabschätzung/Bestimmung der Krankheitsaktivität (Synovialvolumen, Knochenmarködem = bester Predictor für Erosion)

– Therapiemonitoring (Signal des Pannus, der Synovialis, KM-Aufnahme über die Zeit, Synovialvolumen)

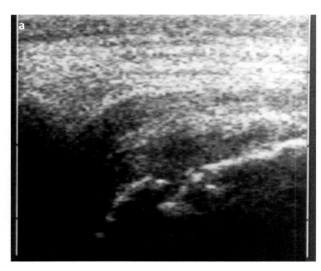

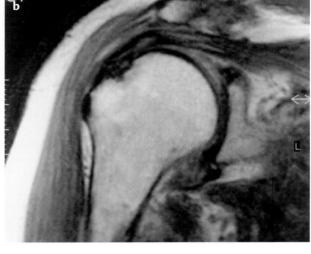

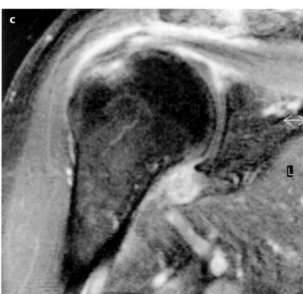

Abb. 4.5 a–c ▪ Rheumatoide Arthritis.

a Sonographie mit Nachweis einer Usur. Der Knochenreflex ist unterbrochen. Oberhalb der Usur ist ein echoarmes, kleines rundliches Areal zu erkennen.

b Korrespondierend zum sonographischen Schnitt T1w MR-tomographische Untersuchungen. Ebenfalls Nachweis der Usur im Ansatzbereich des M. supraspinatus.

c T1w Bild mit Fettunterdrückung nach i. v. Applikation von Gd-DTPA. Nachweis von synovialitischem Gewebe in der Usur. Als Nebenbefunde ist eine Komplettruptur der Supraspinatussehne sowie eine ausgeprägte Synovialitis in den übrigen Anteilen des Gelenkkavums, speziell des Recessus axillaris zu erkennen.

(Mit freundlicher Genehmigung von Prof. Dr. K. Bohndorf, Augsburg.)

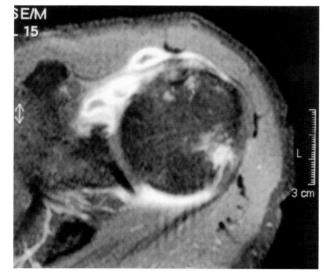

Abb. 4.6 ▪ Rheumatoide Arthritis.

T1w mit Fettunterdrückung nach intravenöser Gabe von Gd-DTPA, axiale Schnittrichtung. Klassisches Bild einer rheumatoiden Arthritis mit ausgeprägter Synovialitis, erkennbar an den hyperintensen, auf das Gelenkkavum beschränkten Gewebeanteilen. Zusätzlich Nachweis einer Erosion im Ansatzbereich des M. infraspinatus.

(Mit freundlicher Genehmigung von Prof. Dr. K. Bohndorf, Augsburg.)

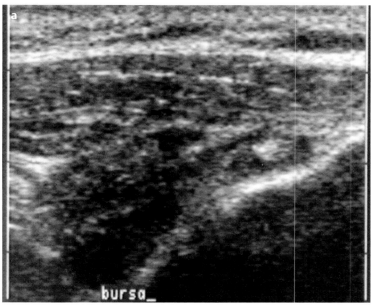

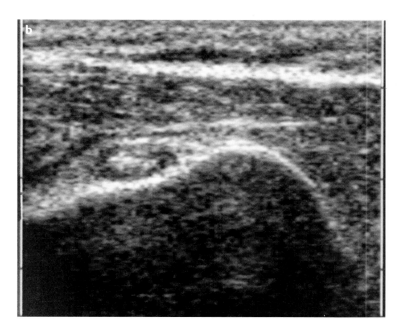

Abb. 4.7 a, b ▪ **Rheumatoide Arthritis, Sonographie.**

a Gemischt echoarmes, teilweise zur Muskulatur isoechogenes Areal in der Bursa subtendinosa Mm. subscapularis (auch Bursa subcoracoidea genannt). Der Befund entspricht synovialitischem Gewebe, gemischt mit Erguss. Die Differenzierung beider Anteile ist sonographisch schwierig.

b Tendovaginitis der Bizepssehne. Um die echoreiche Sehne ist hofartig ein echoarmes Areal im Sulcus bicipitalis abzugrenzen.

(Mit freundlicher Genehmigung von Prof. Dr. K. Bohndorf, Augsburg.)

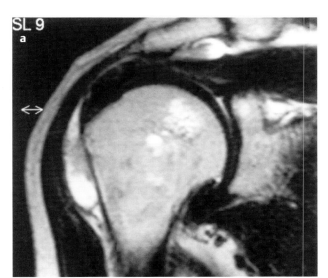

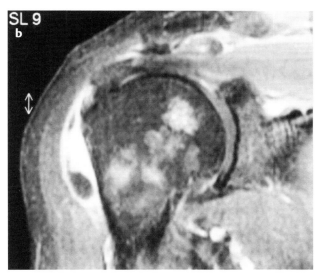

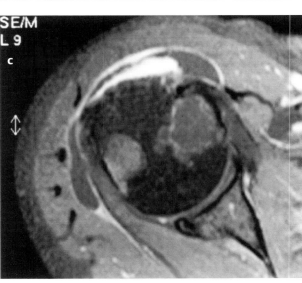

Abb. 4.8 a – c ▪ **Rheumatoide Arthritis nach intraartikulärer Radionuklidtherapie des Schultergelenks.**

a T2w Bild, koronare Schnittrichtung. Nachweis zystoider Strukturen im Humeruskopf. In der Bursa subdeltoidea ist sowohl signalreicher Erguss als auch synovialitisches Gewebe von mittlerer Signalintensität nachzuweisen.

b Korrespondierendes Bild zu Abb. a. T1w mit Fettsuppression nach Gd-DTPA-Gabe. Die intraossären Areale nehmen gering KM auf (als Hinweis auf inaktive Zysten). Auffällig ist jedoch wie in a die massive Synovialitis, begleitet von einem jetzt signalarmen Erguss. Die Synovialitis ist auf die Bursa subdeltoidea beschränkt.

c T1w Bild nach Fettunterdrückung und nach intravenöser KM-Gabe, axiale Schnittrichtung. In axialer Schnittrichtung bestätigt sich noch einmal die Beschränkung der Synovialitis und des Ergusses auf die Bursa subdeltoidea. Intraartikulär kein Hinweis auf eine Entzündungsaktivität. Der Befund ist dadurch zu erklären, dass die radioaktive Substanz nur in das Gelenkkavum, nicht jedoch in die Bursa subdeltoidea appliziert wurde.

(Mit freundlicher Genehmigung von Prof. Dr. K. Bohndorf, Augsburg.)

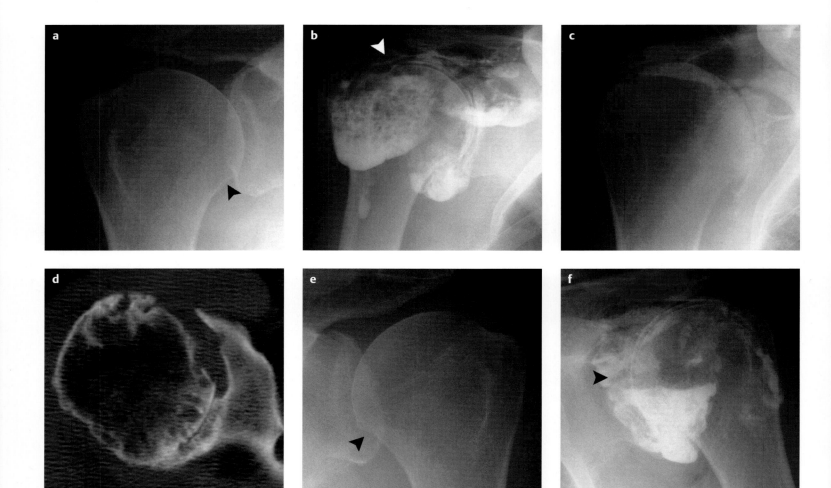

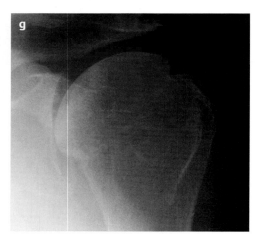

Abb. 4.9 a–g ▪ Progrediente rheumatoide Arthritis seit 25 Jahren bei einem 73-jährigen Patienten.

a Schultergelenkaufnahme *rechts* vor 14 Jahren. Äußerst diskrete, beginnende entzündliche Destruktionen am medialen Humeruskopf-/Halsübergang (Pfeilspitze).

b Arthrographie. Zahlreiche kleine kugelige Aussparungen bedingt durch Pannus. Laterale Rotatorenmanschettenruptur mit Übertritt von KM in die Bursa subacromialis/subdeltoidea (Pfeilspitze).

c Aktuelle a.-p. Aufnahme des rechten Schultergelenks. Weitestgehender Knorpelaufbruch. Ausgedehnte Destruktionen an der Pfanne und am medialen Kopf-/Halsübergang. Erheblicher Hochstand des Humeruskopfs nach Destruktion der Rotatorenmanschette.

d CT des *rechten* Schultergelenks, Knochenfenster. Ausgedehnte zystoide und oberflächliche Gelenkdestruktionen medial, ventral und dorsal an der Humeruskopfgelenkfläche sowie an der Cavitas glenoidalis. Reparative Knochenanbauten ventral am Tuberculum majus und minus.

e *Linkes* Schultergelenk vor 14 Jahren. Beginnende Destruktion am medialen Humeruskopf-/Halsübergang (Pfeilspitze).

f Arthrographie. Kleine zum Teil kugelige KM-Aussparungen durch Pannus (Pfeilspitze). Ganglionäre Aussackungen an der medialen und lateralen Gelenkkontur sowie im Verlauf der langen Bizepssehne.

g Aktuelle Aufnahme des *linken* Schultergelenks a.-p. Erheblicher Hochstand des Humeruskopfs bei Rotatorenmanschettenruptur. Ausgedehnte Destruktionen am oberen Humeruskopfgelenkflächenausläufer, am medialen Kopf-/Halsübergang und am unteren Pfannenausläufer.

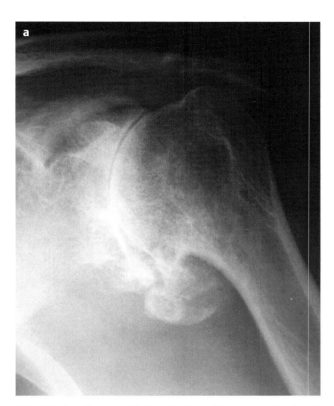 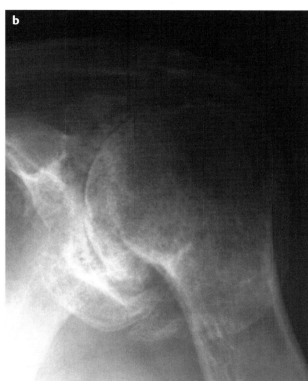

Abb. 4.10 a, b ▪ Rheumatoide Arthritis, juvenil begonnen mit sekundärer Arthrose.

58-jährige Patientin mit juvenil begonnener rheumatoider Arthritis.

a Linkes Schultergelenk a.-p. vor 4 Jahren. Weitgehender Gelenkspaltaufbrauch und bandförmige subchondrale Sklerosierungen. Ausdruck einer vorwiegend knorpeldestruierenden, abgelaufenen, jetzt arthrotisch reparierten Omarthritis mit Ausbildung von degenerativen Gelenkosteochondromen im Recessus axillaris.

b Aktuelle Aufnahme des linken Schultergelenks a.-p. Weitere Zunahme der Sekundärarthrose. Jetzt Nachweis von Ossifikationen auch im Bereich der Gelenkkapsel bei weitestgehender Bewegungseinschränkung des Schultergelenks.

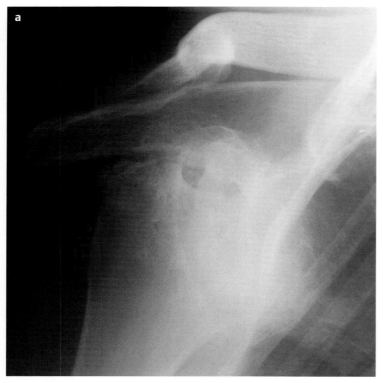
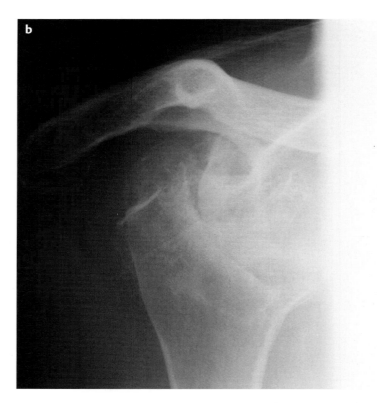

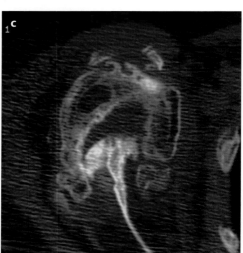
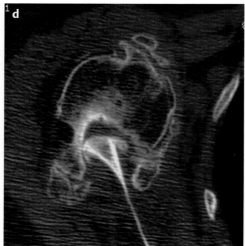
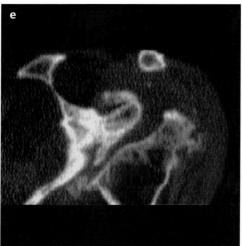

Abb. 4.11 a – e ▪ Langjährige rheumatoide Arthritis.

a Rechtes Schultergelenk, Röntgenaufnahme vor 3 Jahren. Schwere destruierende Omarthritis mit ovalärer Exkavation des Humeruskopfs bei Zustand nach arthrotisch reparierter ausgedehnter Humeruskopfnekrose.

b Aktuelle Aufnahme des rechten Schultergelenks a.-p. Zunehmende Exkavation des Humeruskopfes mit zunehmender „subchondraler" Sklerosierung des Neugelenks.

c,d Axiale CT, Knochenfenster. Ausgedehnteste Destruktionen der Gelenkpfanne und Exkavation des Humeruskopfs nach Humeruskopfnekrose und zusätzlichen ausgedehnten entzündlichen Knochendestruktionen. Sekundärarthrose mit degenerativen Gelenkosteochondromen.

e Sagittale 2-D-Rekonstruktion. Darstellung der schwerst destruierten Gelenkpfanne sowie des Humeruskopfs, von dem große Teile der Gelenkfläche weggeschmolzen sind.

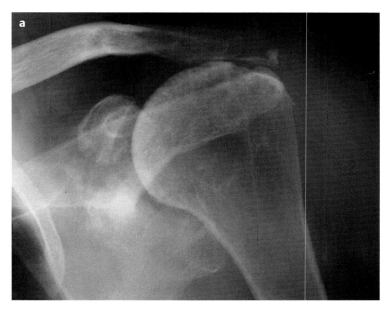

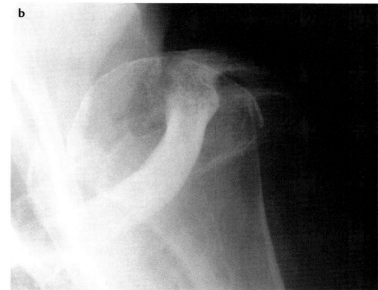

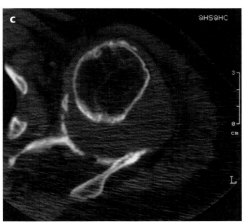

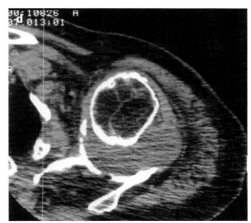

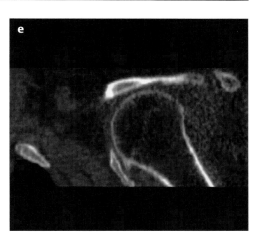

Abb. 4.12 a – e ▪ Rheumatoide Arthritis.

77-jährige Patientin mit langjähriger rheumatoider Arthritis.

a Röntgenaufnahme des linken Schultergelenks a.-p. vor 3 Jahren. Schwere Destruktionen am oberen Pfannenanteil. Erheblicher Hochstand des Humeruskopfs mit ausgedehnten Destruktionen an der Humeruskopfzirkumferenz.

b Aktuelle Aufnahme des linken Schultergelenks. Weiter zunehmende Fehlstellung mit ungewöhnlicher Luxation des Humeruskopfs nach medial. Die Reste der Gelenkpfanne sind kaum noch nachweisbar.

c Axiale CT, Knochenfenster. Ausgedehnter Gelenkerguss. Kleinere entzündliche Destruktionen an der gesamten Humeruskopfzirkumferenz. Ausgedehnte Destruktionen an der Gelenkpfanne, von der nur noch die Basis erhalten ist. Gelenkdetritus im medialen Gelenkanteil.

d Weichteilfenster, korrespondierend zu Abb. c. Ausgedehnter Gelenkerguss. Detritus im Gelenk.

e Parakoronare Rekonstruktion, die die Fehlstellung mit Luxation nach medial nochmals deutlich aufzeigt.

Seronegative Spondarthropathien

Spondylitis ankylosans (Morbus Bechterew)

Schlüsselwörter
Spondylitis ankylosans,
Morbus Bechterew,
Enthesitis

Keywords
ankylosing spondylitis,
Bechterew's disease,
enthesitis

Pathologie

- Gemeinsamkeiten der 3 wichtigsten und häufigsten seronegativen Spondarthropathien mit der rheumatoiden Arthritis:
  - „tumorartig" proliferierender Pannus
  - ausgedehnte Knochendestruktionen
- grundsätzliche Unterschiede zur rheumatoiden Arthritis:
  - Verteilungsmuster der Destruktionen
  - Morphologie der Destruktionen im Detail
  - Beteiligung der Enthesen
  - Neigung zur „entzündlichen" Sehnenansatz- und Kapselansatzverknöcherung

Klinik

- Schulter nach dem Hüftgelenk am zweithäufigsten beteiligtes Gelenk (nach den Kreuzdarmbeingelenken) (ca. 32 % der Fälle)
- nicht selten artikuläre Erstmanifestation (nach den Kreuzdarmbeingelenken)

Diagnostik

 Rö

Indikationen
- zur Diagnose und Verlaufskontrolle

Befund
- Weichteilzeichen:
  - Weichteilplus
  - Homogenisierung der Weichteilstrukturen
  - Auslöschung der Fettstreifen
  - Ergüsse deutlich geringer als bei rheumatoider Arthritis

- arthritische Kollateralphänomene:
  - gelenknahe Osteoporose seltener als bei rheumatoider Arthritis
- arthritische Direktzeichen:
  - Ausbildung von Pannus sehr viel geringer als bei rheumatoider Arthritis
  - Früherosionen an den Kapselansatzzonen am Ober- und Unterrand des Collum anatomicum
  - Destruktionen an der Vorder- und Hinterseite des Kapselansatzes als vieldeutige „zystische" Aufhellungen
- typisch im Gegensatz zur rheumatoiden Arthritis:
  - unscharf begrenzte Ossifikationen an den Kapselansätzen und gelenknahen Sehnenansätzen (Fibroostitis, Enthesitis)
  - gelenknahe lamelläre Periostreaktionen
  - postentzündliche Ankylosen am Humeroglenoidalgelenk selten, aber am benachbarten AC-Gelenk relativ häufig

Wertung
- Basisdiagnostik

 Sono

Indikationen
- Ergussfeststellung
- Orientierung über Knochendestruktionen
- Verlaufsbeobachtung
- Rotatorenmanschettendiagnostik

Befund
- unspezifische Zeichen der Arthritis bei rheumatoider Arthritis (nach den Kreuzdarmbeingelenken)
- zusätzliche Enthesitiden

Wertung
- Diagnostik der Rotatorenmanschette, weniger der Arthritis selbst

 CT

Indikationen
- nur bei Komplikationen, Frakturen

Befund
- Darstellung der Knochendestruktionen und der ossären Proliferationen

Wertung
- im diagnostischen Ablauf bei unkompliziertem Verlauf entbehrlich

MRT

Indikationen
- Abklärung von Schulterbeschwerden analog zu Patienten ohne rheumatische Gelenkerkrankung

Befund
- Erguss, Synovitis, Knochenmarködem und Erosionen wie bei der rheumatoiden Arthritis, evtl. weniger Pannus
- zusätzlich zu den Befunden bei rheumatoider Arthritis
  - enthesitische Veränderungen mit Knochenmarködem in den ansatznahen Regionen, Veränderung der Sehnenansätze

Wertung
- Stellenwert im diagnostischen Ablauf der seronegativen rheumatischen Schulter nicht geklärt

Reaktive Psoriasisarthritis und enteropathische Arthritiden

Schlüsselwörter
Psoriasis(osteo-)arthropathie, reaktive/enteropathische Arthritis, Reiter-Syndrom, Morbus Crohn, Colitis ulcerosa

Keywords
psoriatic (osteo-)arthropathy, reactive/enteropathic arthritis, Reiter's syndrome; Crohn's disease, ulcerative colitis

Klinik

Psoriasisosteoarthropathie
- bei ca. 6 % der Patienten mit Psoriasis
- Beteiligung des Schultergelenks dabei selten, meist als asymmetrische Oligoarthritis
- häufiger periphere Polyarthritis mit Mutilationen und Ankylosen

Reiter-Syndrom
- typisch asymmetrische Oligoarthritis der unteren Extremitäten
- Schultergelenkbeteiligung relativ selten

- ca. 20 % einmalige oligoarthritische Schübe mit Ausheilung
- ca. 20 % einzelne Rezidive
- ca. 60 % Übergang in chronisches Reiter-Syndrom mit SI-Arthritis, Wirbelsäulenveränderungen und destruierenden Gelenkveränderungen

Übrige reaktive Arthritiden
- Ursache: Tage bis Wochen nach Infektionsbeginn auftretende Antikörperdynamik

- postinfektiöse asymmetrische Mono- oder Oligoarthritiden
- zu ca. 80 % HLA-B-27-positiv

Morbus Crohn
- Häufigkeit von Arthritiden bis zu 22 % der Fälle
- klinisch meist nur leichte „wandernde" Synovitiden eines oder mehrerer Gelenke
- Bevorzugung der unteren Extremität
- Schmerzen, Schwellung, Bewegungseinschränkung

Colitis ulcerosa

- Gelenkbeteiligung bis zu 25 % der Fälle
- meist akute Monarthritis oder Oligoarthritis
- Kniegelenk wie beim Morbus Crohn am häufigsten betroffen
- Schultergelenk ebenfalls wie beim Morbus Crohn relativ selten betroffen

Diagnostik

 Rö

Indikationen
- Diagnose und Verlauf

Befund

Arthritis psoriatica
- Unterschiede zur rheumatoiden Arthritis: geringer ausgeprägter Pannus mit früherer Fibrosierung, knöcherne Proliferationen und Neigung zur Ankylose

- selten gelenknahe Osteoporose
- weniger ausgeprägte Gelenkspaltverschmälerung
- Destruktionsausmaß am Schultergelenk meist geringer als bei der rheumatoiden Arthritis
- Osteoproliferationen an den Kapselansätzen und gelenknahen Sehnenansätzen (Fibroostitiden)
- metaphysäre Periostreaktionen

Reiter-Syndrom
- Röntgenbefunde ähnlich der Spondylitis ankylosans und der Arthritis psoriatica
- eher geringe Weichteilschwellung und gelenknahe Osteoporose
- am Schultergelenk eher geringe Gelenkspaltverschmälerung
- Knochendestruktionen zunächst marginal, dann zentral
- ausgeprägte gelenknahe Knochenproliferationen

Morbus Crohn
- meist nur Weichteilschwellung und gelenknahe Osteoporose
- Knochendestruktionen selten und unspezifisch
- in Einzelfällen jedoch Veränderungen wie bei der Spondylitis ankylosans

Colitis ulcerosa
- wie beim Morbus Crohn meist nur unspezifische Veränderungen
- Gelenkschwellung
- gelenknahe Osteoporose
- nur selten mit Knochendestruktionen

Wertung
- Basisdiagnostik

Grundlagen der Therapie

Konservativ

Wie bei rheumatoider Arthritis zunächst symptomatische Therapie mit NSAR bzw. COX-2-Inhibitoren, Lokaltherapie und niedrig dosierten Steroiden. Bei unzureichendem Ansprechen Versuch einer Basistherapie:
- Spondylitis ankylosans mit Gelenkbeteiligung: Sulfasalazin, MTX
- Arthritis psoriatica: MTX, Sulfasalazin, Ciclosporin
- reaktive Arthritiden: Sulfasalazin bei Persistenz von mehr als 6 Monaten
- enteropathische Arthritis: Sulfasalazin
- Kollagenosen: Antimalariamittel, Azathioprin

Operativ
- wie bei rheumatoider Arthritis

Kollagenosen

Systemischer Lupus erythematodes

Pathologie
- Myositis
- meist nicht erosive Arthropathie
- spontane Sehnenerweichungen und -rupturen
- Osteonekrosen
- Weichteilverkalkungen

Klinik
- Gelenkbeschwerden: Morgensteifigkeit, Schmerzen, Weichteilschwellung
- Schwäche durch schmerzhafte Bewegungseinschränkung
- symmetrische Polyarthritis

 Rö

Indikationen
- Diagnose und Verlauf bei Beschwerden am Schultergelenk, u. a. auch zum Ausschluss anderer Veränderungen

Befund
- Gelenkspaltverschmälerung und Knochendestruktionen nur gering ausgeprägt
- Druckerosionen durch Kapselschrumpfung und Kontrakturen
- avaskuläre Nekrose des Humeruskopfs häufig
- eher selten: lineare, noduläre oder diffuse Weichteilverkalkungen

Wertung
- Basisdiagnostik

Schlüsselwörter
Lupus erythematodes

Keywords
lupus erythematosus

Progressive systemische Sklerose

Pathologie
- Systemerkrankung mit Kollagenanhäufung und Fibrose von Haut und inneren Organen
- Angiopathie
- subkutane Kalkablagerungen mit möglicher Entleerung nach außen

Klinik
- Gelenkbeteiligung in 12 – 65 % der Fälle beschrieben (Schultergelenk eher selten)
- Beginn mit Raynaud-Phänomen

- Verdickung und Induration der Fingerweichteile
- später Atrophie der Fingerspitzenweichteile

Diagnostik

 Rö

Indikationen
- Diagnose und Verlauf
- auch zum Ausschluss anderer Veränderungen am Schultergelenk

Befund
- geringgradige Knorpel- und Knochendestruktionen, gelegentlich Druckerosionen durch Kontrakturen
- avaskuläre Nekrose des Humeruskopfs
- Kalkausgüsse des Schultergelenks
- krümelige periartikuläre Verkalkungen

Wertung
- Basisdiagnostik

Schlüsselwörter
progressive systemische Sklerose, CREST, Raynaud-Phänomen

Keywords
progressive systemic sclerosis, CREST, Raynaud's phenomenon

HIV-assoziierte Arthritiden

Schlüsselwörter
HIV-assoziierte Arthritis,
akut infektiöse Arthritis

Keywords
HIV associated arthritis,
acute infectious arthritis

Pathologie
- Kompromittierung der körpereigenen Infektabwehr durch HIV-Infektion

Klinik
- Prädisposition für opportunistische Infektionen
- Auftreten auch von Myositiden und immunologisch bedingten Arthritiden
- als rheumatologische Manifestationen differenzierte und undifferenzierte Formen der seronegativen Spondarthropathien

- insbesondere inkomplette Reiter-Syndrome und Arthritiden ähnlich der Psoriasisarthritis
- bei infektiösen Arthritiden insbesondere Knie- und Schultergelenk: häufigste Erreger Staphylococcus aureus und Streptococcus pneumoniae

Diagnostik

 Rö

Indikationen
- Diagnose und Verlauf
- zum Ausschluss anderer Schulterpathologie

Befund
- bei den immunologischen Manifestationen Röntgenbefunde insbesondere des Reiter-Syndroms und der Psoriasisarthritis (S. 86)
- bei den infektiösen Arthritiden Bild der septischen Arthritis (S. 75)

Wertung
- Basisdiagnostik

Osteomyelitis

Pathologie
- mögliche Wege der Knocheninfektion:
  – hämatogene Infektion
  – Ausbreitung per continuitatem von benachbartem Entzündungsherd aus,

z. B. auf den Knochen übergreifender Weichteilabszess
- direkte Implantation bei Punktionen, penetrierenden Verletzungen, Tier- und Menschenbissen möglich

- intraoperative oder postoperative Infektion kann durch einen der drei o. g. Mechanismen bedingt sein

Akute hämatogene Osteomyelitis

Schlüsselwörter
akute/hämatogene
Osteomyelitis, endogene
Osteomyelitis, Bakteriämie

Keywords
acute/hematogenic
osteomyelitis, endogenic
osteomyelitis, bacteraemia

Pathologie
- Eintritt der Mikroorganismen direkt aus extravaskulärer Primärlokalisation in die Gefäße
- Bakteriämie
- mögliche Ausgangsorte: Urogenitaltrakt, Dünndarm und Dickdarm, Gallenwege, Atemwege, Haut und andere Strukturen

Klinik
- im Kindesalter Erkrankung relativ häufig
- toxisches Bild: plötzlich einsetzendes Fieber, lokale Entzündungssymptome
- beim Erwachsenen weniger dramatisches Erscheinungsbild, mehr schleichender Beginn
- Jungen und Männer gegenüber Frauen und Mädchen deutlich bevorzugt
- multilokulärer Befall am häufigsten in den ersten Lebensjahren
- bei Kindern und Jugendlichen sind lange Röhrenknochen bevorzugte Lokalisation, beim Erwachsenen Befall des Achsenskeletts
- Spektrum der Mikroorganismen:

- Säugling und Kleinkind bis zu 1 Jahr: Staph. aureus, hämolytische Streptokokken Typ B, E. coli
- Kleinkind 1–4 Jahre: Staph. aureus, Str. pyogenes, H. influenzae
- Kinder über 4 Jahre: Staphylokokken
- Erwachsene: am häufigsten Gram-negative Organismen (ebenso bei Drogenabhängigen)
- postoperativ am häufigsten Staphylokokken
- bei Erkrankungen des Gastrointestinal- und des Urogenitaltrakts gramnegative Septikämien
- nach akuten oder bei chronischen Atemwegsinfekten Tuberkelbakterien, Pilze oder Pneumokokken
- bei weniger als 50 % der Patienten mit Osteomyelitis sind Blutkulturen ergiebig

Diagnostik

 Rö

Indikationen
- bei Verdacht, zur Diagnose und Verlaufskontrolle
- zur Erkennung von Komplikationen (z. B. Begleitarthritis)

Befund
- Kleinkind bis 1 Jahr:
  – Abgrenzung besonders schwierig wegen noch nicht ossifizierter Epiphysen
  – metaphysäre Aufhellungszonen
  – Periostreaktionen
  – Gelenkergusszeichen
- Kind:
  – bei hämatogener Osteomyelitis signifikante Knochendestruktionen nach Tagen bis Wochen
  – subtile Veränderungen benachbarter Weichteile sowie lamelläre Periostreaktionen meist schon nach 3 Tagen
- Erwachsene:
  – Weichteilzeichen schwieriger zu erkennen
  – unharmonische fleckige Osteoporose
  – epiphysäre, metaphysäre und diaphysäre Destruktionsherde als unscharf begrenzte Aufhellungszonen unterschiedlicher Größe
  – Kortikalisdestruktion: endostale Arrosion, bogige Kortikalisverdünnung von endostal her, intrakortikale Tunnellierung, unscharf begrenzte subperiostale Knochendefekte
  – begleitende Periostreaktion

Wertung
- röntgenologisch keine Frühdiagnose möglich (Bild hinkt nach)
- Basisdiagnostik

 Sono

Indikationen
- bei Kindern Darstellung von Periost, Knochenoberfläche, Ausschluss Begleitarthritis
- ggf. zur Suche von Flüssigkeitsverhalten/Abszessen

Befund
- Weichteilveränderungen (Verstreichen der normalen Konturen, Ödem, Abszesse)
- Periostabhebung
- Begleiterguss im benachbarten Gelenk

Wertung
- vor allem beim Kind und Kleinkind sehr nützliche Technik auch bei der Weichteilbeteiligung der Osteomyelitis
- bei hoher Auflösung (7–10 MHz) auch Detektion von Periostreaktionen

Szinti

Indikationen
- Verdacht auf multiple Infektherde
- unbekannte Infektlokalisation

Methoden/Befund
- Technetiumphosphat- oder Polyphosphatszintigraphie:
  - kann bereits Stunden bis Tage nach Beginn der Infektion positiv werden
  - den Röntgenveränderungen um Tage bis Wochen vorausgehend
  - Veränderungen zunächst manchmal als "cold spot", aber nach wenigen Tagen Übergang zum typischen "hot spot"

- beim Jugendlichen Entdeckung der Veränderungen schwierig aufgrund schon normal sehr intensiver metaphysärer Aktivitätsbelegung
- Leukozytenszintigraphie:
  - bei Knocheninfektionen weniger sensitiv als bei Weichteilinfektionen
  - für die frühe Osteomyelitis etwas sensitiver als Technetiumphosphatszintigraphie
  - führt bei der Unterscheidung zwischen Osteomyelitis und septischer Arthritis eher zu Schwierigkeiten
  - Präparation der markierten Leukozyten sehr zeitaufwendig
  - Anfertigung der Aufnahmen erst 4–6 Stunden nach Injektion des Tracers
- 3-Phasen-Szintigraphie:
  - Mehrbelegung in allen 3 Phasen: angiographische Phase, Blutpoolphase und Spätphase
  - bei Knocheninfektionen in allen 3 Phasen vermehrte Anreicherung
- bei Weichteilinfektion überwiegend nur angiographische Phase und Blutpoolphase positiv, in Spätphase meist nur noch minimale Anreicherung

Wertung
- im Kindesalter, strenge Indikation
- hoch sensitiv, nicht sehr spezifisch

 MRT

Indikationen
- Ausbreitungsdiagnostik (intraossär, Weichteile, Gelenke)
- Komplikationsausschluss

Methode
- Spulenwahl je nach erwarteter Ausdehnung
- bei schultergelenknaher Manifestation: parakoronal, axial, bei weiter dia-

physärer Lokalisation streng koronar, axial, sagittal
- STIR, ggf. T2w SE mit Fettsättigung, T1w nativ, T1w mit Fettsättigung nach KM

Befund
- Knochenmarködem und intraossärer Entzündungsherd (T1 nativ: Fettmarkauslöschung, T2: hyperintens, T1 KM: Anreicherung: umfasst den Infektherd und ein unterschiedlich großes Areal reaktiven Ödems und Hypervaskularisation)
- Knochenzerstörung: Erosion und Perforation der Kortikalis Sequester: in allen Sequenzen intermediär, keine KM-Anreicherung
- periostale Reaktion (sub-/periostale Abszesse) (T1: intermediär oder leicht hyperintens, T2: hyperintenser Halo um die Kortikalis, KM: Anreicherung mit Aussparung der flüssigen Anteile)
- komplizierende Gelenkbeteiligung: Erguss, Synovitis
- Weichteilbeteiligung: Abszesse, subkutane Ödeme, Anreicherungen, Fisteln

Wertung
- hervorragende Sensitivität, jedoch mäßige Spezifität
- Differenzierung einer begleitenden septischen oder reaktiven Arthritis unzuverlässig
- Ausbreitung wird überschätzt (reaktives Knochenmarködem ist größer als eigentliches Infektareal)
- Cave: postoperative Befunde: Serome, Hämatome und reaktive Ödeme von Subkutis, Weichteilen und Knochen sowie Gelenkergüsse können die Befunde der Infektion simulieren

Subakute und chronische hämatogene Osteomyelitis, Brodie-Abszess

Pathologie
- einzelne oder multiple Herde möglich
- häufigster Keim: Staphylokokken
- Abszess von entzündlichem Granulationsgewebe, ab Beginn der Reparation von Sklerosesäumen umgeben
- Abszessflüssigkeit purulent oder mukoid
- Sequester histologisch von Granulationsgewebe umgeben
- Durchbrechen von Sequestern nach außen sowie Fistelgänge möglich

Klinik
- Brodie-Abszesse am häufigsten im Kindesalter
- häufigste Lokalisation von Brodie-Abszessen an Metaphysen, vor allem der distalen und proximalen Tibia
- weniger häufig in anderen langen Röhrenknochen oder „flachen" Knochen

Diagnostik

 Rö

Indikationen
- bei Verdacht
- zum Ausschluss einer Reaktivierung
- zum Ausschluss von Komplikationen

Befund
Osteomyelitis allgemein
- zunächst nur Osteolysen, ab Beginn des Reparationsstadiums „buntes irreguläres Bild" mit Nebeneinander von Knochendestruktionen und Sklerosierungen typisch
- aufgehobene trabekuläre Architektur und strähniger Umbau des Markraums
- deutliche Deformierung der betroffenen Knochen möglich
- Knochen durch periostale Knochenanbauten aufgetrieben und verdichtet
- Lokalisation der Sequester insbesondere in der Spongiosa, seltener auch in der Kortikalis

Schlüsselwörter
subakute/chronische hämatogene Osteomyelitis; Brodie-Abszess, Sequestrierung

Keywords
subacute/chronic hematogenic osteomyelitis, Brodie's abscess, sequestration

- längsovaläre Aufhellungen, zentrale Verdichtung *dichter* als benachbarter Knochen (Sequester: *avitaler Knochen!*)

Brodie-Abszess

- relativ scharf begrenzte Strukturaufhellungen mit zarter umgebender Sklerose
- gewundene Verbindungskanäle zur Epiphysenfuge als diagnostischer Beweis (Schichtaufnahmen!)
- Strukturaufhellung zentral oder subkortikal, evtl. mit Sequestrierung
- bei epiphysärer Lage zirkuläre, scharf abgrenzbare Osteolyse
- bei kortikaler Lage Imitation eines Osteoidosteoms oder einer Ermüdungsfraktur durch umgebende Sklerose und Periostreaktion

Faustregel zur DD des Brodie-Abszesses

- zirkuläre oder elliptische Aufhellung ohne Binnenverkalkungen von ca. 2 cm ist charakteristisch für Brodie-Abszess
- zirkuläre Aufhellung von unter 2 cm mit ausgeprägtem sklerotischem Randsaum spricht für Osteoid-Osteom
- lineare Verschattung eventuell mit schmalem Aufhellungsband charakteristisch für Ermüdungsfraktur

Zeichen der Reaktivierung

- Röntgenzeichen gegenüber der Klinik um einige Wochen verzögert
- im Vergleich mit Voraufnahmen neu aufgetretene unscharf begrenzte Destruktionen und Demineralisierungszonen
- neu entwickelte periostale Knochenappositionen

- wirklich eindeutiges Zeichen der Reaktivierung bei chronischer Osteomyelitis: Demarkierung von Sequestern

Wertung

- als primäres bildgebendes Verfahren zur Beurteilung einer Reaktivierung unabdingbar

 CT

Indikationen

- zur Sicherung der Diagnose bei Verdacht auf Sequester (die konventionelle Tomographie ersetzend)

Befund

- Veränderungen von Knochen und Periost wie in der konventionellen Diagnostik: Sklerosierung, Deformierung, Spongiosazerstörung, Verdickung von Periost und Kortikalis
- weichteildichte Markraumobliteration durch Eiter, Ödem, Granulationsgewebe, Narbengewebe (was allein bildgebend nicht weiter zu differenzieren ist)
- Sequester: stark sklerotisch, umgeben von einer weichteildichten Knochenhöhle

Wertung

- kleine Sequester, Gaseinschlüsse, Spiegel sind in der CT besser erfassbar als im konventionellen Röntgen

 MRT

Indikationen

- ggf. zur Abklärung einer Reaktivierung

Methode

- wie akute Osteomyelitis

Befund

- vielfältigeres Bild im Vergleich zur akuten Osteomyelitis mit Nebeneinander der einzelnen Zeichen
- Knochenmarködem, Markraumentzündung
- Periostreaktion
- Zerstörung von Kortikalis
- Zerstörung der Spongiosa, Sequester
- Deformierung und Verbreiterung des Knochens
- Weichteilbeteiligung: Abszesse, Fisteln, subkutane und kutane Verdickung und Hypervaskularisation
- Brodie-Abszess: ovaläre scharf begrenzte intraossäre Läsion (T1: hypointens, T2: hyperintens, mit erkennbarer Randsklerose [T1, T2, T1 + KM: hypointens])

Wertung

- nicht routinemäßig erforderlich
- gerade die DD Reaktivierung/inaktive Osteomyelitis kann schwierig sein, Ödem etc. hält viele Monate an
- nicht jede Ergussbildung und Synovitis im benachbarten Gelenk entspricht einer septischen Arthritis
- DD: Tumor, Myelofibrose, Morbus Gaucher, aufgrund MRT allein unzuverlässig

Sklerosierende Osteomyelitis Garré (sicca)

*Schlüsselwörter
sklerosierende Osteomyelitis, Osteomyelitis sicca; Osteomyelitis Garré*

*Keywords
sclerosing osteomyelitis, osteomyelitis sicca; Garré's osteomyelitis*

Pathologie

- verminderte Erregervirulenz im Verhältnis zur Abwehrlage des Patienten
- bei subakuten und chronischen Stadien extensive periostale Knochenneubildungen um ursprünglich bereits veränderte Kortikalis
- erhebliche Verdichtungen und Konturunregelmäßigkeiten

Klinik

- oft anamnestisch Sepsis
- Manifestation an der Mandibula, aber auch an langen Röhrenknochen
- Biopsie nicht selten steril
- DD: Osteoid-Osteom, fibröse Dysplasie und Ewing-Sarkom

Diagnostik

 Rö

Indikationen

- zu Diagnose und Verlauf

Befund

- deutliche Sklerosierung mit periostaler und endostaler Knochenneubildung
- auf Übersichtsbildern und in Schnittbildverfahren keine Abszedierung nachweisbar
- auch osteolytische Knochendestruktionen meist nicht erkennbar

Wertung

- Basisdiagnostik

MRT

Indikationen

- nicht gesichert

Befund

- Verdickung der Kortikalis mit eingestreuten kleinfleckigen Signalerhöhungen
- mäßiggradig ausgeprägtes Ödem in den umgebenden Weichteilen

Wertung

- Stellenwert im diagnostischen Ablauf nicht gesichert

Chronisch rekurrierende multifokale Osteomyelitis (CRMO)

Pathologie
- nicht ganz seltene Erkrankung unklarer Ätiologie
- CRMO gleiche oder nahe verwandte Entität wie die sternokostoklavikuläre Hyperostose, das SAPHO-Syndrom bzw. das akquirierte Hyperostosesyndrom
- histologisch meist niedrig virulente chronische Osteomyelitis mit vorwiegend lymphoplasmazellulären Infiltraten und Inseln von Knochenneubildungen

Klinik
- vorwiegend Kinder und Adoleszente betreffend, seltener Erwachsene
- bei 25% der jungen und 50% der erwachsenen Patienten Assoziation mit Pustulosis palmoplantaris
- Laborparameter unspezifisch entzündlich, Biopsie steril
- multifokaler Befall verschiedener Skelettregionen
- rezidivierender Verlauf, insgesamt Prognose verhältnismäßig gut
- vereinzelt Therapieerfolge mit NSAR sowie mit Azithromycin und Calcitonin

Diagnostik

Indikationen
- zur Diagnose, zum Ausschluss anderer Erkrankungen

Befund
- nebeneinander Destruktionen und andererseits ausgedehnte periostale Knochenappositionen und Sklerosierungen
- bei 50% der Patienten Beteiligung der Klavikula, vorwiegend medial
- Metaphysen der langen Röhrenknochen der unteren Extremität in ca. 70% betroffen
- Diagnose CRMO als Ausschlussdiagnose gegenüber bakterieller Osteomyelitis und posttraumatischer Osteomyelitis

Wertung
- Basisdiagnostik

Schlüsselwörter
chronisch rekurrierende multifokale Osteomyelitis, CRMO, SAPHO-Syndrom

Keywords
chronic recurrent multifocal osteomyelitis, CRMO, SAPHO syndrome

Chronische Osteomyelitis durch Ausbreitung von einem benachbarten Herd

Pathologie
- bei den meisten Fällen der Entstehung einer Osteomyelitis per continuitatem Ausbreitung von benachbarten Weichteilherden her
- im Wachstumsalter wegen noch intraartikulärer Epiphysenfugen: Knocheninfektion als unmittelbare Folge einer Gelenkinfektion

- Osteomyelitis an der Mandibula oder Maxilla bei mangelhafter Dentalhygiene
- seltener Osteomyelitiden der Schädelknochen durch chronische Sinusitiden
- Osteomyelitiden an den Beckenknochen durch viszerale Infektionen insbesondere mit Fistelbildungen

Diagnostik

Befund
- bei Kontamination des Knochens von benachbarter Weichteilentzündung her zunächst periostale Knochenneubildung als erstes Röntgenzeichen
- anschließend subperiostale Knochenresorption und lokalisierte Destruktion der Kortikalis
- Ausbreitung in Havers- und Volkmann-Kanälen
- danach Ausbreitung ins Knochenmark mit osteolytischen Defekten

Postoperative Osteomyelitis und Osteomyelitis durch direkte Implantation

Pathologie
- Infektionsrate bis zu 10% nach Traumata, operativer Versorgung von Unfallverletzten und Endoprothesenimplantation
- posttraumatische Osteomyelitis häufigste Form der chronischen Osteomyelitis

- Risikofaktoren: offene Frakturen, große Weichteilläsionen, umfangreiche Eingriffe sowie gestörte Vaskularisation
- Menge und Virulenz der eingebrachten Keime sowie mechanische Faktoren von Bedeutung

Klinik
- untere Extremität deutlich häufiger betroffen
- bei perioperativer Antibiotikaprophylaxe potenziell Maskierung des klinischen und röntgenologischen Bildes
- Entwicklung einer chronischen Osteomyelitis mit sekundärem Therapieversagen aus primär akuter Infektion auch bei kombinierter chirurgischer und antibiotischer Therapie möglich

Schlüsselwörter
postoperative/posttraumatische Osteomyelitis, Osteosynthese, Endoprothese

Keywords
postoperative/posttraumatic osteomyelitis, osteosynthesis, endoprothesis

Diagnostik

Indikationen
- zur Diagnose und Verlaufsbeurteilung

Befund
- bei Infektion von Osteosynthese-material Aufhellungssäume um das Material erst ab einer Breite von 2 mm verwertbar
- Materiallockerung als DD bei Fehlen weiterer Zeichen
- bei Infektion Aufhellungssäume meist unscharf und unregelmäßig konfigu-riert, bei Lockerung mehr linear mit schmaler Randsklerose
- bei Spickdrähten in 4 % der Fälle unscharf begrenzte perifokale Auf-hellungen um den Draht herum

- nach Spickdrahtentfernung Ringsequester im Bereich des Bohrkanals möglich

Wertung
- unabdingbar

Indikationen
- selten erforderlich
- durch Metallartefakte oft erheblich eingeschränkt
- auch nach Metallentfernung häufig noch störender Metallabrieb

Methode
- TSE-Sequenzen weniger anfällig für Metallartefakte

Befund
- ausgedehnte Umbauprozesse mit Skle-rosierungen und Kortikalisverdickung

- im Knochenmark inhomogene Signal-verteilungen
- Abszesse, Sequester und Fistelgänge nachweisbar
- Nachweis einer weitgehend unauffälli-gen Kortikalis spricht gegen eine aktive posttraumatische Osteomyelitis
- Weichteilinfektion mit Signalinhomo-genitäten der subfaszialen Schichten

Wertung
- Wochen und Monate postoperativ oder posttraumatisch durch Ödem, Granulationsgewebe, Hämatom etc., Diagnose einer zusätzlichen Infektion häufig schwierig

Weichteilinfektionen

Schlüsselwörter
Weichteilinfektion,
nekrotisierende Fasziitis

Keywords
soft tissue inflammation,
necrotising fasciitis

Pathologie
- durch direkte Kontamination nach Trauma oder aber durch Grund-erkrankung (z. B. Diabetes mellitus) mit Verletzung der Hautoberfläche
- aufgrund Mikroangiopathie und resul-tierender Gewebsschädigung Auftreten hämatogener Weichteilinfektionen
- Hautfissuren und -ulzera als Eintritts-pforte, Übergreifen auch auf die benachbarten Knochen

Klinik
- Hautrötung/-überwärmung, ödematöse Schwellung
- evtl. heftige Entzündungszeichen, Schmerzen
- mögliche Zeichen der Osteomyelitis

Nekrotisierende Fasziitis
- seltener Typ der Weichteilinfektion
- generalisierte Fasziennekrosen ohne ausgeprägtere muskuläre und kutane Infektionsherde

Diagnostik

Indikationen
- zum Ausschluss einer Knochen-oder Gelenkbeteiligung

Befund
- Hinweise durch Auslöschung von physiologischen Fettstreifen und durch ödematöse Durchtränkung von Muskelgewebe und Fettgewebe
- vereinzelt auch Luftansammlungen in den Weichteilen
- später Reaktion des benachbarten Knochens mit Periostitis
- umschriebene Weichteilverdichtungen

Wertung
- unabdingbar

Indikationen
- bei ausgedehnten Krankheitsbildern
- evtl. zum Ausschluss einer Knochen-beteiligung, falls konventionelles Rö nicht ausreichend

Befund
- Schwellung und Verquellung des Weichteilgewebes, Maskierung der Strukturen
- Lufteinschlüsse, Abszesse, Fremdkörper
- bei Knochenbeteiligung: Arrosionen, Periostreaktionen

Wertung
- zur Ergänzung der konventionellen Diagnostik
- in der Weichteildarstellung der MRT unterlegen

Indikationen
- bei ausgedehntem Krankheitsbild zur Ausbreitungsdiagnostik

Befund
- Ödem und Hypervaskularisation in Subkutis, Fett, betroffenen Faszien-räumen, Muskeln
- Erguss und Synovitis von Sehnen-scheiden, Gelenken
- Abszesse, Fisteln
- bei Knochenbeteiligung: Periost-reaktionen, Knochenmarködem etc.

Wertung
- bei ausgedehntem Krankheitsbild zur Operationsplanung
- hoch sensitiv, wenig spezifisch

Diagnostischer Leitfaden bei entzündlichen Erkrankungen

1. Rö (Primärdiagnostik)

Indikationen

- primäre Methode der Wahl zur Beurteilung knöcherner Veränderungen
- Weichteilschatten und evtl. periartikuläre Verkalkungen beachten!

Empfohlene Standardprojektionen

- a.-p. Projektion
- axiale oder halbaxiale Projektion
- AC-Gelenkaufnahme
- (Aufnahmen in Rotation – „Schwedenstatus")

2. Sono (Primär- und Zusatzdiagnostik)

Indikationen

- Methode der Wahl zur Beurteilung/ Pathologie von Weichteilen: Kapsel, Bizepssehne, Rotatorenmanschette, Bursae
- Ergussnachweis/-punktion
- Nachweis größerer ossärer Defekte
- dynamische Beurteilung der Gelenkfunktion bei chronischen Entzündungen
- Verlaufskontrolle besonders bei Kindern

3. CT (Zusatzdiagnostik)

Indikationen

- Ausmaß knöcherner Destruktionen/ Proliferationen bei akuten und chronischen Arthritiden
- Ausbreitung intraossärer Entzündungen/Abszedierungen
- Sequesterdiagnostik
- CT-gestützte Biopsie
- Pseudarthrose
- zur OP-Planung 2-D- und 3-D-Rekonstruktionen

4. MRT plus KM (Zusatzdiagnostik)

Indikationen

- Darstellung des Ausmaßes von Knochen- und insbesondere Weichteilinfektionen/-abszessen
- Beurteilung/Pathologie von Weichteilen: Kapsel, Bizepssehne, Rotatorenmanschette, Bursae, Synovialzysten
- Feststellung der Pannusaktivität bei rheumatoider Arthritis
- intramedulläre Ausbreitung einer Osteomyelitis

5. Szintigraphie (Primär- und Zusatzdiagnostik)

Indikationen

- (Früh-)Diagnostik mit hoher Sensitivität vor röntgenologisch detektierbaren Veränderungen
- multiple Infektherde/unklare Lokalisation
- Differenzierung von Knochen- und Weichteilinfektionen durch 3-Phasen-Szintigraphie
- Ausschluss entzündlicher Veränderungen bei Endoprothesen

T. M. Link

5 Tumoren und tumorähnliche Läsionen

Definition

Primäre Knochentumoren und tumorartige Neubildungen, so genannte
"tumor like lesions", sind maligne und
benigne raumfordernde Veränderungen.
Diese sind relativ selten im Bereich
des Schultergürtels lokalisiert. Nach
Angaben von Barlow et al. finden sich
nur ca. 5 % der primären Knochentumoren im proximalen Humerus, der Skapula
und dem lateralen Anteil der Klavikula.
Für bestimmte Läsionen ist die Schulter
jedoch eine Prädilektionsstelle. So kommen zum Beispiel 51 % der juvenilen
Knochenzysten im Bereich des Schulter
vor.

Klinik

- Schmerzen
- Schwellung
- pathologische Frakturen

Diagnostik

Allgemeines

Für die Diagnose von Knochentumoren
sind das Patientenalter und die Lokalisation des Tumors von herausragender
Bedeutung:

- junge Patienten bis ca. 30 Jahre haben
  in der Regel benigne oder maligne
  primäre Knochentumoren, während
  man bei Patienten über 50 Jahren zum
  überwiegenden Prozentsatz maligne
  sekundäre Knochentumoren
  (Metastasen) findet
- typische Knochentumoren des älteren
  Patienten sind auch das Plasmozytom,
  das Chondrosarkom, das maligne fibröse Histiozytom und das Lymphom

Die meisten Tumoren haben eine metaphysäre Lokalisation, Ausnahmen:

- typischerweise epiphysär lokalisiert
  sind der Riesenzelltumor, das
  Chondroblastom und das Klarzell-
  chondrosarkom
- für das Ewing-Sarkom ist eine
  diaphysäre Lage charakteristisch
- juvenile Knochenzysten entstehen
  meist metaphysär und können im
  Wachstumsverlauf nach diaphysär
  auswachsen

 Rö

Indikationen

- wichtigste Technik zur artdiagnos-
  tischen Einordnung von Knochentumoren

Empfohlene Röntgenaufnahmen

- Standardprojektionen in 2 Ebenen
- Spezialprojektionen in Abhängigkeit
  von der Tumorlokalisation

Befund

- glatt oder unscharf begrenzte
  Osteolyse
- osteoplastische Veränderung
- Kortikalisdestruktion
- Matrixverkalkungen oder
  -ossifikationen
- periostale Veränderungen

 Sono

Indikationen

- bei Tumoren ohne signifikante
  Bedeutung
- ggf. zur Beurteilung einer Weichteilkomponente oder eines
  Gelenkergusses

 CT

Indikationen

- Beurteilung der Begrenzung einer
  Läsion
- Kortikalisdestruktion (Differenzierung
  von Enchondrom und Low-grade-
  Chondrosarkom)
- bessere Beurteilung der
  Matrixveränderungen
- Beurteilung der mechanischen
  Stabilität

Empfohlener Untersuchungsmodus

- Standard-CT oder Spiral-CT:
  - Schichtdicke: 2 – 5 mm
  - Tischvorschub: 2 – 5 mm/Rotation
  - Inkrement: 1 – 3 mm

Befund

- glatt oder unscharf begrenzte
  Osteolyse
- osteoplastische Veränderung
- Kortikalisdestruktion
- Matrixverkalkungen oder -ossifikatio-
  nen (besser abgrenzbar und beurteilbar
  als in den konventionellen Röntgenaufnahmen)
- periostale Veränderungen

 MRT

Indikationen

- Hauptindikation ist das präoperative
  Staging zur Beurteilung der Gelenk-
  invasion und der Infiltration der
  neurovaskulären Strukturen
- Monitoring maligner Tumoren unter
  Chemotherapie
- eingeschränkte Bedeutung bei
  der Diagnosestellung
- bei zystischen Läsionen zur Diagnosestellung: Nachweis von Blutprodukten,
  z. B. bei der aneurysmatischen
  Knochenzyste und der pigmentierten
  villonodulären Synovitis (PVNS)

Empfohlene Sequenzen

- T1w SE-Sequenz (lange Achse)
- T1w SE-Sequenz (lange Achse) mit
  KM-Applikation
- T2w TSE-Sequenz (kurze Achse)
- fettgesättigte T1w SE-Sequenz (kurze
  Achse) mit KM-Applikation
- STIR-Sequenz (lange Achse)
- T1w SE- oder STIR-Sequenz des gesam-
  ten Humerus mit angrenzenden Gelen-
  ken bei malignen Tumoren zum
  Ausschluss von Skip-Läsionen

Befund

- T1w SE-Sequenz:
  - hypointense Darstellung des Tumors
  - Kortikalisdestruktion
  - hypointenser Weichteilanteil
- T2w SE-Sequenz:
  - hyperintense Darstellung des
    Tumors, ggf. auch hypointens in Ab-
    hängigkeit vom Ausmaß der Sklerose
  - hyperintense Darstellung des
    Knochenmarködems und des
    Weichteilanteils
  - signalarme Darstellung von
    Blutabbauprodukten (Hämosiderin)
    wie z. B. bei PVNS
- T1w nach KM-Applikation:
  - Anreicherung von soliden Tumoren
    und Zystenmembranen
  - Anreicherung des extraossären
    Weichteilanteils
  - Anreicherung des Knochen-
    marködems

Schlüsselwörter
primäre Knochentumoren,
„tumor like lesions",
Schulter, Skapula,
Humerus, Klavikula

Keywords
bone tumors, tumor like
lesions, shoulder, scapula,
humerus, clavicula

Abb. 5.1 ▪ Tumorlokalisation in der Schulter (n = 711).

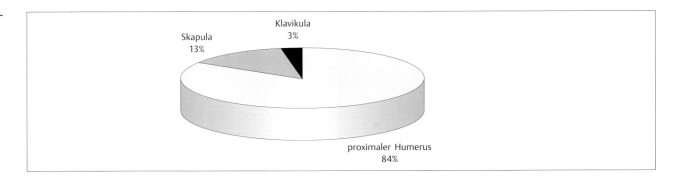

Klavikula
3%

Skapula
13%

proximaler Humerus
84%

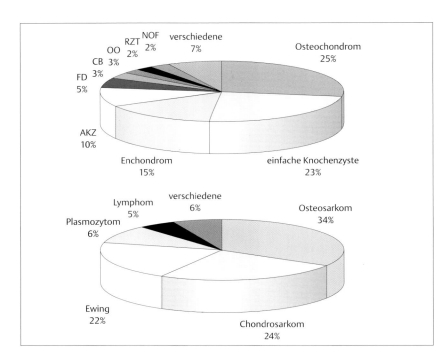

RZT NOF verschiedene
2% 2% 7%
OO
2%
CB 3%
FD 3%
5%

Osteochondrom
25%

AKZ
10%

Enchondrom
15%

einfache Knochenzyste
23%

Lymphom verschiedene
5% 6%

Plasmozytom
6%

Osteosarkom
34%

Ewing
22%

Chondrosarkom
24%

Abb. 5.2 a u. b ▪ Benigne und maligne Knochentumoren der Schulter.

a Benigne Knochentumoren (n = 494).
b Maligne Knochentumoren (n = 217).

AKZ   aneurysmatische Knochenzyste
CB   Chondroblastom
FD   fibröse Dysplasie
NOF   nicht ossifizierendes Fibrom
OO   Osteoidosteom
RZT   Riesenzelltumor

Lokalisation und Verteilung von primären Knochentumoren und „tumor like lesions"

Von 1974–1998 wurden 711 Läsionen im Bereich der Schulter durch das Knochengeschwulstregister der Westfälischen Wilhelms-Universität erfasst und analysiert.

▪ 602 der Tumoren waren im Humerus, 90 in der Skapula und 19 in der Klavikula lokalisiert (Abb. 5.1).
Diese Verteilung korreliert gut mit den Ergebnissen der Untersuchung von Barlow et al., in der 75% der Tumoren im proximalen Humerus, 20% in der Skapula und 5% in der Klavikula lokalisiert waren.

▪ Das durchschnittliche Alter der Patienten betrug zum Zeitpunkt der Diagnosestellung 31,5 Jahre.
▪ 69% der untersuchten Läsionen waren benigne im Vergleich zu 50% benignen Tumoren in der Studie von Barlow et al.
– Bei den benignen Tumoren handelte es sich um 143 Osteochondrome, 115 juvenile Knochenzysten, 75 Enchondrome und 50 aneurysmatische Knochenzysten.
– fibröse Dysplasien waren mit 25 Fällen, Chondroblastome mit 15 Fällen, Osteoidosteome mit 13 Fällen, Riesenzelltumoren mit 12 Fällen und nicht ossifizierende Fibrome mit 11 Fällen vertreten (Abb. 5.2a).

▪ Maligne Tumoren waren insgesamt seltener:
– 72 Osteosarkome, 52 Chondrosarkome und 46 Ewing Sarkome (Abb. 5.2b). Primäre Knochenlymphome wurden in 10 Fällen nachgewiesen.
– Fokale Plasmozytome mit Primärmanifestation in der Schulter traten in 20 Fällen auf.
– Die Begrenzung des Tumors im Röntgenbild lässt die Dignität der Läsion einschätzen (Abb. 5.3, 5.4).

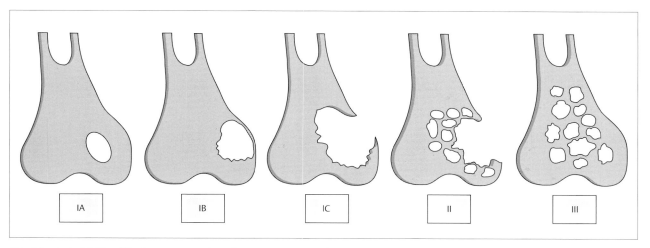

Abb. 5.3 ▪ Lodwick-Klassifikation zur Beurteilung der Dignität von Knochentumoren.

IA-Läsionen sind glatt begrenzte Osteolysen zentral im Knochen, IB-Läsionen sind glatt begrenzte Osteolysen mit Vorwölbung und Ausdünnung der Kortikalis, IC-Läsionen zeigen eine Kortikalisdestruktion bei relativ glatter Begrenzung. Grad-II-Läsionen sind unscharf begrenzt und zeigen eine Kortikalisdestruktion. Grad-III-Läsionen sind permeative, mottenfraßartig wachsende, aggressive Läsionen. IA- und IB-Läsionen sind vom Wachstumsmuster benignen (z. B. juvenile Knochenzyste), II- und III-Läsionen malignen Veränderungen (z. B. Osteosarkom) zuzuordnen. IC-Läsionen können benigne oder maligne sein, der typische Vertreter dieser Gruppe ist der Riesenzelltumor.

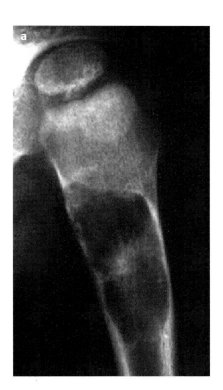
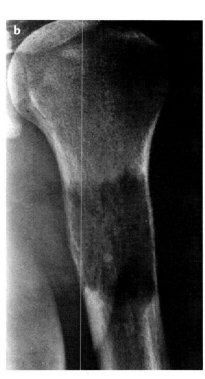

Abb. 5.4 a, b ▪ Lodwick-IB- und -II-Läsion.

a Glatt begrenzte Lodwick-IB-Läsion, histologisch einer juvenilen Knochenzyste zuzuordnen.
b Unscharf begrenzte Lodwick-II-Läsion, histologisch einer Knochenmetastase (Hypernephrom) entsprechend.

Anforderungen an die Bildgebung

- Darstellung der osteolytischen oder osteoblastischen Läsion (durch Röntgen oder CT)
- Nachweis von Matrixveränderungen (durch Röntgen oder CT)
- Darstellung von Periostreaktionen (durch Röntgen oder CT)
- Nachweis einer Kortikalisdestruktion (durch Röntgen oder CT)
- Beziehung des Tumors zum Gelenk (durch MRT)
- Beziehung des Tumors zu den Gefäßen und Nerven (durch MRT)

Grundlagen der Therapie beim Osteochondrom

- Resektion bei Beschwerdesymptomatik oder Komplikationen z. B. Läsion von Gefäßen oder Nerven, Frakturen und Bursitiden
- Resektion auch bei Proliferation und auf Wunsch des Patienten, prophylaktisch oder bei stammnaher Lokalisation
- marginale Resektion meist mit der Basis
- Rezidive entstehen im Bereich des kartilaginären Anteils und treten meist nur bei Kindern auf, daher operativer Eingriff wenn möglich erst nach der Pubertät

Benigne Tumoren

Osteochondrom

Definition

- häufigste benigne Knochenläsion
- knorpelbildender Tumor
- knöcherner Vorsprung mit Knorpelkappe
- 22 % in der Schulter lokalisiert
- im vorliegenden Patientenkollektiv waren 7 der 143 Osteochondrome im Bereich der Klavikula, 39 in der Skapula und 97 im Humerus lokalisiert
- Durchschnittsalter der Patienten: 19,3 ± 14,9 Jahre

Pathologie

- Osteochondrome können dem Knochen breitbasig aufsitzen (Abb. 5.**5**) oder gestielt sein (Abb. 5.**6**)
- während bei den gestielten Tumoren eine maligne Entartung sehr selten ist, kommt es bei den sessilen Tumoren häufiger zu einer malignen Entartung
- histopathologisch bestehen Osteochondrome aus einer Knorpelkappe und einem knöchernen Anteil mit Verbindung zum darunter liegenden Knochen

- der knöcherne Anteil hat histologisch eine mit dem gesundem Knochen identische Struktur
- die Dicke der Knorpelkappe gibt Aufschluss über die Gefahr einer möglichen malignen Entartung: bei einem Durchmesser von mehr als 2 – 3 cm muss von einer malignen Transformation ausgegangen werden (an der Schulter häufig)
- auch unregelmäßige Kalzifizierungen, die von der Tumorbasis entfernt liegen, sind verdächtig auf eine maligne Entartung

Klinik

- in der Regel asymptomatisch
- selten symptomatisch durch Druck auf Muskeln, Knochen, Nerven oder Blutgefäße
- selten entzündliche Veränderung einer die Knorpelkappe überdeckenden Bursa exostotica (Bursitis)

Diagnostik

 Rö

Befund

- typisches Bild mit breitbasigen oder gestielten Exostosen
- gelegentlich Verkalkungen in der Knorpelkappe
- angrenzender Knochen kann deformiert sein oder Wachstumsstörungen aufweisen
- in der Regel ist keine weitere bildgebende Diagnostik zur Diagnosesicherung erforderlich

 MRT

Indikationen

- Verfahren der Wahl zur Bestimmung der Dicke der Knorpelkappe bei Verdacht auf maligne Transformation

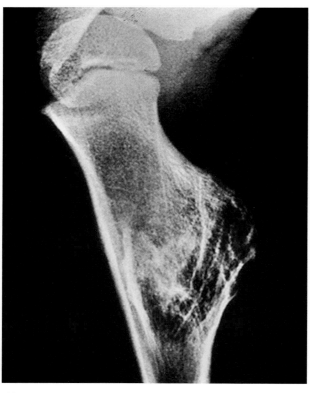

Abb. 5.5 ▪ Osteochondrom des Humerus.

Sessiles Osteochondrom des proximalen Humerus bei einem 11-jährigen Patienten.

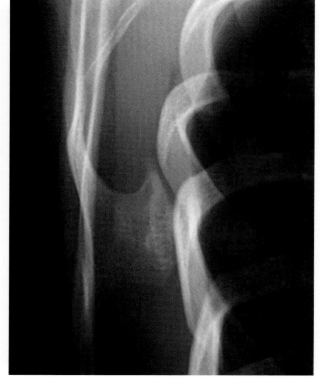

Abb. 5.6 ▪ Osteochondrom der Skapula.

Tangentialaufnahme der Skapula mit gestieltem Osteochondrom der Skapula bei einem 18-jährigen Patienten.

Juvenile Knochenzyste

Definition

- einfache juvenile Knochenzysten sind relativ häufige Läsionen, die typischerweise (51 %) im Bereich der Schulter lokalisiert sind
- die Prädilektionsstelle ist der proximale Humerus metadiaphysär, selten können die Knochenzysten sich auch in die Epiphyse ausdehnen
- im vorliegenden Untersuchungsgut waren alle 115 Knochenzysten im Humerus lokalisiert, keine der Läsionen war in der Skapula oder der Klavikula nachweisbar
- Durchschnittsalter der Patienten: 13,8 ± 9,7 Jahre

Pathologie

- glatt begrenzte zystische Formation
- die Zysten sind mit einer wenige Zellen bis 1 cm dicken Membran ausgekleidet (Abb. 5.**7a**)
- chirurgische Kürettage erbringt praktisch kein solides Gewebe
- erhöhte Konzentration von alkalischer Phosphatase in der Zystenflüssigkeit

Klinik

- pathologische Frakturen sind häufig und bei 70 % der Fälle das erste Symptom dieser nicht neoplastischen Veränderungen (Abb. 5.**7b**)
- nicht selten Schmerzen, Schwellung und Funktionseinschränkung im Schultergelenk

Diagnostik

 Rö

Befund

- zentral im Knochen gelegen
- nicht selten Septierungen
- Läsionen sind randsklerosiert (Abb. 5.**7b**)
- in der Regel führen juvenile Knochenzysten nur zu einer mäßigen Expansion des Knochens
- Periostreaktion nur nach Fraktur
- in 20 % charakteristisches herabgefallenes Fragment (nach Fraktur)
- röntgenologischer Befund meist so eindeutig, dass eine weitere bildgebende Diagnostik nicht erforderlich ist

 CT

Indikationen

- in Zweifelsfällen, bei Überlagerung oder atypischen Fällen

 MRT

Indikationen

- lediglich in unklaren Fällen

Befund

- typisches Signal einer Zyste in T1w signalarm, in der T2w signalreich
- glatte Begrenzung

Grundlagen der Therapie

- Therapie nur bei Fraktur oder Frakturgefährdung
- keine Therapie bei erhaltener, kräftiger Kortikalis oder postpubertär
- Kürettage, Auffüllung mit Spongiosachips, aber bis zu 30 % Rezidive
- alternativ Evakuierung der Zyste mit 2 Nadeln und Injektion von Kortison alle 2 Monate 3- bis 5-mal (nach Campanacci, 1999)

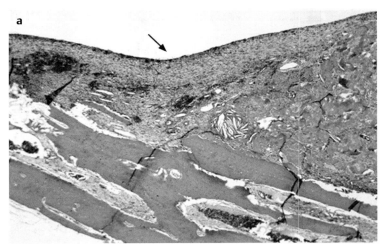

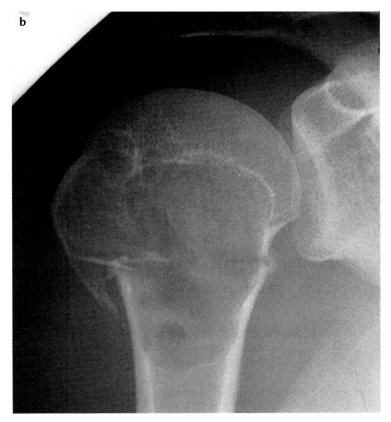

Abb. 5.7a, b ▪ Juvenile Knochenzyste bei einer 25-jährigen Patientin.

a   Histopathologischer Schnitt durch die juvenile Knochenzyste. Die Membran der Zyste ist durch einen schwarzen Pfeil gekennzeichnet.

b   Korrespondierende konventionelle Röntgenaufnahme der juvenilen Knochenzyste mit pathologischer Fraktur.

Enchondrom

Definition

- zweithäufigster, benigner Knochentumor (10% aller benignen Knochentumoren)
- knorpelbildender Tumor
- nur 6% im Bereich der Schulter lokalisiert
- Sonderformen, die mit multiplen Enchondromen einhergehen, sind der Morbus Ollier und das Maffucci-Syndrom (multiple Enchondrome mit Hämangiomen). Bei beiden Erkrankungen treten maligne Transformationen in bis zu 30% auf
- maligne Entartung bei Kindern oder Jugendlichen extrem selten
- im vorliegenden Untersuchungsgut waren 70 der 75 Enchondrome im Bereich des Humerus (metadiaphysär), 2 in der Klavikula und 3 in der Skapula lokalisiert
- Durchschnittsalter der Patienten: 40,3 ± 17,2 Jahre

Grundlagen der Therapie

- meist keine Therapie erforderlich, aber Verlaufskontrolle indiziert
- operative Therapie bei einer Größe von über 5 cm, Frakturgefährdung, Proliferation, kosmetischen Problemen oder sonstiger Beschwerdesymptomatik
- aggressive Kürettage oder marginale En-bloc-Resektion, Auffüllung mit Spongiosachips

Sonderform: periostales oder juxtakortikales Chondrom

- innerhalb oder unterhalb des Periosts lokalisiert
- sehr seltener Tumor
- am häufigsten im 2. und 3. Lebensjahrzehnt
- klinisch gekennzeichnet durch Schmerz und Druckschmerzhaftigkeit
- arrodiert die Knochenoberfläche untertassenförmig und hat häufig einen sklerotischen Rand
- histologischer Befund wie beim Enchondrom

Pathologie

- Läppchen hyalinen Knorpels, der in späteren Stadien verkalken kann
- Tumorgewebe ist wenig zellreich und die Tumorzellen sitzen in Lakunen

Klinik

- in der Regel keine klinische Symptomatik
- bei der malignen Transformation ist neu auftretender Schmerz ein wichtiges klinisches Symptom
- selten pathologische Frakturen

Diagnostik

 Rö

Befund

- geographische lytische Läsionen, die expansiv wachsen können
- Verkalkungen der Tumormatrix treten in 50% auf und sind typischerweise stippchen-, ring-, bogen- oder popcornförmig (Abb. 5.**8**)
- Kortikalis kann ausgedünnt sein
- CT und MRT sind nur bei V. a. maligne Entartung, präoperativ oder bei unklaren Fällen erforderlich

 CT

Indikationen

- hilfreich um erosive Veränderungen der Kortikalis besser nachzuweisen, da diese ein initialer Hinweis auf eine maligne Entartung sind (nach Murphey et al. ist ein „scalloping" von mehr als ⅔ der Kortikalis auf eine maligne Transformation suspekt)
- bessere Beurteilung der Matrixverkalkungen in unklaren Fällen

 MRT

Befund

- signalreich in T2w (abhängig vom Ausmaß der Verkalkungen) mit läppchenartiger Morphologie

Abb. 5.8 ▪ Röntgenbild eines Enchondroms.

Enchondrom in der Metaphyse des proximalen Humerus mit stippchenartigen Matrixverkalkungen bei einem 51-jährigen Patienten.

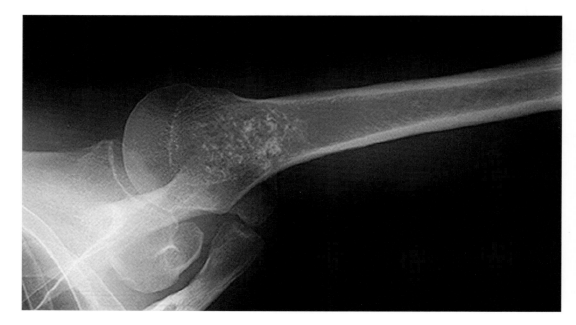

Aneurysmatische Knochenzyste

Definition

- seltene knöcherne Läsionen
- nach Angaben von Dahlin und Schajowicz nur 6% in der Schulter lokalisiert
- meist in der Metaphyse langer Röhrenknochen lokalisiert
- im vorliegenden Patientenkollektiv mit 45 Fällen relativ häufig vertreten, 40 davon waren im Humerus lokalisiert, 1 in der Klavikula und 4 in der Skapula
- aneurysmatische Knochenzysten treten typischerweise in der 2. Lebensdekade auf, im untersuchten Kollektiv lag das Durchschnittsalter bei 19,5 ± 14,5 Jahren

Pathologie

- Läsionen mit multiplen Zysten, die Blutprodukte älteren und frischeren Datums enthalten
- die Ränder bestehen aus einer Schale periostalen Knochens oder unkalzifiziertem Periost
- kleinere Läsionen können aus solidem Gewebe bestehen

Klinik

- Schmerz
- lokale Schwellung

Diagnostik

 Rö

Befund

- geographische Herde mit Randsklerose und trabekuliertem Erscheinungsbild (Abb. 5.**9a**)
- typischerweise exzentrisch lokalisiert (so genannte „blow-out"-Läsionen)
- periostale Umhüllung, kann auf konventionellen Röntgenaufnahmen schwer erkennbar sein

 MRT

Befund

- häufig Flüssigkeitsspiegel, diese sind aber unspezifisch und werden u. a. auch bei Riesenzelltumoren und teleangiektatischen Osteosarkomen beobachtet
- nach Gd-DTPA-Applikation deutliche Signalanreicherung der Zystenwände (Abb. 5.**9b**)

Grundlagen der Therapie

- wegen hoher destruktiver Potenz und Neigung zu Rezidiven operative Therapie erforderlich
- Resektion des Weichteilanteils, aggressive Kürettage und Auffüllung mit Spongiosachips (ggf. Auffüllung mit Palakos und in einem zweiten Schritt Entfernung von Palakos und Auffüllung mit Spongiosachips)
- ggf. marginale En-bloc-Resektion
- bei inoperablen Fällen Radiatio und selektive Embolisation möglich

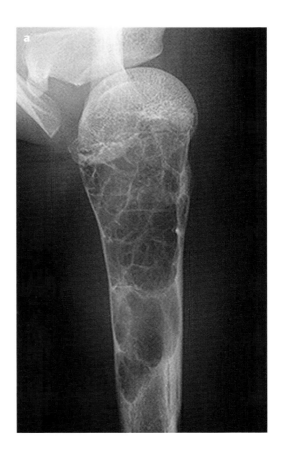

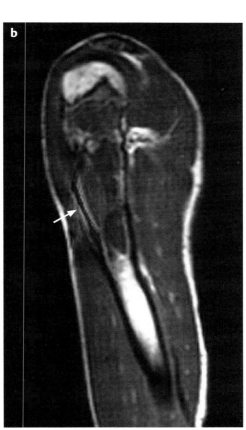

Abb. 5.9a, b ▪ **Aneurysmatische Knochenzyste.**

a Konventionelles Röntgenbild der trabekulierten Läsion.

b MRT der trabekulierten Läsion. Auf der T1w Sequenz nach Gd-DTPA-Verabreichung erkennt man ein Enhancement der Zystenwände (weißer Pfeil).

Chondroblastom

Definition

- 1–6% der benignen Knochentumoren
- 18% im Schulterbereich lokalisiert
- im vorliegenden Kollektiv fanden sich 13 der 15 Chondroblastome im proximalen Humerus und 2 in der Skapula
- Durchschnittsalter der Patienten: 24,6 ± 14,6 Jahre

Grundlagen der Therapie

- aggressive Kürettage und Auffüllung mit Spongiosachips, ggf. ist eine autogene osteochondrale Transplantation erforderlich
- Cave Gelenkkontamination
- bei aggressiven Läsionen En-bloc-Resektion (weit oder marginal)

Pathologie

- typische epiphysäre (45%) oder epi-metaphysäre Lokalisation (50%)
- polygonale Zellen mit einer netzartigen, chondroiden Matrix
- histologische DD: Klarzell-Chondrosarkom und Riesenzelltumor, wobei sekundäre aneurysmatische Knochenzysten die histologische Diagnose erschweren können

Klinik

- unspezifisch
- Schmerz im Schultergelenk
- länger bestehende Schwellung

Diagnostik

 Rö

Befund

- lytische, geographische Läsionen mit zarten Sklerosesäumen (Abb. 5.**10**)
- meist exzentrisch
- Verkalkungen der Tumormatrix in bis zu 60% der Fälle
- periostale Reaktionen sind mit einem Anteil von 47–60% häufig

 CT

Indikationen

- die CT zeigt Matrixverkalkungen als Hinweis auf einen chondrogenen Tumor sensitiver (Abb. 5.**11**)
- bessere Abgrenzbarkeit von periostalen Veränderungen

 MRT

Indikationen

- präoperativ
- zur Beurteilung der Gelenk- und Weichteilinfiltration

Befund

- signalreich in T2w, lobuliertes Muster
- nicht selten regionäres Knochenmark- und Weichteilödem

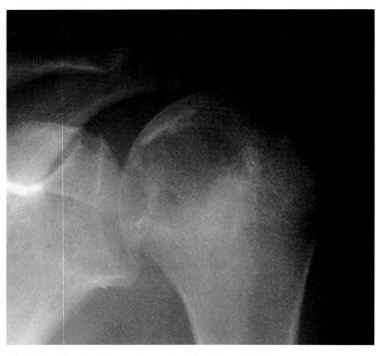

Abb. 5.10 ▪ Chondroblastom, konventionelles Röntgenbild.

Röntgenbefund eines in der proximalen Humerusepiphyse gelegenen Chondroblastoms bei einer 26-jährigen Patientin.

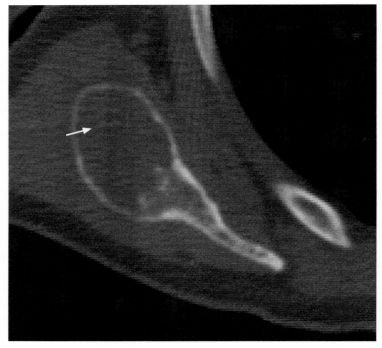

Abb. 5.11 ▪ Chondroblastom, CT.

CT eines Chondroblastoms in der Skapula mit Matrixverkalkungen (weißer Pfeil) bei einer 54-jährigen Patientin.

Fibröse Dysplasie

Definition
- relativ häufige benigne Knochenläsion
- selten an der Schulter lokalisiert
- monostotische und polyostotische Formen
- im vorliegenden Kollektiv fanden sich alle 25 fibrösen Dysplasien am proximalen Humerus
- Durchschnittsalter der Patienten: 30,7 ± 14,6 Jahre

Pathologie
- mäßig dichtes fibröses Bindegewebe, das aus Spindelzellen in der Anordnung verflochtener, wirbelartiger Bündel mit zufällig darin eingestreuten Knochenbälkchen besteht

Klinik
- monostotische Form
  - meist asymptomatisch und Zufallsbefund bei Röntgenaufnahmen
  - selten pathologische Frakturen und Deformierung
- polyostotische Form
  - meist symptomatisch
  - Wachstumsstörungen und Deformierungen
  - pathologische Frakturen

Diagnostik

 Rö

Befund
- typischer „Milchglas"-Aspekt der Läsionen
- zum Teil auch zystisch konfiguriert oder sklerotisch erscheinend
- keine Kortikalisdestruktion
- die polyostotische Form führt zu stärker ausgeprägten Veränderungen mit Auftreibung des Knochens und Ausdünnung der Kortikalis

CT

Indikationen
- meist nicht erforderlich

MRT

Indikationen
- meist nicht erforderlich

Grundlagen der Therapie
- bei monostotischer Form meist keine Therapie erforderlich
- bei symptomatischen Fällen Kürettage und Auffüllung mit Spongiosachips, aber nur nach der Pubertät, wenn die Läsion nicht mehr aktiv ist; im Kindesalter kontraindiziert, da regelmäßig Rezidive
- Korrekturosteotomien im Kindesalter problematisch

Osteoidosteom

Definition
- relativ häufige Knochenläsion (4% aller primären Knochentumoren)
- selten an der Schulter lokalisiert
- im vorliegenden Kollektiv fanden sich alle 13 Osteoidosteome am proximalen Humerus
- Durchschnittsalter der Patienten: 22,1 ± 13,8 Jahre

Pathologie
- gut vaskularisierter Nidus aus Osteoidgewebe oder mineralisiertem unreifen Geflechtknochen
- beim Osteoidosteom ist der Nidus kleiner als 1,5 cm, beim Osteoblastom größer als 1,5 cm

Klinik
- typisch ist die meist nächtliche Schmerzsymptomatik (bei 70% der Patienten), die charakteristischerweise gut auf Aspirin anspricht
- örtliche Schwellung und punktförmige Druckschmerzhaftigkeit
- selten neurologische Beschwerdesymptomatik

Diagnostik

 Rö

Befund
- strahlentransparenter Nidus mit umgebender Sklerosezone bei kortikalem Nidus
- Periostreaktion
- intramedullärer Nidus hat geringer ausgeprägte Sklerosezone
- manchmal hat der Nidus ein sklerotisches Zentrum

CT

Indikation
- beste Methode zur Darstellung des Nidus (in Dünnschichttechnik)

Befund
- dynamische CT zur Differenzierung von Osteoidosteom und Osteomyelitis:
  - der hypervaskularisierte Nidus zeigt eine KM-Anreicherung wie ein arterielles Gefäß
  - die Osteomyelitis zeigt dagegen eine langsam progrediente KM-Anreicherung

MRT

Befund
- Nidus ist signalreich in T2w Sequenzen und signalarm in T1w Sequenzen
- deutliche KM-Anreicherung in den T1w Sequenzen
- Sklerose ist in T1w und T2w Sequenzen signalarm
- nicht selten regionäres Knochenmark- und Weichteilödem

Grundlagen der Therapie
- operative Resektion des Nidus
- CT- oder MR-gesteuerte Thermoablation des Nidus

Schlüsselwörter
maligne Knochentumoren,
Osteosarkom, Chondro-
sarkom, Ewing Sarkom,
Plasmozytom, Lymphom
des Knochens

Keywords
malignant bone tumors,
osteosarcoma, chondro-
sarcoma, Ewing sarcoma,
plasmocytoma, lymphoma

**Anforderungen
an die Bildgebung**

- Darstellung der osteolytischen oder osteoblastischen Läsion (durch Röntgen oder CT)
- Nachweis von Matrixveränderungen (durch Röntgen oder CT)
- Darstellung des aggressiven Charakters der Läsion, d. h. Darstellung komplexer Periostreaktionen und Nachweis einer Kortikalisdestruktion (durch Röntgen oder CT)
- Darstellung der Weichteilkomponente des Tumors (durch MRT)
- Nachweis einer Infiltration des Gelenks durch den Tumor (durch MRT)
- Nachweis einer Infiltration der Gefäße und nervalen Strukturen (durch MRT)

**Grundlagen
der Therapie**

- prä- und postoperative Chemotherapie
- weite oder radikale Resektion (En-bloc-Resektion des Knochens im Gesunden ohne oder mit Resektion des regionären Weichteilgewebes), ggf. mit Gelenkresektion und Gelenkersatz
- Resektion des Humerus und Rekonstruktion mit der Klavikula (Clavicula pro humero)
- Amputation selten erforderlich

Maligne Knochentumoren

Osteosarkom

Definition

- häufigster maligner Knochentumor der Schulter
- 11 % der Osteosarkome finden sich im Bereich der Schulter
- im vorliegenden Kollektiv waren 68 der Osteosarkome im Bereich des Humerus, eines in der Klavikula und 3 in der Skapula lokalisiert
- Durchschnittsalter der Patienten: 20,2 ± 19,3 Jahre

Sonderformen:

- teleangiektatisches Osteosarkom
  - besonders aggressive Variante des Osteosarkoms (Abb. 5.**12**)
  - charakterisiert durch große blutgefüllte Höhlen mit Septierungen und nur minimaler Osteoidbildung
  - schlechte Prognose
- parossales Osteosarkom
  - Oberflächenosteosarkom
  - 5 % der Osteosarkome
  - selten an der Schulter lokalisiert
  - Prädilektionsstelle an der Schulter ist der proximale Humerus
  - osteoplastische Läsion, die der kortikalen Knochenoberfläche aufsitzt
  - histologisch hohes Maß an struktureller Differenzierung
  - bessere Prognose als die übrigen Osteosarkome
- sekundäre Osteosarkome
  - auf dem Boden eines Morbus Paget
  - bei Zustand nach Radiatio (Latenzperiode 4 – 42 Jahre, durchschnittlich 11 Jahre)

Pathologie

- Produktion von Osteoid oder Knochengewebe durch die Tumorzellen
- die Tumorzellen sind pleomorph, ähneln zum Teil Osteoblasten und zeigen häufig Mitosen

Klinik

- zunehmender Schmerz
- Weichteilschwellung
- selten pathologische Fraktur
- bei hoch malignen Tumoren auch Symptome durch Lungenmetastasen

Diagnostik

 Rö

Befund

- teils osteoblastische, teils osteolytische Läsionen (Abb. 5.**13**)
- aggressives Muster mit knöcherner Destruktion
- komplexe periostale Reaktionen wie z. B. unterbrochene lamelläre Periostreaktionen, Codman-Dreiecke und spikuläre periostale Anbauten
- metaphysäre Lokalisation

 CT

Indikation

- Abschätzung der Frakturgefährdung
- sensitivere Darstellung des mineralisierten Tumorosteoids

MRT

Indikationen

- beste Methode zur Beurteilung der ossären Ausdehnung
- Nachweis einer Infiltration der regionären Weichteile
- präoperativ lassen sich mit der MRT die Infiltration der neurovaskulären Strukturen oder eine Gelenkinfiltration beurteilen

Empfohlene Sequenzen
siehe S. 95

- Mituntersuchung von Schultergelenk, gesamtem Humerus und Ellenbogengelenk zum Ausschluss von Skip-Läsionen (Tumormanifestationen in der Nachbarschaft des Tumors)
- diffusionsgewichtete Sequenzen wurden als hilfreich beschrieben, Nekrose und vitales Gewebe zu differenzieren, was mit der Gd-DTPA unterstützten MRT problematisch ist, aber eine große Bedeutung beim Therapiemonitoring nach Radiatio oder Chemotherapie hat

Befund

- signalarm in T1w; KM-Aufnahme abhängig von Sklerosierung
- signalreich in T2w; Ausnahme: starke Sklerosierung
- bei teleangiektatischen Osteosarkomen zeigen sich häufig zystische Veränderungen

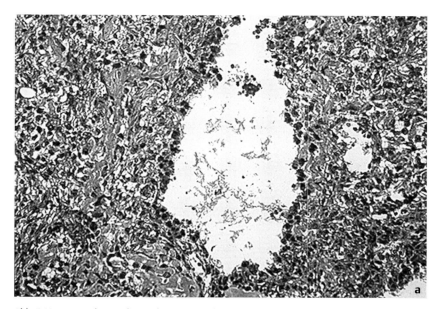

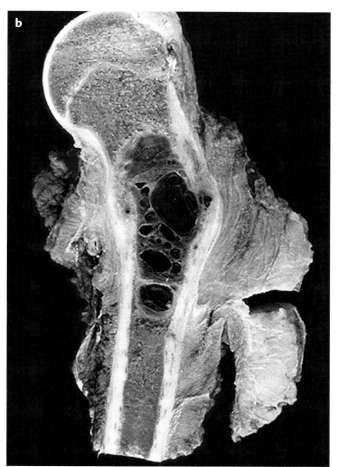

Abb. 5.12 a–e ▪ **Teleangiektatisches Osteosarkom.**

a Der histologische Schnitt zeigt atypische Zellen.
b Makropathologischer Schnitt durch das resezierte Präparat mit multiplen zystischen Läsionen.
c Übersichtsradiographisch erkennt man eine aggressive Läsion mit pathologischer Fraktur (weißer Pfeil).
d, e In den T1w Sequenzen vor (**d**) und nach (**e**) Gd-DTPA-Applikation ist eine signalarme Veränderung erkennbar, die ein deutliches Enhancement aufweist. Außerdem sind zystische Veränderungen (weißer Pfeil) nachweisbar.

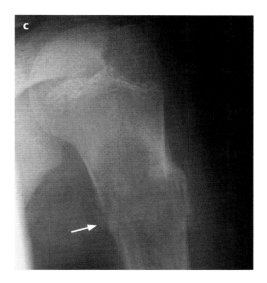

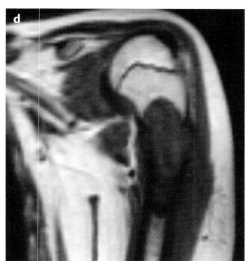

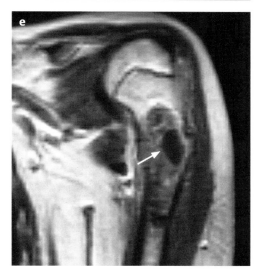

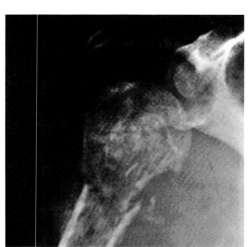

Abb. 5.13 ▪ **Konventionelle Röntgenaufnahme.**

Osteosarkom des proximalen Humerus mit pathologischer Fraktur. Aggressive Läsion mit Nachweis von Tumorossifikationen und komplexen Periostreaktionen. Aufnahme im Bycast.

Chondrosarkom

Definition
- zweithäufigster maligner Knochentumor
- 15 % der Tumoren sind in der Schulter lokalisiert
- im vorliegenden Krankengut wurden 42 der 52 Chondrosarkome im Humerus und 10 in der Skapula nachgewiesen, jedoch keiner der Tumoren in der Klavikula
- Durchschnittsalter der Patienten: 48,1 ± 16,7 Jahre

Pathologie
- Aufbau aus hyalinem Knorpel mit einer myxoiden Matrix
- Anzahl der Zellen sowie Atypie der Zellkerne nimmt vom histologischen Grad I bis III zu; das Grading ist aber problematisch und muss auch mit klinischen und radiologischen Kriterien korreliert werden
- Differenzierung von „low-grade"-Chondrosarkomen und Enchondromen kann extrem schwierig sein; bei radiologisch nachgewiesener kortikaler Destruktion und klinischer Schmerzsymptomatik muss von einer malignen Transformation ausgegangen werden

Klinik
- meist schleichend sich entwickelnder Schmerz
- manchmal nur Weichteilschwellung ohne Schmerzen
- pathologische Frakturen selten

Diagnostik

Rö

Befund
- intramedulläre Chondrosarkome zeigen kortikale Destruktionen und in 60–70 % Matrixverkalkungen (Abb. 5.**14**)
- intramedulläre Sarkome können aus Enchondromen entstehen
- Oberflächenchondrosarkome entstehen meist aus Osteochondromen bzw. kartilaginären Exostosen (Abb. 5.**15**)

CT

Indikationen
- liefert im Bereich der Schulter mit komplizierten anatomischen Verhältnissen wichtige Informationen über kortikale Destruktionen oder Matrixverkalkungen (Abb. 5.**14**–5.**15**)

- bei der Differenzierung von „low-grade"-Chondrosarkomen und Enchondromen kommt der CT eine besondere Bedeutung zu, da sie die Methode ist, die kortikale Destruktionen am besten erkennen lässt

MRT

Indikationen
- die MRT bleibt in der Regel dem präoperativen Staging vorbehalten
- Erkennung einer Gelenkinfiltration oder einer Infiltration der neurovaskulären Strukturen

---

Grundlagen der Therapie

- abhängig vom histologischen Grading
- weite Resektion bei niedrig malignen Tumoren (En-bloc-Resektion des Knochens im Gesunden)
- radikale Resektion bei höher malignen Tumoren (En-bloc-Resektion des Knochens und Resektion des regionären Weichteilgewebes), ggf. mit Gelenkresektion und Gelenkersatz
- Resektion des Humerus und Rekonstruktion mit der Klavikula (Clavicula pro humero)
- Amputation in sehr ausgedehnten Fällen

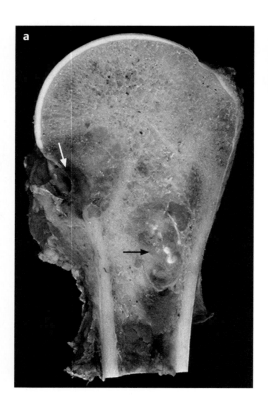

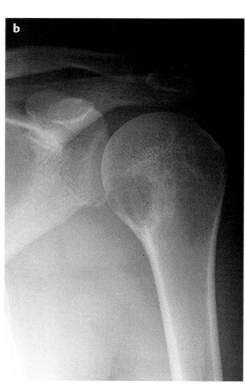

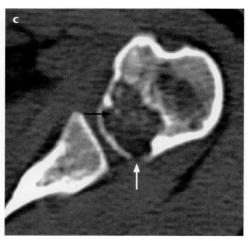

Abb. 5.14 a–c ▪ Chondrosarkom Grad II.

a Der makropathologische Schnitt durch das resezierte Präparat zeigt 2 tumoröse Läsionen metaphysär (schwarzer und weißer Pfeil) mit Destruktion der Kortikalis (weißer Pfeil).

b Übersichtsradiographisch erkennt man eine osteolytische Läsion ohne Matrixverkalkungen. Eine Kortikalisdestruktion ist nicht eindeutig nachweisbar. Auch die zweite, lateral gelegene Läsion ist nicht abgrenzbar.

c In der CT zeigt die osteolytische Läsion diskrete Matrixverkalkungen (schwarzer Pfeil) und eine umschriebene Destruktion der Kortikalis als Hinweis auf Malignität (weißer Pfeil).

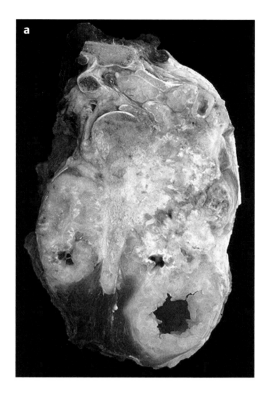
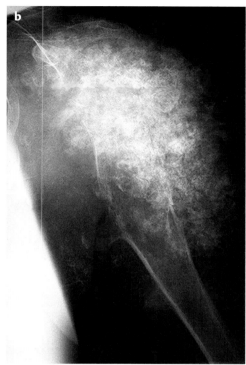
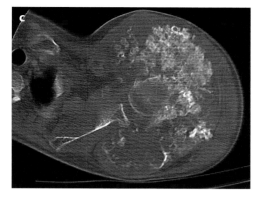

Abb. 5.15 a – c ▪ Chondrosarkom Grad III.

a Der makropathologische Schnitt durch das resezierte Präparat zeigt multiple, den Knochen destruierende Tumornester, die in die regionären Weichteile einwachsen.

b Übersichtsradiographisch erkennt man eine ausgedehnte Tumorformation mit popcornartigen Verkalkungen.

c In der CT zeigt sich ein blumenkohlartig wachsender Tumor mit typischen Knorpelverkalkungen und Destruktion des proximalen Humerus.

Ewing-Sarkom

Definition
- sechsthäufigster maligner Knochentumor
- betrifft die Schulter in 15 % der Fälle
- in der vorliegenden Untersuchung waren 27 von 46 Sarkomen im proximalen Humerus, 3 in der Klavikula und 16 (= 35 %) in der Skapula lokalisiert
- Durchschnittsalter der Patienten: 18,6 ± 10,4 Jahre

Pathologie
- kleine Zellen, die dicht aneinanderliegen und nur wenig Zytoplasma aufweisen
- der Zellkern ist ovalär oder rund
- Ewing-Sarkome lassen sich von anderen klein- und rundzelligen Tumoren immunzytochemisch differenzieren

Klinik
- häufig Symptome ähnlich wie bei einer Osteomyelitis mit Fieber, Leukozytose und erhöhter Blutsenkungsgeschwindigkeit
- Abgeschlagenheit und Gewichtsverlust
- schmerzhafte Schwellung
- selten pathologische Frakturen

Diagnostik

 Rö

Befund
- aggressive, lytische Tumoren, die permeativ wachsen (Abb. 5.**16**)
- mitunter zwiebelschalenartige Periostreaktion
- in den langen Röhrenknochen ist eine diaphysäre oder metadiaphysäre Lokalisation typisch (75 %)

 CT

Indikationen
- bessere Beurteilung der Periostreaktion und der Kortikalisdestruktion bei konventionell-radiographisch unklaren Fällen
- Beurteilung der Frakturgefährdung

 MRT

Indikationen
- wichtige Rolle zum Monitoring des Ansprechens der präoperativen Chemotherapie und Radiatio sowie zur Operationsplanung

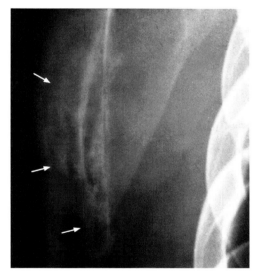

Abb. 5.16 ▪ Ewing-Sarkom der Skapula.

Übersichtsradiographisch zeigt sich eine aggressive, permeative Läsion (weiße Pfeile), die den Knochen diffus infiltriert.

Empfohlene Sequenzen
- Mituntersuchung von Schultergelenk, gesamtem Humerus und Ellenbogengelenk zum Ausschluss von Skip-Läsionen
- zur Beurteilung des Weichteilanteils des Tumors sind fettgesättigte, KM-unterstützte T1w Sequenzen am geeignetsten

Grundlagen der Therapie
- prä- und postoperative Chemotherapie
- prä- oder postoperative Radiotherapie (40 – 50 Gy)
- falls möglich weite oder radikale Resektion, ggf. mit Gelenkresektion und Gelenkersatz
- Rekonstruktion des proximalen Humerus mit der Klavikula (Clavicula pro humero)

Plasmozytom

Definition

- das Plasmozytom ist kein typischer primärer Knochentumor, dennoch handelt es sich hier gerade bei älteren Patienten um eine sehr wichtige Tumorentität
- nach Dahlin sind 47% aller primären malignen Knochenläsionen Plasmozytome
- im vorliegenden Patientenkollektiv fanden sich 20 fokal im Bereich der Schulter wachsende Plasmozytome, 17 dieser Läsionen waren im Humerus, 2 in der Skapula und eine in der Klavikula lokalisiert
- Durchschnittsalter der untersuchten Patienten: 65,2 ± 8,4 Jahre
- die meisten Patienten mit einem solitären Plasmozytom entwickeln nach 5 – 20 Jahren die systemische Form eines Myeloms

Pathologie

- Plasmozytome dehnen sich in der Regel diffus im Knochenmark aus, können aber auch ein fokales Wachstumsmuster haben (Abb. 5.**17**)

- histologisch Nachweis von atypischen Plasmazellen, die den trabekulären Markraum des Knochens ausfüllen und das normale Fett oder Blut bildende Mark ersetzen
- können mit einer Amyloidose vergesellschaftet sein

Klinik

- typisch langsam zunehmende Knochenschmerzen mit diffusem Charakter, die unter Gewichtsbelastung und Aktivität zunehmen
- manchmal klinisches Bild von Ischias oder Interkostalneuralgie
- Allgemeinsymptome wie Abgeschlagenheit, leichte Ermüdbarkeit, Gewichtsverlust und Fieber
- Anämie durch Infiltration des hämatopoetischen Knochenmarks
- Hyperkalzämie durch ausgedehnte ossäre Destruktionen
- Niereninsuffizienz
- Paraproteinämie
- pathologische Frakturen

Diagnostik

 Rö

Befund

- fokale Osteolysen ohne Randsklerose oder Matrixverkalkungen (Abb. 5.**17**)
- diffuse Entkalkung, die sich häufig nicht von einer Osteoporose unterscheiden lässt

 CT

Indikationen

- Beurteilung einer Frakturgefährdung

 MRT

Indikationen

- zur Beurteilung der Knochenmarksinfiltration beim Plasmozytom ist die MRT die geeignetste Untersuchungsmodalität

Empfohlene Sequenzen

- T1w SE-Sequenzen vor und nach Gd-DTPA-Applikation
- STIR Sequenzen

Grundlagen der Therapie

- Chemotherapie
- Symptomatische Radiotherapie bei Schmerzen und Frakturgefährdung
- Bei Frakturen, Frakturgefährdung und ausgedehnten Knochendestruktionen Verbundosteosynthese oder Gelenkersatz (Tumorprothese)

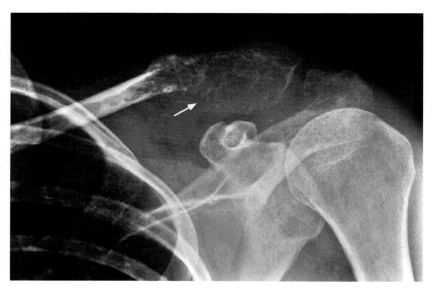

Abb. 5.17 ▪ **Plasmozytom.**

Konventionelles Röntgenbild der Schulter mit fokalem Plasmozytom der Klavikula (weißer Pfeil).

Primäres Lymphom des Knochens

Definition
- seltene Knochentumoren
- 10 % im Bereich der Schulter lokalisiert
- Non-Hodgkin-Lymphom
- Patienten im Alter von 50–70 Jahren; im vorliegenden Patientenkollektiv betrug das Durchschnittsalter 53,9 ± 22 Jahre

Pathologie
- histopathologisch fokale Ansammlungen maligner lymphoider Zellen, die den Knochenmarkraum ausfüllen
- diffuses Wachstumsmuster

Klinik
- Lokalsymptome: Schmerz und Schwellung
- Allgemeinsymptome: Fieber und Gewichtsverlust

Diagnostik

 Rö

Befund
- aggressive Läsionen
- weisen manchmal Sklerosezonen auf (Abb. 5.**18**)
- Röntgenaufnahmen unterschätzen in der Regel die Ausdehnung des Tumors

 CT

Indikationen
- zur Beurteilung der Frakturgefährdung
- bei unklaren konventionell-radiographischen Befunde

 MRT

Indikationen
- erfasst die genaue Ausdehnung des Tumors

Befund
- MR-Morphologie unspezifisch
- relativ typisch ist ein permeatives Wachstum durch die Kortikalis mit einem größeren Weichteilanteil ohne nennenswerte Kortikalisdestruktionen

Grundlagen der Therapie
- Chemotherapie
- Radiotherapie (40–50 Gy)
- Bei Frakturen, Frakturgefährdung und ausgedehnten Knochendestruktionen Verbundosteosynthese oder Gelenkersatz (Tumorprothese)

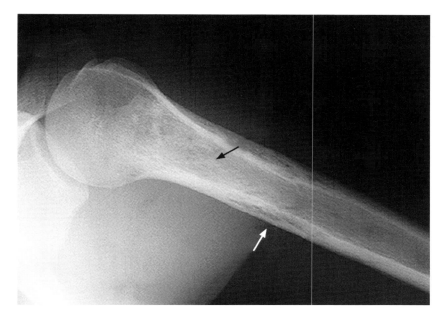

Abb. 5.18 ▪ **Primäres ossäres Lymphom des proximalen Humerus.**

Übersichtsradiographisch stellt sich das Lymphom als sklerotische (schwarzer Pfeil), permeative (weißer Pfeil) metadiaphysäre Läsion dar.

Diagnostischer Leitfaden bei Schultertumoren

1. Rö (Basisdiagnostik zur artdiagnostischen Einordnung eines ossären Tumors)

Empfohlene Standardprojektionen
- in 2 Ebenen
- Schwedenstatus (a. p. Projektion in Innen- und Außenrotation und a. p. in Abduktion)

Ergänzende Spezialprojektionen
- in Abhängigkeit von der Tumorlokalisation, z. B. Skapula- oder Klavikulazielaufnahmen

2. Sono

Indikationen
- Abklärung von Weichteiltumoren
- sonographisch gesteuerte Biopsie

3. CT

Indikationen
- Nachweis von Kortikalisdestruktionen (DD Enchondrom/Chondrosarkom)
- Matrixverkalkung bei chondrogenen Tumoren
- Beurteilung der Stabilität
- CT-gesteuerte Biopsie

4. MRT

Indikationen
- Präoperatives Staging zur Beurteilung der Gelenk-, Nerven- und Gefäßinfiltration
- Monitoring unter Chemotherapie
- Nachweis von Skip-Läsionen (Tumorabsiedlung in der Nachbarschaft eines malignen Knochentumors)
- Bei zystischen Läsionen hilfreich zur Diagnosestellung.

A. Scheurecker und J. Kramer

6 Hormonell und metabolisch bedingte Erkrankungen

Osteoporose

Definition
- Mit Frakturrisiko behafteter Verlust/ Verminderung von Knochenmasse, Knochenstruktur und -funktion

Pathologie
- Verdünnung und Rarefizierung der Trabekel
- Erweiterung der Haver-Kanäle

- Dichteverlust der Kompakta infolge eines Missverhältnisses zwischen Knochenanbau und Knochenresorption

Schlüsselwörter
Osteoporose, generalisierte
Osteoporose, regionale
Osteoporose, Inaktivitäts-
osteoporose, Sudeck-Syn-
drom, aggressive regionale
Osteoporose

Keywords
osteoporosis, generalized
osteoporosis, regional
osteoporosis, inactivity-
related osteoporosis,
Sudeck's atrophy, aggressive
regional osteoporosis

Generalisierte Osteoporose

Pathologie
Kategorien/Einteilung:
- primäre (idiopathische) Osteoporose
  - postmenopausale Osteoporose
  - senile Osteoporose
  - juvenile idiopathische Osteoporose
  - präsenile idiopathische Osteoporose
- sekundäre Osteoporose
  - endokrine Osteoporose
  - neoplastische Osteoporose
  - gastrointestinale Osteoporose
  - Osteoporose bei rheumatischen Erkrankungen
  - medikamentöse Osteoporose
  - Immobilisationsosteoporose (Inaktivitätsosteoporose)

Klinik
- Schmerzen nur bei Auftreten von Mikro-/Makrofrakturen, oft nach inadäquatem Trauma

Diagnostik

 (nicht zur Quantifizierung der Osteoporose geeignet!) (Abb. 6.1)

Empfohlene Röntgenaufnahmen
- Standardprojektionen

Befund
- Spongiosararefizierung
- Kompaktaverdünnung

- deutliches Hervortreten von Muskel- und Bandinsertionen
- evtl. Frakturen

Indikationen
- nur Zusatzdiagnostik bei komplizierten Frakturen

Indikationen
- nur Zusatzdiagnostik bei okkulten Traumen

Anforderungen an die Bildgebung
- Darstellung pathologischer Knochendichte diffus/regional
- Darstellung von Weichteilveränderungen
- Darstellung von Gelenkspalt- bzw. Knorpelveränderungen
- Feststellung pathologischer Frakturen

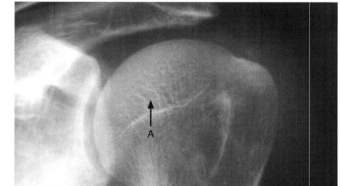

Abb. 6.1 ▪ Osteoporose, Nativröntgen.

A Deutlicher hervortretende Trabekelzeichnung aufgrund einer Spongiosararefizierung.

B Kortikalis verdünnt.

Grundlagen der Therapie

Konservativ
- Minimierung von Risikofaktoren (Bewegungsmangel, falsche Ernährung)
- medikamentöse Therapie je nach Ursache (Hormonsubstitution, Calcitonin)

Regionale (lokale) Osteoporose

Inaktivitäts-(Immobilisations-)Osteoporose nach Trauma

Pathologie
- venöse Stase durch Entfallen der Muskelpumpe
- bei Nervenverletzungen aktive Hyperämie

Diagnostik

Rö (→ *Methode der Wahl*)

Empfohlene Röntgenaufnahmen
Standardprojektionen

Befund
- homogene, bandförmige metaphysäre oder fleckige Dichteminderung

Sudeck-Syndrom

Definition
- multifaktoriell bedingte trophische Störung mit Beteiligung des Weichgewebsmantels und des Knochens

Pathologie
- mikrozirkulatorische Störungen infolge Dysfunktion sympathischer Vasokonstriktorneurone

Klinik
- Schmerzen und Hypersensibilität
- Weichgewebsschwellung
- vasomotorische Instabilität
- livide Hautverfärbung
- Funktionseinschränkung

Diagnostik

Rö (→ *Methode der Wahl*)

Empfohlene Röntgenaufnahmen
- Standardprojektionen
Befund
- Stadium I (Frühstadium):
  - evtl. Weichteilschwellung
- Stadium II (Akutstadium):
  - erhöhte Strahlentransparenz

- verwaschene Spongiosastruktur
- Kompaktalamellierung
- deutliche Weichteilschwellung
- Stadium III (Heilungsstadium):
  - erhöhte Strahlentransparenz
  - grobsträhnige Spongiosastruktur
  - moderate Weichteilschwellung
- Stadium IV (Defektstadium):
  - mäßig erhöhte Strahlentransparenz
  - grobmaschige Spongiosastruktur
  - Weichteilatrophie

MRT (→ *ergänzendes Verfahren*)

Empfohlene Schnittebenen
- axial
- parakoronal
- parasagittal
Empfohlene Sequenzen
- T1w SE nativ
- T1w SE nach i. v. KM-Applikation
- FS T2 (IR)

Befund
- Stadium I:
  - Weichteilödem T1w signalarm, T2w erhöhte Signalintensität
- Stadium II:
  - Fettmarksignalveränderungen (fleckige/diffuse Signalminderung in T1w)
  - Verdickung der periartikulären Weichteile
  - Anfärbung der entzündlich-dystrophisch veränderten Weichteil- und Knochenabschnitte nach KM-Applikation
- Stadium III:
  - Inhomogenität der Knochenstruktur und Fettmarksignalveränderungen
  - Inhomogenität der Weichteile
  - geringe Anfärbung der entzündlich dystrophischen Areale
- Stadium IV:
  - Atrophie und Inhomogenität der Weichteile
  - nur angedeutete Knochenmarkveränderungen
  - keine Anfärbung nach KM-Applikation

„Aggressive" regionale Osteoporosen

Definition
- rasch verlaufende, grobfleckige, metastasenähnliche regionale Osteoporosen

Pathologie
- durch aktive oder passive Hyperämie ausgelöster osteoklastärer Knochenabbau

Klinik
- unspezifische Schmerzen
- Auftreten nach Traumen, bei trophischen Störungen (z. B. Lymphödem)

Diagnostik

Rö (→ *initiale Methode der Wahl*)

Empfohlene Ebenen
- gesamter Humerus in 2 Ebenen
Befund
- Kortikalis aufgefasert, von kleineren subperiostalen und enossalseitigen Osteolysen durchsetzt

MRT (→ *ergänzendes Verfahren*)

Indikation
- zum Ausschluss eines Blastoms

Hyperparathyreoidismus

Definition

- endokrine Erkrankung, verursacht durch Überproduktion von Parathormon durch die Nebenschilddrüsen
- primärer Hyperparathyreoidismus: erkrankte Nebenschilddrüse (Hyperplasie, Adenom) produziert vermehrt Parathormon
- sekundärer Hyperparathyreoidismus: gestörte Calciumhomöostase, z. B. bei Niereninsuffizienz, Osteomalazie,
- tertiärer Hyperparathyreoidismus: im Gefolge des sekundären Hyperparathyreoidismus, wenn die Parathormoninkretion autonom wird

Pathologie

- in der Frühphase vermehrte trabekuläre Knochenmasse durch verstärkte Osteoblastentätigkeit
- nach längerer Erkrankungsdauer Entkoppelung der Osteoblasten-Osteoklasten-Einheit mit Abbau des Skeletts
- in der Spätphase primitive Geflechtknochenformation und Blutungsherde, braune Tumoren

Klinik

- uncharakteristische Knochenschmerzen

Diagnostik

Rö (→ *Methode der Wahl*)

Empfohlene Röntgenaufnahmen

- a.-p. in Innen- und Außenrotation
- axial
- Humerus in 2 Ebenen

Befund (Abb. 6.2, 6.3)

- subperiostale Resorptionen am proximalen Humerus
- Kompakta lamelliert, aufgesplittert, verdünnt
- Spongiosa netz- und wabenförmig
- subchondrale Erosionen und Einbrüche
- subligamentäre und subtendinöse Knochenresorption an humeralen Tuberositäten
- metaphysär und diaphysär braune Tumoren
- in 18 – 40% Kombination mit CPPD-Kristallarthropathie bzw. Chondrokalzinose

Schlüsselwörter
Hyperparathyreoidismus, brauner Tumor, CPPD-Kristallarthropathie

Keywords
hyperparathyreoidism, brown tumor, CPPD-crystal-arhropathy

Grundlagen der Therapie

Konservativ

- hohe Flüssigkeits- und NaCl-Zufuhr
- Therapie der Hyperkalzämie
- Hormonersatztherapie bei postmenopausalen Frauen mit primärem Hyperparathyreoidismus

Operativ

- Resektion der Nebenschilddrüsen

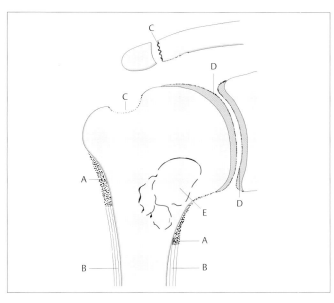

Abb. 6.2 ▪ **Hyperparathyreoidismus.**

A subperiostale Resorptionen
B lamellierte Kompakta
C subchondrale Erosionen
D Chondrokalzinose mit feinsten Kalkeinlagerungen an der Knorpeloberfläche
E brauner Tumor mit größteils scharf begrenzter rundlicher Osteolyse und grob wabenförmiger Binnenstruktur

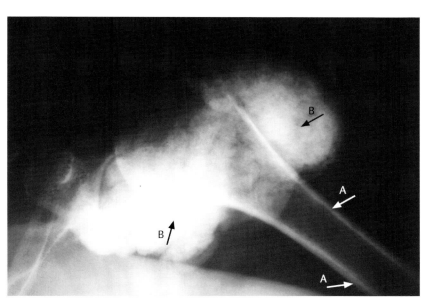

Abb. 6.3 ▪ **Primärer Hyperparathyreoidismus, Nativröntgen.**

A Kortikalis verdünnt, teils aufgefasert
B massive periartikuläre Weichteilverkalkungen bei bestehender Kombination mit einer CPPD-Kristallarthropathie

Renale Osteodystrophie

Gewöhnliche renale Osteopathie

Schlüsselwörter
renale Osteodystrophie,
gewöhnliche renale Osteo-
pathie, Dialyseosteomalazie

Keywords
renal osteodystrophy,
renal osteopathy,
aluminium toxicity
(aluminium-induced – renal
dialysis – osteomalacia)

**Grundlagen
der Therapie**

- Therapie der Nieren-
  insuffizienz

Definition
- infolge chronischer Niereninsuffizienz
  kommt es zu sekundärem Hyperparathyreoidismus und abnormem
  Vitamin-D-Metabolismus

Pathologie und Klassifikation
nach Delling
- Typ I (Fibroosteoklasie):
  Faserknochenbildung und Osteoklas-
  tenvermehrung infolge sekundärem
  Hyperparathyreoidismus

- Typ II (Osteoidose):
  Osteoidvermehrung mit extrem
  niedrigen Anbauraten infolge stark
  reduzierter Osteoblastenfunktion
- Typ III: Fibroosteoklasie
  und Osteoidose

Klinik
- meist symptomlos
- Schmerzen bei ausgeprägtem
  Hyperparathyreoidismus
- Rachitiszeichen bei Erkrankung im
  Kindesalter

Diagnostik

 (→ alleinige Methode der Wahl)

Empfohlene Röntgenaufnahmen
- Standardprojektionen
Befund (Abb. 6.4)
- Pseudoerweiterung des AC-Gelenkspalts infolge subperiostaler
  Resorptionen
- braune Tumoren
- Tunnelierung und Auffaserung
  der Kortikalis am Humerus
- fleckige metaphysäre Sklerosen
- selten erosive Veränderungen
  am Gelenkrand
- selten Weichteilverkalkungen

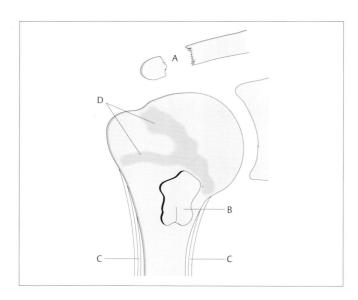

Abb. 6.4 ▪ Gewöhnliche renale Osteopathie.

A Pseudoerweiterung des akromioklavikularen Gelenkspalts aufgrund
   subperiostaler und subchondraler erosiver Veränderungen
B meta-diaphysärer brauner Tumor
C deutlich aufgefaserte Kortikalis
D fleckige Sklerosierungen im Bereich der ehemaligen Epiphysenfugen

Dialyseosteomalazie (aluminiuminduzierte Osteomalazie)

Pathologie
- Akkumulation des in Form von
  Phosphatbindern oder durch erhöhte
  Konzentration im Dialysat aufgenom-
  menen Aluminiums
- infolge der Aluminiumeinlagerung in
  die Mineralisationsfront der osteoiden
  Säume Blockierung der Mineralisation
  von neugebildetem Osteoid

- infolge Einlagerung von Aluminium
  in die Epithelkörperchen Reduktion
  der Parathormonsekretion

Klinik
- schwere Knochen- und
  Gelenkschmerzen
- diffuse Myopathien

Diagnostik

 (→ alleinige Methode der Wahl)

Empfohlene Röntgenaufnahmen
- Standardprojektionen
Befund
- schwere Osteoporose mit dünner
  Kortikalis und Verarmung der
  Spongiosastruktur
- Spontanfrakturen insbesondere an
  Klavikula und Schultergelenkpfanne

Akromegalie

Definition

- Hypersekretion von Somatotropin bei azidophilen oder chromophoben Adenomen oder diffuser Hyperplasie der Adenohypophyse
- dadurch selektive Vergrößerung der Akren nach dem Wachstumsalter

Pathologie

- Stimulation der endochondralen Ossifikation an Knorpel-Knochen-Grenzen
- Stimulation der periostalen Knochenneubildung
- subligamentäre Knochenneubildung
- Proliferation des hyalinen und Faser-Knorpels infolge gesteigerter Chondrozytenaktivität
- nicht entzündliche Bindegewebshyperplasie
- Verkalkung und Ossifikation des Faserknorpels

Klinik

- rheumaähnliche Beschwerden
- Schwäche und Müdigkeit

Diagnostik

Rö (→ *Methode der Wahl*)

Empfohlene Röntgenaufnahmen
- Standardprojektionen

Befund
- Erweiterung des Gelenkspalts infolge Knorpelhypertrophie
- schnabelartige Osteophyten am Unterrand des Caput humeri
- Vergrößerung der Knochenoberfläche
- Hyperostosen an Sehnen- und Bandansätzen

MRT (→ *ergänzendes Verfahren*)

Empfohlene Sequenzen
- T1w SE nativ
- T1w SE nach i. v. KM-Applikation
- 3-D-Gradientenechosequenz
- hoch auflösende Fast(Turbo)T2

Empfohlene Schichtebenen
- axial
- koronar

Befund
- T1w SE-Sequenz:
  - selten Verdickung und Anfärbung der Synovia nach KM als Zeichen villonodulärer Synovitis
- 3-D-GE, FT2:
  - Verdickung des Gelenkknorpels
  - Knorpelfissuren, Knorpeldegeneration

Schlüsselwörter
Akromegalie, Röntgen, MRT

Keywords
acromegaly, x-ray, MR imaging

Grundlagen der Therapie

Konservativ
- Radiatio bei erfolgloser Operation
- Octreotid (Somatostatin-Analog)
- Bromocriptin

Operativ
- transsphenoidale Resektion des Hypophysenadenoms

Diagnostischer Leitfaden bei hormonell und metabolisch bedingten Erkrankungen

1. Röntgen (Methode der Wahl)

Empfohlene Standardprojektionen
- a.-p. Projektion
- axiale Projekton

2. CT (Zusatzdiagnostik)

Indikationen
- komplexe Frakturen

3. MRT (Zusatzdiagnostik)

Indikationen
- okkulte Traumen
- Stadieneinteilung bei Morbus Sudeck
- bei Akromegalie Feststellung von Knorpelschäden, Synovitis

J. Kramer und A. Scheurecker

7 Ischämische Veränderungen

Humeruskopfnekrose

Definition
- umschriebenes Areal mit abgestorbenem Knochenmark, Spongiosa und Kompakta am Humeruskopf

Pathologie
- durch Schädigung der Vaskularisation (Blutzufuhr- und -abstrom, Gefäßstrukturen) verminderte Sauerstoffversorgung führt zum irreversiblen Tod der zellulären Strukturen

Stadieneinteilung
- Stadium 0
  - histologisch kleinste Marknekrosen, Plasmostase
- Stadium I
  - reversibles Frühstadium
  - Reparationsprozess
  - Einsprossen von fibrovaskulärem Gewebe
- Stadium II
  - irreversibles Frühstadium
  - insuffizienter Repairmechanismus mit Randsklerose
- Stadium III
  - subchondrale Fraktur wegen mechanischen Versagens
  - Kalotteneinbruch
  - Humeruskopfabflachung
- Stadium IV
  - sekundäre Arthrose
  - destruktive Veränderungen

Ätiologie
- Grundkrankheiten
  - Morbus Gaucher
  - Caisson-Krankheit
- Hämoglobinopathien (Sichelzellanämie)
- ionisierende Strahlung
- systemischer Lupus erythematodes
- Hyperkortisonismus (Kortisontherapie)
- Risikofaktoren
  - Alkoholabusus
  - Fettstoffwechselstörung
  - Hyperurikämie
  - Pankreatitis
  - Schwangerschaft

Klinik
- unspezifische Schmerzsymptomatik

Diagnostik

Rö

Empfohlene Röntgenaufnahmen
- a.-p.
- axial
- evtl. in Innen- und Außenrotation
- evtl. „outlet view"

Befund
- Stadium 0/I: kein Befund
- Stadium II: Sklerosesaum, Verdichtungen
- Stadium III: Kopfabflachung, Crescent-Zeichen
- Stadium IV: Kollaps

Sono (→ ergänzendes Verfahren)

Befund
- Ausschluss von Begleitveränderungen:
  - Erguss
  - Sehnenläsionen

CT (→ ergänzendes Verfahren)

Empfohlener Untersuchungsmodus
- axiale Schichten nativ
- Knochenfenster

Befund
- Stadium 0/I: kein Befund
- Stadium II: sklerotische Begrenzung der Läsion, irreguläre Trabekelstruktur
- Stadium III: Fraktur der subchondralen Grenzlamelle
- Stadium IV: Deformierung des Humeruskopfs

MRT

Indikationen
- Staging
- Quantifizierung
- Lokalisation
- prognostische Aussagen

Empfohlene Schichtebenen
- koronar
- axial
- evtl. sagittal

Empfohlene Sequenzen
- T1w SE
- TIRM (oder FS TT2w)
- evtl. KM-Applikation

Befund
- Signalintensität der Nekrose
  - Typ A: fettsointens (T1w hyperintens, T2w mittlere Signalstärke, FS T2/STIR signalarm)
  - Typ B: T1w/T2w hyperintens, Einblutungen
  - Typ C: flüssigkeitsintenses Signalverhalten, zystische Anteile, T1w hypointens, T2w hyperintens
  - Typ D: ausgesprochene Fibrosierung, Sklerosierung, T1w/T2w hypointens

Schlüsselwörter
Schulter, ischämische Veränderungen, Humeruskopfnekrose, Stadieneinteilung, Röntgen, Sonographie, CT, MRT

Keywords
shoulder, ischemic diseases, necrosis of the humeral head, staging, x-ray, sonography, CT, MR imaging

Anforderungen an die Bildgebung

- Feststellung des Nekroseausmaßes
- Vorhandensein einer subchondralen/osteochondralen Fraktur
- Feststellung eines Begleitödems/Ergusses
- Feststellung sekundärer degenerativer Veränderungen

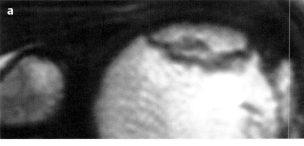

Abb. 7.1 a, b ▪ Osteonekrose, Stadium II.

a Sagittal T1w SE. Im Bereich der Kalotte eine vom übrigen Humeruskopf durch einen schmalen signallosen Saum abgrenzbare Läsion (intakte osteochondrale Lamelle).

b Koronar T2w TSE. Die Läsion wird von einem schmalen hypointensen Saum begrenzt (Sklerosesaum). Sowohl läsionsseitig (Granulationsgewebe, dünner Pfeil) als auch zum übrigen Knochenmark (diskretes Ödem, gebogener Pfeil) hin sind hyperintense Signalalterationen erkennbar.

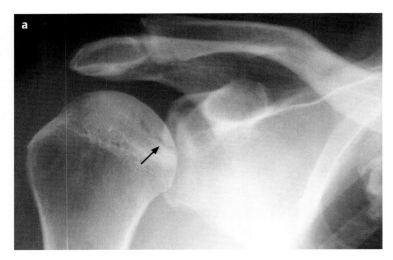

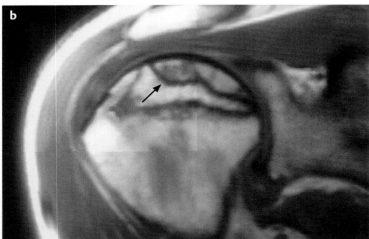

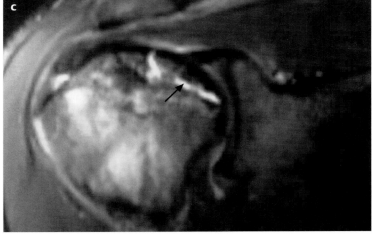

Abb. 7.2 a–c ▪ Osteonekrose, Stadium III.

a Nativröntgen. Am Humeruskopf oberflächlich eine schmale Läsion, welche teilweise von einem diskreten Aufhellungssaum (subchondrale Fraktur, Pfeil) begrenzt wird.

b Sagittales T1w SE. Die kalottennahe Läsion ist von der Umgebung durch einen signallosen Saum (Sklerosesaum, reaktives Interface, Pfeil) zu differenzieren. Am übrigen Humeruskopf diskrete flau hypointense Signalalterationen (Ödem) erkennbar.

c Koronar T2w FS-TSE. Bedingt durch das Begleitödem ist die Läsion zum Teil etwas schlechter abgrenzbar als auf den T1w Bildern. Osteochondrale Frakturierung. Flüssigkeit im Frakturspalt (Pfeil).

Abb. 7.3 ▪ Osteonekrose, Stadium IV.

a Sagittal T1w SE. Einen Großteil des Humeruskopfs einnehmendes osteonekrotisches Areal mit sklerotischer Randbegrenzung und geringer Deformierung des Humeruskopfs.

b Koronar T2w TSE. Die osteonekrotische Läsion ist inhomogen. Die wellige Kontur (dicker Pfeil) der Humeruskopfoberfläche spricht für eine zunehmende Frakturierung und Deformierung. Flüssigkeit (dünner Pfeil) unmittelbar subchondral.

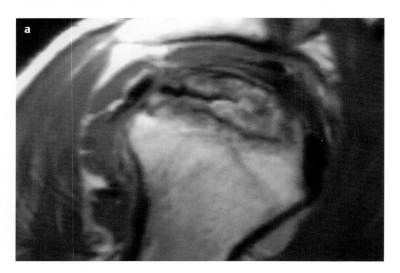

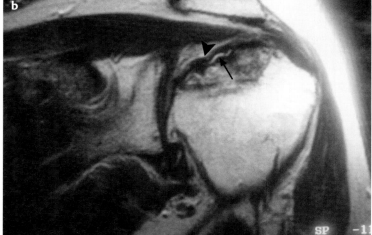

Grundlagen der Therapie

Konservativ
▪ symptomatische Schmerzbekämpfung

Operativ
▪ Bohrung
▪ Gelenkersatz

▪ Stadium 0
  – kein Befund
▪ Stadium I
  – subchondrales Ödem vom übrigen Knochenmark durch unspezifische Signalalterationen
  – keine reaktive Randzone

▪ Stadium II (Abb. 7.1)
  – reaktives Interface
  – Doppellinienzeichen (Abgrenzung der Läsion)
  – T1w SE-Sequenz: peripher signallos (Sklerose), läsionwärts flau hypointens (fibröses Gewebe, Granulationsgewebe)

  – T2w SE-Sequenz: peripher signallos, läsionwärts hyperintens, KM-Enhancement
  – fallweise Begleitödem
▪ Stadium III (Abb. 7.2)
  – Flüssigkeit im Fraktur- bzw. Separationsspalt
▪ Stadium IV (Abb. 7.3)
  – Kopfdeformität

Knocheninfarkt

Definition
- Osteonekrose im meta-diaphysären Bereich

Pathologie
- bevorzugtes Absterben des Fettmarks (Knochenmarknekrose)
- zur Ätiologie s. Osteonekrose

Klinik
- asymptomatisch
- Zufallsbefund

Diagnostik

 Rö *(→ Methode der Wahl) Abb. 7.4*

Empfohlene Röntgenaufnahmen
- a.-p.
- seitlich

Befund
- stippchenförmige, flockige Markraumverkalkungen
- intakte Kortikalis

CT *(→ ergänzendes Verfahren)*

Befund
- stippchenförmige, schollige Verkalkungen
- Läsion von Sklerosesaum begrenzt
- von Kortikalis abgrenzbar

 MRT *(→ ergänzendes Verfahren)*

Indikationen
- bei unklarer Symptomatik zum Ausschluss eines Tumors

Empfohlene Schichtebenen
- axial und sagittal oder koronar

Empfohlene Sequenzen
- T1w SE
- T2w SE (FS TT2)

Befund
- im Markraum gelegene Läsion ohne Kontakt zum Kortex
- T1w SE-Sequenz: signalarm, kleine Fettinseln möglich (hyperintens)
- T2w SE-Sequenz: inhomogen, vorwiegend signalarm
- DD: Enchondrom

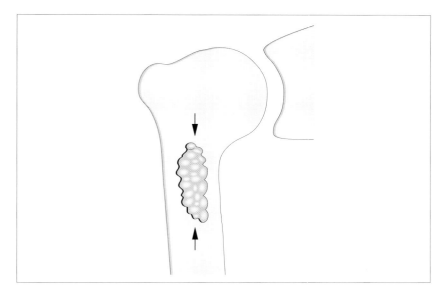

Abb. 7.4 ▪ Knocheninfarkt.

Im Bereich der proximalen Humerusdiaphyse findet sich eine ovaläre Läsion mit stippchenförmigen bzw. popkornartigen Verkalkungen (Pfeile). Kein Bezug zur Kortikalis.

Schlüsselwörter
Schulter, ischämische Veränderungen, Knocheninfarkt, Röntgen, CT, MRT

Keywords
shoulder, ischemic disorders, infarct, x-ray, CT, MR imaging

Anforderungen an die Bildgebung
- Lokalisation und Ausdehnung der Läsion

Grundlagen der Therapie
- bei fehlender Symptomatik keine Therapie

Osteochondrosis dissecans

Definition
- subchondrale Osteonekrose mit Tendenz zur Ablösung und Bildung eines freien Gelenkkörpers (Patientenalter: bis ca. 50 Jahre)

Pathologie
- Ätiologie: Trauma, Ischämie, abnorme Ossifikation
- an der Schulter äußerst seltene Entität verglichen mit anderen Gelenken

Stadieneinteilung (Abb. 7.5)
- Stadium I
  - unspezifisch, subchondrales Ödem
- Stadium II
  - Demarkation
- Stadium III
  - partielle Separation

- Stadium IV
  - komplette Separation, Fragment in situ
- Stadium V
  - Fragment entfernt vom Mausbett

Klinik
- meist asymptomatisch, Zufallsbefund
- unspezifische Gelenkschmerzen
- Gelenkblockierung

Diagnostik

Rö *(→ primäre Methode der Wahl)*

Empfohlene Röntgenaufnahmen
- a.-p. (evtl. in Innen- und Außenrotation)
- axial (evtl. „outlet view")

Befund
- Stadium I/II: meist ohne Befund
- ab Stadium III
  - subchondraler Aufhellungssaum zwischen Osteochondrosis dissecans und Mausbett
  - zunehmende Sklerosierung der Osteochondrosis dissecans
  - Stufenbildung am Läsionsrand (Unterbrechung der subchondralen Grenzlamelle)
  - Zysten im Anschluss an das Mausbett
  - freier Gelenkkörper

Schlüsselwörter
Schulter, ischämische Veränderungen, Osteochondrosis dissecans, Stadieneinteilung, Röntgen, CT-Arthrographie, Magnetresonanztomographie

Keywords
shoulder, ischemic diseases, osteochondrosis dissecans, staging, x-ray, CT, arthropathy, MR imaging

Anforderungen an die Bildgebung

- Knorpel- beschaffenheit
- Separation
- Knochenlager
- Gelenkmaus

CT -Arthrographie (→ ergänzendes Verfahren, falls MRT nicht möglich)

Befund

- Stadium I: kein Befund
- Stadium II: Sklerosesaum
- Stadium III: Unterbrechung der osteochondralen Lamelle
- Stadium IV: freier Gelenkkörper in situ
- Stadium V: Gelenkmaus

MRT (→ ergänzendes Verfahren der Wahl)

Indikationen

- exakte Stadieneinteilung

Empfohlene Schichtebenen

- parakoronar
- parasagittal
- axial

Empfohlene Sequenzen

- T1w SE
- FS TPD(T2w)
- 3-D-GE (knorpelsensitiv)
- evtl. MR-Arthrographie

Befund

- Stadium I: subchondrales Ödem (T1w hypointens, T2w hyperintens)
- Stadium II: sklerotische Demarkation (T1w/T2w hypointens), Begleitödem im angrenzenden Knochenmark
- Stadium III: Knorpelfraktur mit partieller Separation
- Stadium IV: Osteochondrosis dissecans frei im Mausbett, von Flüssigkeit umspült

- Stadium V: freier Gelenkkörper (meist?) im Recessus axillaris
- ab Stadium III: Beschaffenheit des Dissekates
  - sklerosiert (T1w/T2w hypointens)
  - fettmarkhaltig (T1w hyperintens, T2w Signalabschwächung)
  - ödematös (T1w Signalreduktion, T2w Signalzuwachs)
- Zysten im Anschluss an das Mausbett
- DD: osteochondrale Fraktur

Grundlagen der Therapie

Konservativ

- Stadium I/II: Ruhigstellung

Operativ

- Stadium II: Pridie-Bohrung
- Stadium III: Bohrung, Kürettage, Stabilisierung (Pins)
- Stadium IV: Kürettage, Bohrung, Entfernung des Disse- kates, osteochondrale Transplantation
- Stadium V: Dissekatentfernung, osteochondrale Transplantation

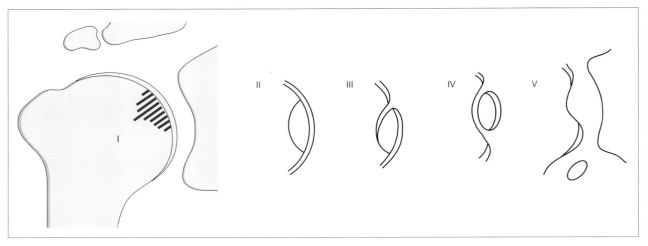

Abb. 7.5 ▪ Schematische Stadiendarstellung der Osteochondrosis dissecans.

Stadium I: Mehr oder minder stark ausgeprägtes subchondrales Ödem, unspezifisch.

Stadium II: Eine subchondrale Läsion demarkiert sich durch einen schmalen Sklerosesaum. Fallweise daran angrenzend noch gering ödematöse Knochenmarkveränderungen erkennbar.

Stadium III: Innerhalb des die Läsion begrenzenden Sklerosesaums bildet sich ein fibrovaskulärer Gewebssaum. Im Randbereich be- ginnende Separation der Läsion (Aufbrechen der osteo- chondralen Strukturen). Fallweise zystische Veränderungen im angrenzenden Knochenlager.

Stadium IV: Ein völlig freies, meist von Flüssigkeit umspültes Dissekat liegt im Mausbett.

Stadium V: Das Dissekat ist disloziert (meist im Recessus axillaris). Das Mausbett verflacht zunehmends.

Diagnostischer Leitfaden bei ischämischen Veränderungen

1. Nativröntgen (Primärmethode)

Empfohlene Standardprojektionen

- a.-p.
- axial
- evtl. Innen-/Außenrotation
- evtl. „outlet view"

2. Sono

Indikationen

- Ausschluss von Begleitveränderungen

3. CT (Zusatzdiagnostik)

Indikationen

- nur wenn MRT nicht möglich
- Staging

4. CT-Arthrographie (Zusatzdiagnostik)

Indikationen

- in Ausnahmefällen, wenn Staging mittels Nativ-CT nicht ausreichend

5. MRT (Zusatzdiagnostik)

Indikationen

- Diagnosesicherung
- Staging
- Feststellung von Begleitveränderungen

6. MR-Arthrographie (Zusatzdiagnostik)

Indikationen

- nur wenn konventionelle MRT nicht suffizient

A. Scheurecker und J. Kramer

8 Hämatologische Erkrankungen

Plasmozytom

Definition
maligner Tumor mit multiplem und/
oder diffusem Skelettbefall, der durch
runde, der Plasmazelle verwandte Zellen
mit unterschiedlichem Ausmaß an
Unreife, einschließlich atypischer
Formen, charakterisiert ist.

Generalisiertes Plasmozytom (multiples Myelom, Morbus Kahler)

Pathologie
Diffuser Knochenmarkbefall führt zu
Zerstörung der Knochenbälkchen, durch
Zusammenfließen der vorerst kleinsten
Defekte entstehen Osteolysen, in weite-
rer Folge Kompaktadestruktionen

Klinik
- Anämie
- Gewichtsverlust
- Skelettschmerzen

Diagnostik

Rö *(→ primäre Methode der Wahl)*

Empfohlene Röntgenaufnahmen
- Humerus in 2 Ebenen
- kV-Reduktion zur Erzeugung kontrast-
  reicherer Aufnahmen

Befund
- generalisierte Osteoporose
- Osteolysen, meist scharf begrenzt und
  annähernd gleich groß
- scharf begrenzte Kortikalisdefekte
  ohne Periostreaktion (Abb. 8.1)

CT *(→ ergänzendes Verfahren)*

Empfohlener Untersuchungsmodus
- axial
- 2 mm Schichtdicke
- hoch auflösende Technik

Befund
- grobsträhnige Knochenstruktur
- Darstellung auch kleinster, am Röntgenbild noch nicht feststellbarer
  Osteolysen

MRT *(→ ergänzendes Verfahren)*

Empfohlene Schichtebene
- koronar

Empfohlene Sequenz
- T1w SE

Befund
- fleckige Signalreduzierung

Schlüsselwörter
Schulter, hämatologische
Erkrankungen, Plasmo-
zytom, generalisiertes
Plasmozytom, multiples
Myelom, Morbus Kahler,
solitäres Plasmozytom,
solitäres Myelom, dissemi-
nierte nichtosteolytische
Myelomatose

Keywords
shoulder, hematologic
diseases, plasmacytoma,
generalized plasmacytoma,
myeloma multiple/solitary,
solitary plasmacytoma,
Kahler's disease,
disseminated nonosteolytic
myelomatosis

**Anforderung
an die Bildgebung**

- Feststellung
  abnormer Knochen-
  dichteminderung
- Darstellung von
  Osteolysen bzw.
  Destruktionen
- Darstellung eines
  extraossären
  Tumoranteils

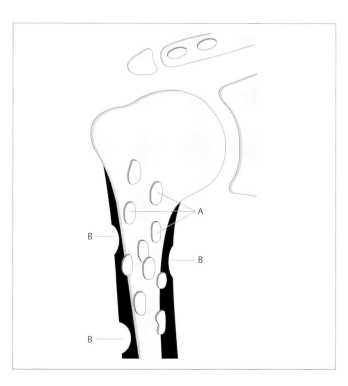

Abb. 8.1 ▪ **Generalisiertes Plasmozytom.**

A Scharf begrenzte Osteolysen, von sehr kleinfleckig bis grobblasig.
   Beim einzelnen Patienten aber immer annähernd gleich groß.
B Ausgestanzte Kortikalisdefekte ohne Periostreaktion oder
   begleitende Weichteilveränderung.

Disseminierte, nicht osteolytische Myelomatose (diffus entkalkende Myelomatose)

Pathologie
- generalisierter Knochenmarkbefall
- Verdünnung und Rarefizierung der Trabekel

Klinik
- Anämie
- diffuse Skelettschmerzen

Diagnostik

Rö *(→ Methode der Wahl)*

Empfohlene Röntgenaufnahmen
- Schultergelenk in 2 Ebenen

Befund
- diffuse Osteoporose
- keine Unterscheidungsmöglichkeit zu Osteoporose anderer Ursache!

Solitäres Plasmozytom (solitäres Myelom)

Pathologie
- Plasmozytom auf einen Herd begrenzt
- grobfleckige Osteolysen durch ausgeprägte Osteoklastenstimulation

Klinik
- Schmerz
- Schwellung
- evtl. Spontanfraktur

Diagnostik

Rö *(→ primäre Methode der Wahl)*

Empfohlene Röntgenaufnahmen
- Schultergelenk und proximaler Humerus a.-p.
- Schultergelenk und proximaler Humerus axial

Befund (Abb. 8.2)
- scharf begrenzte Osteolyse
- Kortikalisabbau
- Auftreibung des Knochens durch Neokortikalis
- keine endotumoralen Verkalkungen

CT *(→ ergänzendes Verfahren)*

Empfohlener Untersuchungsmodus
- axiales Standard-CT
- evtl. koronare Rekonstruktionen

Befund
- osteolytischer Tumor
- Neokortikalis
- Tumorausbruch mit paraossalem Anteil

MRT *(→ ergänzendes Verfahren)*

Empfohlene Schichtebenen
- axial
- parakoronar
- parasagittal

Empfohlene Sequenzen
- T1w und T2w SE-Sequenzen

Befund

expansiler Tumor, signalarm in T1w, signalreich in T2w

extraossärer Tumoranteil unterschiedlicher Signalintensität infolge zusätzlicher Blutungen

Grundlagen der Therapie
- solitär: Radiatio
- diffus: plasmozytomspezifische Chemotherapie, evtl. Osteoklastenhemmer wie Bisphosphonate und Kalzitonin

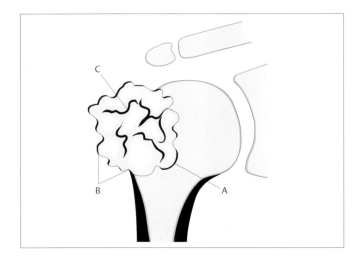

Abb. 8.2 ▪ Solitäres Plasmozytom.

A Die Osteolyse ist gegenüber dem gesunden Knochen scharf begrenzt.

B Die Kortikalis ist im Tumorbereich destruiert, die gebildete Neokortikalis bedingt eine Auftreibung der äußeren Knochenkontur.

C Grobwabige Binnenstruktur mit unterschiedlicher Dicke der noch erhaltenen Trabekel.

Malignes Lymphom

Definition
Neoplasien des lymphoretikulären Systems, ausgehend von lymphozytären Zellen, retikulären Zellen oder deren Vorstufen

Pathologie
Einteilung der malignen Lymphome in 2 Gruppen: Hodgkin- und Non-Hodgkin-Lymphome. Sekundärer Knochenbefall kommt in beiden Gruppen vor, primärer Knochenbefall nur bei Non-Hodgkin-Lymphom

Klinik
- primäres Non-Hodgkin-Lymphom des Knochens:
  – lokaler Schmerz
- Non-Hodgkin- und Hodgkin-Lymphom mit Knochenbeteiligung:
  – diffuse Knochenschmerzen
  – evtl. Fieber, Nachtschweiß, Hautjucken, Gewichtsabnahme

Diagnostik

Rö *(→ primäre Methode der Wahl)*

Empfohlene Röntgenaufnahmen
- Schultergelenk in 2 Ebenen und proximaler Humerus

Befund (Abb. 8.3)
- mottenfraßartige und permeative, unscharfe Destruktionen
- Kompaktadestruktion mit paraossalem Tumoranteil
- teils fleckige reaktive Sklerosierungen
- teils reaktive lamelläre oder spikula-artige Periostveränderungen

CT *(→ ergänzendes Verfahren)*

Empfohlener Untersuchungsmodus
- Standardparameter Schultergelenk und proximaler Humerus

Befund
- unscharf begrenzte, mottenfraßartige Osteolysen
- evtl. sklerotische Bezirke
- evtl. kortikale Destruktion mit paraossalem Geschwulstanteil
- evtl. kortikale Destruktion mit Periostreaktion

MRT *(→ ergänzendes Verfahren)*

Empfohlene Schichtebenen
- axial
- parakoronar
- parasagittal

Empfohlene Sequenzen
- T1w und T2w SE nativ
- T1w SE nach i.v. KM-Applikation

Befund
- unregelmäßige Tumorbegrenzung
- Läsion signalarm in T1w, inhomogen/signalreich in T2w
- KM-Enhancement gering bis fehlend
- paraossale Tumoranteile signalarm in T1w, signalreich in T2w
- fakultativ sympathischer Gelenkerguss, Synovitiszeichen

Schlüsselwörter
Schulter, hämatologische Erkrankungen, malignes Lymphom, Hodgkin-Lymphom, Non-Hodgkin-Lymphom

Keywords
shoulder, hematologic diseases, malignant lymphoma, Hodgkin lymphoma, non-Hodgkin-lymphoma

Anforderung an die Bildgebung

- Feststellung von Osteolysen/reaktiven Sklerosen
- Feststellung von knochenüberschreitender Tumorausbreitung
- Diagnose solitärer Herd oder multiple Läsionen

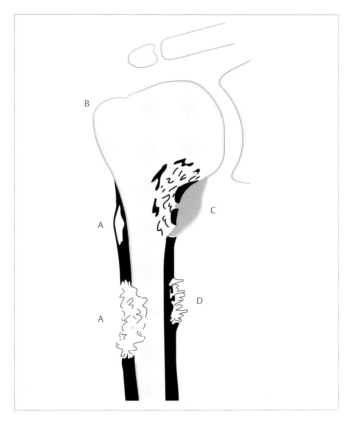

Abb. 8.3 ▪ **Erscheinungsformen des malignen Lymphoms.**

A Mottenfraßartige, die Kortikalis einbeziehende Destruktionen.
B Selten fleckige, sklerosierende Skelettveränderungen.
C Osteolytischer Herd mit abschnittsweise sklerotischem Randsaum, teilweiser Destruktion der Kortikalis und deutlichem paraossalem Weichteiltumor.
D Manchmal lamellenförmige oder spikulaartige Periostveränderungen (DD Ewing-Sarkom!).

Grundlagen der Therapie

Primäres Non-Hodgkin-Lymphom des Knochens
- Radiatio oder Resektion

Non-Hodgkin- und Hodgkin-Lymphom mit Knochenbeteiligung
- lymphomspezifisches Chemotherapieschema

Hämophiliearthropathie

Schlüsselwörter
Schulter, hämatologische
Erkrankungen, Hämophilie-
arthropathie, intraossäre
und intraartikuläre Blutung

Keywords
shoulder, hematologic
diseases, hemophilic
arthropathy, intraosseous
and intraarticular bleeding

**Anforderung
an die Bildgebung**

- Feststellung von
  Weichteil- und
  Knochendichte-
  veränderungen
- Feststellung destruk-
  tiver, arthrotischer
  und ankylosierender
  Veränderungen

Definition
chronische Gelenkerkrankung,
ausgelöst durch intraossäre und intraartikuläre Blutungen aufgrund einer
Blutgerinnungsstörung. Beginn im
frühen Kindesalter.

Pathologie
- Stadium I: akute Blutung führt zu
  Blutansammlung im Gelenkkavum,
  den Gelenkrezessi und periartikulären
  Weichteilen (Abb. 8.**4**)
- Stadium II: wiederholte Blutungs-
  episoden verursachen aufgrund
  inkompletter Absorption braune Verfärbung, Verdickung und Hyperämie
  der Synovialmembran. Pannusbildung
  an den Gelenkknorpelrändern
  (Abb. 8.**5**)
- Stadium III: periartikuläre Osteoporose. Fokale Knorpel- und Knochen-
  destruktion, abwechselnd mit Arealen
  normalen Knorpels und Knochens.
  Bildung mit dem Gelenkraum kommunizierender Zysten (Abb. 8.**6**)

- Stadium IV: Infolge fortschreitender
  Knorpel-/Knochenzerstörung
  Oberflächenunregelmäßigkeiten,
  Zystenvergrößerung (Abb. 8.**7**)
- Stadium V: Im Spätstadium fibröse Ad-
  häsionen im Gelenkraum, Gelenkspalt-
  verschmälerung, ausgeprägter Pannus,
  Ankylosierung (Abb. 8.**8**)

Klinik
- schmerzhafte Gelenkschwellung
- Bewegungseinschränkung
- häufig Rotatorenmanschettenruptur

Diagnostik

Rö　(→ *Methode der Wahl*)

Empfohlene Röntgenaufnahmen
- Standardprojektionen
- evtl. „outlet-view"-Aufnahme

Befund – Stadiumabhängig
- Weichteilschwellung
- periartikuläre Osteoporose
- Knochenerosionen und subchondrale
  Zysten

- radiodenser Gelenkerguss infolge
  Hämosiderindeposition
- sekundäre deformierende Arthrose
- periartikuläre Weichteilverkalkungen

 (→ *ergänzendes Verfahren
in Ausnahmefällen zur
Differenzialdiagnostik*)

Empfohlene Sequenzen
- T1w SE
- T2w SE

Befund
- Gelenkerguss
- synovitische Veränderungen mit
  Hämosiderinablagerungen: T1w und
  T2w hypointense knotige Strukturen
  (Pseudotumor)

**Grundlagen
der Therapie**

- Therapie der
  Grunderkrankung
- Traumavermeidung
- symptomatische
  Therapie

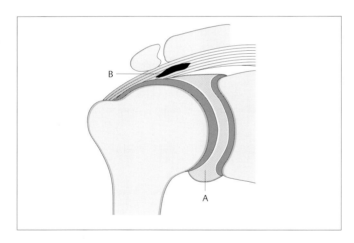

Abb. 8.4 ▪ Anfangsstadium der Hämophiliearthropathie.

A Blutiger Gelenkerguss.
B Blutung in der Supraspinatussehne.

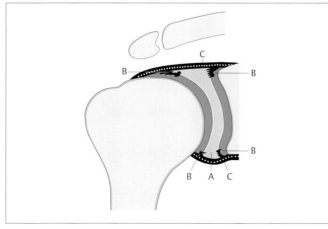

**Abb. 8.5 ▪ Hämophiliearthropathie nach mehrfachen
Einblutungen.**

A Hämorrhagischer Erguss.
B An den Rändern des Gelenkknorpels kommt es zur Pannusbildung.
C Die Synovialmembran ist deutlich verdickt.

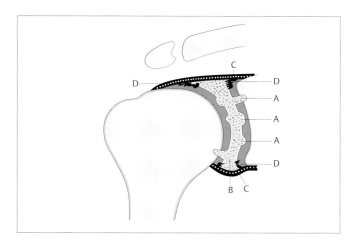

Abb. 8.6 ▪ Chronische Hämophiliearthropathie.

A Umschriebene Knorpel- und subchondrale Destruktionen, dazwischen sind Knorpel und Knochen normal.
B Erguss.
C Deutlich verdickte Synovialmembran.
D Der Pannus an den Gelenkrändern nimmt an Ausdehnung zu.

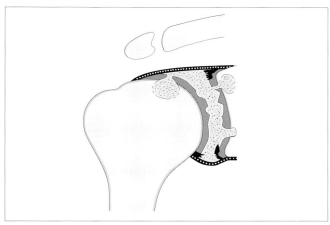

Abb. 8.7 ▪ Fortgeschrittene chronische Hämophiliearthropathie.

A Ausgedehntere Knorpel-/Knochendestruktion mit nur kleinen Arealen normalen Knorpels. Ausbildung z. T. größerer mit dem Gelenkraum kommunizierender Knochenzysten.
B Gelenkerguss mit hämorrhagischen Bestandteilen unterschiedlichen Alters.
C Pannus an den Gelenkrändern weiter zunehmend.
D Synovialmembran mäßig verdickt.

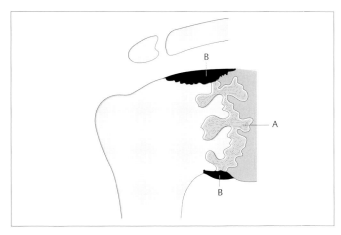

Abb. 8.8 ▪ Spätstadium der Hämophiliearthropathie.

A Gelenkspalt verschmälert, Knorpel weitgehend destruiert, Knochenoberfläche hochgradig unregelmäßig durch größere Zysten.
B Ausgeprägter Pannus an Gelenkrand und Synovia.

Diagnostischer Leitfaden bei hämatologischen Erkrankungen

1. Röntgen (Methode der Wahl)

Empfohlene Standardprojektionen
- a.-p.
- axial

2. CT (Zusatzdiagnostik)

Indikationen
- Darstellung kleinster Osteolysen bei klinischem Hinweis auf Plasmozytom und negativem Röntgen
- Feststellung des Tumorausbruchs mit paraossalem Anteil bei solitärem Plasmozytom

3. MRT (Zusatzdiagnostik)

Indikationen
- Nachweis des extraossären Tumorausmaßes bei solitärem Plasmozytom und malignem Lymphom
- Nachweis einer Begleitsynovitis bei malignem Lymphom
- Feststellen von Begleitveränderungen – Rotatorenmanschettenruptur, synovialer Pseudotumor – bei Hämophiliearthropathie

J. Kramer und A. Scheurecker

9 Neurogen und metabolisch bedingte Erkrankungen

Neurogene Osteoarthropathie

Definition
- schwere destruktive atrophische/ hypertrophische Arthropathie

Pathologie
- verstärkte osteoklastäre Resorption durch intensivierte Durchblutung der Subchondralregion, verursacht durch neurogene Störung

Ätiologie
- häufig
  - Syringomyelie
- selten
  - spinales Trauma
  - Diabetes mellitus
  - Tabes dorsalis
  - Amyloidose
  - Encephalitis disseminata
  - Myelomeningocele
  - Alkoholismus
  - intraartikuläre Steroidgabe

Klinik
- abhängig vom Grundleiden
- Gelenkschwellung (mit oder ohne Schmerzen)
- Gelenküberbeweglichkeit (Instabilität)

Diagnostik

Rö *(→ Methode der Wahl) (Abb. 9.1)*

Empfohlene Röntgenaufnahmen
- a.-p.
- axial

Befund
- verstärkte Sklerosierung
- Erguss
- Fragmentierung
- Gelenkdestruktion
- Luxation/Subluxation
- keine gelenknahe Osteoporose!

Sono *(→ ergänzendes Verfahren)*

Indikationen
- bei Frühform zum Ergussnachweis (nicht diagnostisch)

CT/MRT *(→ ergänzendes Verfahren)*
- Abklärung der Grundkrankheit (z. B.: Syrinx, Myelomeningozele)
- DD:
  - atrophe Form: Gelenksepsis
  - hypertrophe Form: massive Arthrose

Schlüsselwörter
neurogene Osteoarthropa-thie, atrophe Arthropathie, hypertrophe Arthropathie

Keywords
neuropathic arthropathy, atrophic arthropathy, hypertrophic arthropathy

---

Anforderung an die Bildgebung

- Ausmaß der Gelenkzerstörung
- Abgrenzung gegen-über anderen Erkran-kungen (Ursachen)
- extraartikuläre Manifestationen?

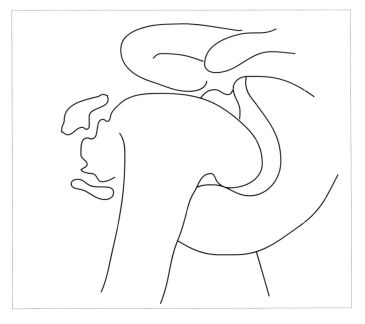

Abb. 9.1 ■ **Neurogene Osteoarthropathie (Charcot-Gelenk).**

Massive Deformierung der gelenkbildenden Skelettkörper mit zahlreichen osteochondralen Fragmenten (fortgeschrittener Krankheitszustand).

Grundlagen der Therapie

- Behandlung der Grundkrankheit

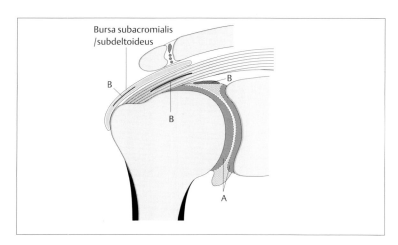

Abb. 9.2 ▪ CPPD-Kristallarthropathie.

A Bei Chondrokalzinose punktförmige oberflächliche Verkalkungen am Gelenkknorpel und kleine Verkalkungen im AC-Gelenkdiskus.
B Zarte streifige Verkalkungen in der Gelenkkapsel und/oder Supraspinatussehne und/oder Bursa subacromialis/subdeltoidea.

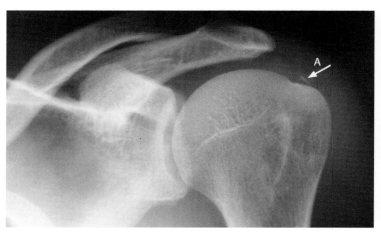

Abb. 9.3 ▪ CPPD-Kristallarthropathie, Nativröntgen.

A Zarte streifige Verkalkungen im Ansatzbereich der Supraspinatussehne.

Calciumpyrophosphatdihydrat-Kristall-Arthropathie

Definition
- durch Calciumpyrophosphatdihydrat-Kristallablagerungen (CPPD-Ablagerungen) verursachte Gelenkerkrankung, meist multiartikulär und symmetrisch
- Auftreten im mittleren und höheren Alter, keine Geschlechtsprädilektion

Pathologie
- zahlreiche, auch größere zystische Läsionen
- schwere, progrediente destruktive Knochenveränderungen
- keine Erosionen
- CPPD-Ablagerung in
  - Knorpel (Chondrokalzinose)
  - Synovia und Synovialflüssigkeit
  - Gelenkkapsel
  - Sehnen, v. a. Supraspinatussehne
  - Bursa subacromialis/subdeltoidea
  - Ligamenten

Klinik
- von asymptomatisch bis zu Symptomen einer akuten Arthritis bzw. chronisch progressiv mit akuten Schmerzattacken

Diagnostik

Rö (→ Methode der Wahl)
Empfohlene Röntgenaufnahmen
- a.-p.
- axial
- hoch auflösender Film

Befund (Abb. 9.2, 9.3)
- punktförmige Verkalkungen im hyalinen Knorpel und/oder im Diskus des AC-Gelenks bei Chondrokalzinose
- streifige Verkalkungen in Gelenkkapsel, Supraspinatussehne und subakromialer Bursa
- bei Pyrophosphatarthropathie zahlreiche, auch größere Zysten bis zu schwerer destruktiver Arthropathie mit oder ohne Chondrokalzinose und Weichteilverkalkungen

Sono (→ ergänzendes Verfahren)
Befund
- Verkalkungslokalisation in Supraspinatussehne oder Bursa
- Feststellung degenerativer Sehnenveränderungen und Sehnenruptur
- Erguss in der Bursa

MRT (→ ergänzendes Verfahren) (Abb. 9.4a, b)
Indikationen
- Dokumentation des Synovitisausmaßes und des Therapieansprechens
- Darstellung des Ausmaßes der Knorpel-/Knochendestruktion

Empfohlene Schichtebenen
- parakoronar
- parasagittal
- axial

Empfohlene Sequenzen
- T1w SE
- STIR
- Gd-DTPA-Applikation i. v.

Befund
- Synoviaverdickung mit deutlicher Anfärbung in T1w nach KM-Gabe
- signalreicher Erguss in Bursa und Gelenk in STIR-Sequenz
- Verkalkungen signalarm in allen Sequenzen
- degenerative Veränderungen in Supraspinatussehne signalreich in allen Sequenzen
- Defekte am hyalinen Gelenkknorpel
- subchondrale Zysten signalarm in T1w, signalreich in STIR-Sequenz

Schlüsselwörter
Schulter, hämatologische Erkrankungen, CPPD-Kristallarthropathie, Chondrokalzinose, Pyrophosphatarthropathie

Keywords
shoulder, hematopoietic diseases, calcium pyrophosphate dihydrate crystal deposition disease, chondrocalcinosis, pyrophosphate arthropathy

Anforderung an die Bildgebung
- Verkalkungslokalisation
- Feststellung von zystischen und destruktiven Knochenveränderungen

Grundlagen der Therapie

Konservativ
- nicht steroidale antiinflammatorische Medikation
- Colchicin
- intraartikuläre Corticoide

Operativ
- bei schweren destruktiven Veränderungen Arthroplastie

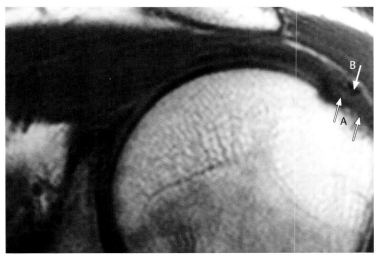

Abb. 9.4a ▪ CPPD-Kristallarthropathie, parakoronar T1w SE.

A Supraspinatussehne im Ansatzbereich signalalteriert mit hyperintensen Arealen und aufgetrieben.
B An der bursaseitigen Oberfläche der Supraspinatussehne kleines signalloses Areal im Sinne einer Verkalkung.

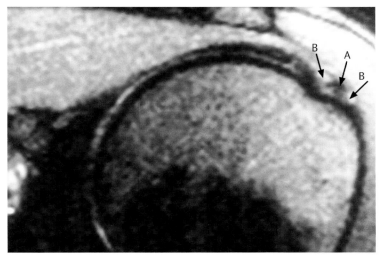

Abb. 9.4b ▪ CPPD-Kristallarthropathie, parakoronare Schicht, T2w SE.

In der Supraspinatussehne ansatznah kleine signallose Verkalkung (A), die von einem deutlichen Flüssigkeits-/Ödemsaum umgeben ist (B).

Calciumhydroxylapatit-Periarthropathie

Schlüsselwörter
Periarthropathie, peri-
artikuläre Verkalkungen

Keywords
periarthropathy,
calcific periarthritis

Anforderung an die Bildgebung

- Verkalkungs- lokalisation
- Darstellung entzünd- licher Weichteil- veränderungen
- Darstellung von Ergüssen in Gelenken, Bursae
- Feststellung dege- nerativer Sehnen- veränderungen und Sehnenrupturen

Definition

- Ablagerungen von Calciumhydroxyl- apatit-Kristallen in Sehnen, Bursae oder in der Gelenkkapsel mit oder ohne Entzündungszeichen
- vorwiegend bei über 40-Jährigen, keine Geschlechtsprädilektion
- Schulter am häufigsten betroffen (in etwa 50 % Supraspinatussehne), v. a. bei manuell Tätigen

Pathologie

- granuläre Kalkdepots in fibrösem Bindegewebe (Sehnen, Ligamenten, Bursa, Gelenkkapsel) mit begleitenden Nekrosen und entzündlichen Verände- rungen (Abb. 9.**5**)
- vaskuläre Läsionen mit Mediahyper- trophie, Stenosen, Verschlüssen

Klinik

- von asymptomatisch bis zu heftigen Schmerzen
- lokales Ödem/Schwellung
- eingeschränkte aktive und passive Beweglichkeit
- manchmal leichtes Fieber

Diagnostik

Rö *(→ initiale Methode der Wahl)* *(Abb. 9.**6** – 9.**8**)*

Empfohlene Röntgenaufnahmen

- a.-p. in Innen- und Außenrotation
- axial
- „outlet-view"-Aufnahme

Befund

- periartikuläre Verkalkungen unterschiedlicher Größe je nach Erkrankungsdauer
- manchmal Osteoporose
- zystische Läsionen
- reaktive Sklerose

Sono *(→ ergänzendes Verfahren)* *(Abb. 9.**9**)*

Befund

- Verkalkungslokalisation in Sehnen und/oder Bursae
- Feststellung degenerativer Sehnenveränderungen/-ruptur
- Erguss in Bursae
- evtl. Gelenkerguss

CT *(→ ergänzendes Verfahren)*

Empfohlener Untersuchungsmodus

- Standardparameter
- evtl. koronare/sagittale Rekonstruktionen

Befund

- periartikuläre Verkalkung
- Erguss in Bursa
- knöcherne Erosionen unter verkalkten Sehnen

MRT *(→ ergänzendes Verfahren)* *(Abb. 9.**10** – 9.**12**)*

Empfohlene Sequenzen

- T1w, T2w und PDw-SE-Sequenzen
- STIR-Sequenz

Befund

- Verkalkungen signalarm in allen Se- quenzen
- T1w niedrige, T2w hohe Signalintensi- tät in entzündlich und ödematös ver- änderten Weichteilen
- Knochenmarködem: T1w hypointen- ses, T2w hyperintenses Areal

Grundlagen der Therapie

Konservativ

- Kryotherapie
- Analgetika
- Antirheumatika
- subakromiale Steroid-/ Lidocain-Injektion
- Elektrotherapie
- Heilgymnastik

Operativ

- Akromioplastik nach Neer zur Dekompres- sion der Supraspinatus- sehne

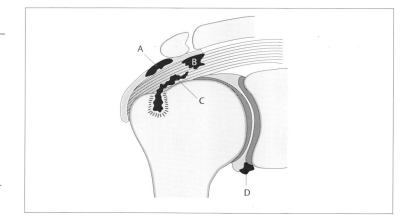

Abb. 9.5 ▪ Periarthropathie.

A Grobschollige Verkalkung in der Bursa subacromialis/ subdeltoidea.

B Granuläres Kalkdepot in der Supraspinatussehne, hier an die bursaseitige Sehnenoberfläche heranreichend (kann Reizerguss in der Bursa auslösen).

C Großes Kalkdepot in der Supraspinatussehne, das zu einer Ansatztendinitis und begleitenden ossären Destruktion führt.

D Kalkdepot in der Gelenkkapsel, hier im Bereich des axillären Rezessus.

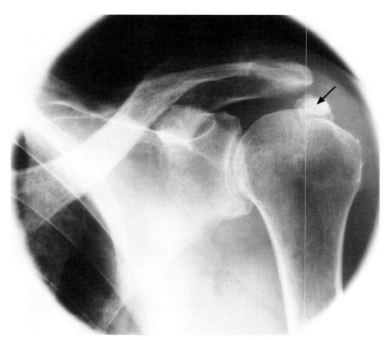

Abb. 9.6 ▪ Periarthropathie, Nativröntgen.

Unmittelbar oberhalb des Humeruskopfs im Supraspinatussehnenbereich Anhäufung teils grober Verkalkungen (Pfeil). Zusätzlich an den Skelettstrukturen osteoporotische Veränderungen.

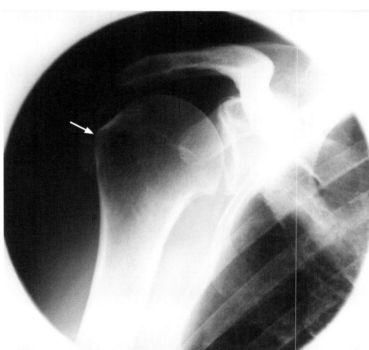

Abb. 9.7 ▪ Periarthropathie, Nativröntgen.

Dem Tuberculum majus kappenförmig aufsitzende flaue Verkalkung in der Bursa subacromialis/subdeltoidea (Kalkmilch) (Pfeil).

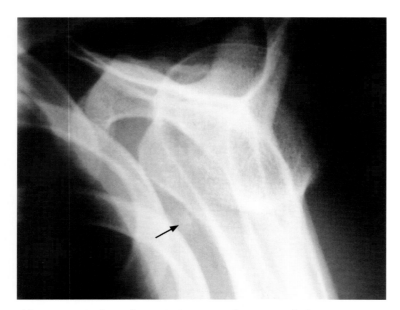

Abb. 9.8 a ▪ Periarthropathie, Nativröntgen, „outlet-view"-Aufnahme.

Zwischen Unterrand des Tuberculum minus und Rippen in der Bizepssehne gelegene schollige Verkalkungen (Pfeil).

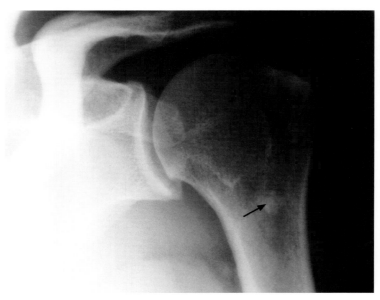

Abb. 9.8 b ▪ Periarthropathie, Nativröntgen, a.-p.

In der a.-p. Aufnahme projizieren sich die Verkalkungen der Bizepssehne (Pfeil) in den proximalen Humerusschaft am Unterrand des Sulcus intertubercularis.

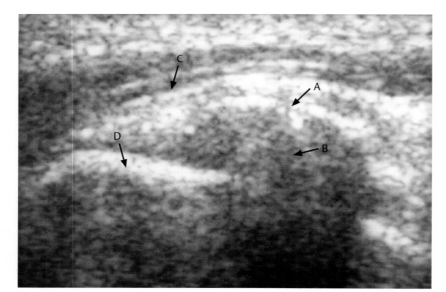

Abb. 9.9 ▪ Periarthropathie, Sonographie, koronarer Schnitt.

In der Supraspinatussehne eine gegen die Bursa deutlich vorbuckelnde echo-dichte Verkalkung (A) mit breiter dorsaler Schallschattenbildung (B). Schmaler echoloser Erguss in der Bursa (C). Kortikale Begrenzung des Tuberculum majus (D).

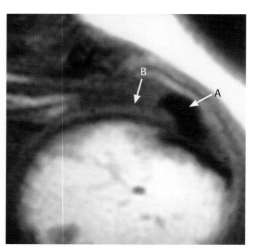

Abb. 9.10 a ▪ Periarthropathie, parakoronare T1w SE.

Ausgedehnte signallose Verkalkung (A) in der signal-alterierten Supraspinatussehne (B) mit deutlicher bursaseitiger Oberflächenunregelmäßigkeit.

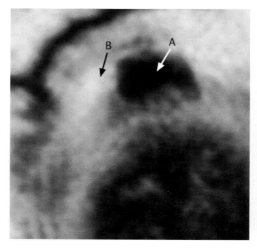

Abb. 9.10 b ▪ Periarthropathie, parasagittale Schicht, STIR-Sequenz.

Ansatznahe, in die Bursa subacromialis/subdeltoidea eingebrochene, signallose Verkalkung (A). Schmaler, signalreicher Erguss (B) in der Bursa.

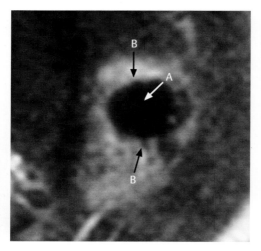

Abb. 9.10 c ▪ Periarthropathie, axiale Schicht, STIR-Sequenz.

Die Schicht in Höhe Tuberculum majus/Ansatzbereich der Supraspinatussehne zeigt eine ausgedehnte signallose Verkalkung (A). Das umgebende signalreiche Areal entspricht einem reaktiven Knochenmarködem (B).

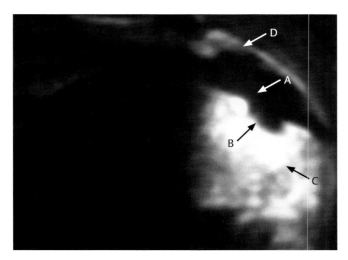

Abb. 9.11 a ▪ **Periarthropathie, parakoronare Schicht, STIR-Sequenz.**

In der Supraspinatussehne eine ausgeprägte, signallose Verkalkung (A) mit Erosion am Tuberculum majus (B) und deutlichem signalreichem Knochenmarködem (C). Zusätzlich Aufrauung der bursaseitigen Oberfläche der Supraspinatussehne mit Einbruch der Verkalkung in die Bursa (D).

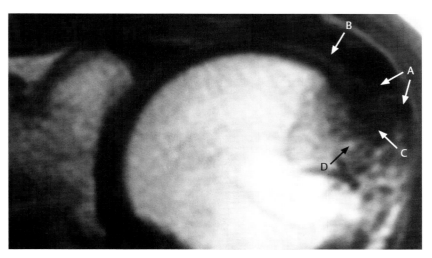

Abb. 9.11 b ▪ **Periarthropathie, parakoronar T1w.**

Mehrere signallose Kalkherde (A) im Ansatzbereich der aufgetriebenen, signalalterierten Supraspinatussehne (B). Deutliche erosive Veränderungen am Tuberculum majus (C), in der Umgebung Zeichen eines Knochenmarködems (D).

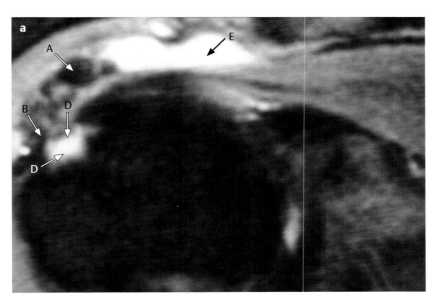

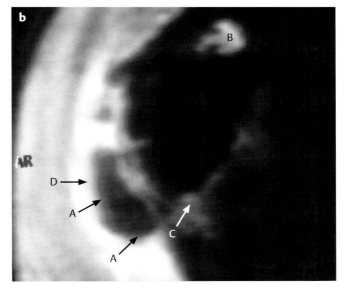

Abb. 9.12 a ▪ **Periarthropathie, parakoronare Schicht, STIR-Sequenz.**

Links oben. Ausgedehnte schollige, typisch signallose Verkalkungen in der Bursa subacromialis/subdeltoidea (A), am Ansatz der Supraspinatussehne (B), am Tuberculum majus begleitend erosive Veränderung (D). Deutlicher Erguss in der Bursa (E).

Abb. 9.12 b ▪ **Periarthropathie, parakoronare Schicht, STIR-Sequenz.**

Rechts oben. Ausgedehnte Verkalkungen in der Bursa subacromialis/subdeltoidea (A) mit Erosion (B) und ödematösen Knochenmarkveränderungen (C) am Tuberculum majus. Deutlicher Erguss in der Bursa (D).

Abb. 9.12 c ▪ **Periarthropathie, parakoronar T1w.**

Deutlich verdickte Bursa (Bursitis, Pfeil) mit zahlreichen, teils größeren Verkalkungen (A).

Arthritis urica (Gichtarthritis)

Schlüsselwörter
Gichtarthritis, Tophus

Keywords
gouty arthritis, tophus

Definition
- als Folge einer primären oder sekundären (z. B. Leukämie, Diuretika) Hyperurikämie kommt es zur Präzipitation von Natriumuratkristallen in Synovia und Synovialflüssigkeit

- 3 Fälle pro 1000 Personen, 95 % Männer vorwiegend zwischen dem 30. und 50. Lebensjahr
- selten bei Frauen vor Menopause

- Schultergelenk meist erst bei fortgeschrittener Erkrankung mit polyartikulärem Befall betroffen
- Erstmanifestation bei 90 % der Fälle Großzehe

Akute Gichtarthritis

**Anforderung
an die Bildgebung**

- Feststellung von Arthritis, Synovitis
- Feststellung von Ergüssen in Gelenken, Bursae
- Tophusdiagnostik
- Darstellung von Knorpel- und/oder Knochenerosionen

Pathologie
- Deposition von Natriumuratkristallen in Synovia und Synovialflüssigkeit, begleitet von einem vorwiegend neutrophilen entzündlichen Infiltrat und Ödem

Klinik
- heftiger Schmerz
- Schwellung
- Überwärmung
- Rötung
- evtl. Fieber
- Tachykardie

Diagnostik
- grundsätzlich nur Zeichen einer akuten Arthritis, noch keine spezifischen Veränderungen im Sinne einer Gichtarthropathie
- Diagnosestellung nur bei gleichzeitigem Nachweis einer Hyperurikämie in Labor und Gelenkpunktion möglich

 Rö

Befund
- meist keine sichtbaren Veränderungen
- in seltenen Fällen subchondrale Demineralisation

Sono

Befund
- Gelenkerguss

 CT (→ *ergänzendes Verfahren*)

Befund
- Gelenkerguss

MRT (→ *ergänzendes Verfahren*)

Empfohlene Sequenzen
- T1w SE-Sequenz, vor und nach KM-Gabe
- STIR-Sequenz

Befund
- T1w SE-Sequenz: verstärkte Anfärbung der Synovia nach KM-Gabe
- STIR-Sequenz
  – signalreicher Gelenkerguss
  – signalreiches Weichteilödem

Chronische Gichtarthritis

**Grundlagen
der Therapie**

Konservativ
- purinarme Diät
- Alkoholeinschränkung
- nicht steroidale antiinflammatorische Medikation
- Colchicin
- urikosurische Medikation
- Xanthinoxidasehemmer
- Probenecid bei verminderter Harnsäureausscheidung im Urin

Operativ
- Exzision großer Tophi
- Arthroplastie bei schweren destruktiven Gelenkveränderungen

Pathologie
- große Ablagerungen von Natriumuratkristallen (Tophus) an Gelenkknorpel und angrenzender Gelenkkapsel bzw. Synovia
- durch Tophi chronische granulomatöse Entzündungsreaktion, deren Persistieren zu Synovialfibrose, Knorpel- und Knochenerosion führt
- Entwicklung von Tophi auch in Bursa und periartikulär

Klinik
- Schmerz
- Schwellung
- Funktionseinschränkung

Diagnostik

 Rö (→ *Methode der Wahl*)

Empfohlene Röntgenaufnahmen
- a.-p. in Innen- und Außenrotation
- axial

Befund (Abb. 9.13)
- bürsten- oder spikulaartige Periostreaktionen durch Uratdepots in periartikulären Weichteilen
- intraossäre subchondrale Osteolysen mit Ausdehnung bis in Diaphyse
- Marktophus (Pseudotumor)
- Gelenkspaltverschmälerung (arthroseartiges Bild)

Sono (→ *ergänzendes Verfahren*)

Befund
- echoarme Tophi ohne/mit echoreichen Verkalkungen
- knöcherne Erosionen nur am Gelenkrand darstellbar

CT (→ *ergänzendes Verfahren*)

Befund
- Erosionen, teils sehr ausgedehnt
- Gelenkspaltverschmälerung

MRT (→ *ergänzendes Verfahren*)

Empfohlene Sequenzen
- T1w und T2w SE-Sequenzen

Befund
- T1w SE-Sequenz: signalarme Weichteiltumoren, intraartikuläre und intraossäre Tophi
- T2w SE-Sequenz: Tophi signalreich, einzelne Anteile können signalarm bleiben
- T2w SE-Sequenz: entzündlich verändertes Gewebe signalreich

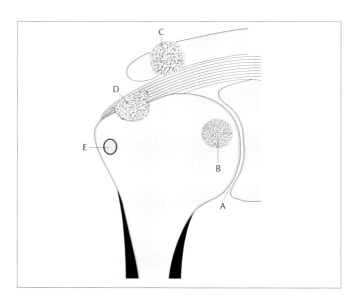

Abb. 9.13 ▪ Chronische Gicht.

A Gelenkspaltverschmälerung.

B Intraossäre, subchondrale Osteolysen mit zartem Randsaum.

C Tophus mit Becherform der AC-Gelenkkörper und Gelenkspalt-
erweiterung durch Destruktion.

D Tophus im Ansatzbereich der Supraspinatussehne mit knöcherner
Erosion.

E Marktophus mit sklerotischem Randsaum.

Diagnostischer Leitfaden bei neurogen und metabolisch bedingten Erkrankungen

1. Röntgen (Methode der Wahl)

Empfohlene Standardprojektionen
- a.-p.
- Aufnahme in Innen-/Außenrotation
- evtl. axial
- evtl. "outlet view"

2. Sono (Zusatzdiagnostik)

Indikationen
- Begleitveränderungen:
  - Erguss
  - Verkalkungslokalisation
    (Sehne/Bursa?)
  - Sehnenrupturen

3. CT (Zusatzdiagnostik)

Indikationen
- in Ausnahmefällen zur exakten
  Verkalkungslokalisation
- Ausmaß destruktiver Veränderungen

4. MRT (Zusatzdiagnostik)

Indikationen
- Feststellen von Begleitveränderungen:
  - Sehnenläsionen
  - knöcherne Beteiligung
    (Ödem, Zysten, Erosionen)
  - synoviale Veränderungen

M. Reither

10 Kinderradiologie

Besonderheiten des wachsenden Skeletts und Normvarianten

Schlüsselwörter
epi- und apophysäre
Ossifikation, Norm-
varianten, Schulter

Keywords
epiphyseal – apophyseal
ossification, normal
variants, shoulder

Epiphysenossifikation am proximalen Humerus

Ossifikationsverlauf

- Neugeborene: Ossifikationskern selten vorhanden, gelegentlich Kalkschale
- 4.–8. Monat: medialer, der Pfanne zugewandter Kern
- 1.–2. Jahr: lateraler, dem Tuberculum majus zugehöriger Kern
- 3.–4. Jahr: Kern des Tuberculum minus

- 5.–8. Jahr: Verschmelzung der Tuberculakerne
- 13.–14. Jahr: Verschmelzung der Tuberculakerne mit der proximalen Humerusepiphyse
- 20. Jahr: knöcherne Verbindung der Humerusepiphyse mit -diaphyse (Abb. 10.1)

Besondere Befunde

- Epiphysenfuge verläuft giebelförmig, DD: Epiphysenfraktur (selten)
- sichelförmiges Vakuumphänomen bei nach oben gehaltenen/gezogenen Armen: „wahrer" Gelenkspalt zwischen Glenoid und Knorpel der Humerusepiphyse

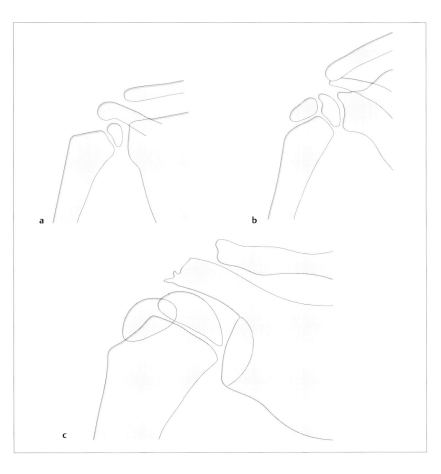

Abb. 10.1 ▪ Schema der Epiphysen-ossifikation am proximalen Humerus.

a 4.–8. Monat.
b 1.–2. Jahr.
c 5.–8. Jahr.

Apophysenossifikation an der Schulter

Ossifikationsverlauf

- 1. Jahr: Apophysenkern am
  Proc. coracoideus
  - isoliert bis zum 15. – 20. Jahr
  - gelegentlich Korakoidspitzenkern
    (Abb. 10.**2**)

- 15. – 18. Jahr: 2 – 3, auch mehr Kerne
  am lateralen Ende des Akromions
- um das 20. Jahr: Verschmelzung mit
  der Spina scapulae
- 16. – 18. Jahr: Apophysen am Angulus
  scapulae superior et inferior

Besondere Befunde

- Doppelkontur des Sulcus intertubercularis, DD: Periostose beim Neugeborenen, nicht ossifizierendes
  Knochenfibrom (Abb. 10.**3**)

**Abb. 10.2 ▪ Apophysen-
kern am Processus
coracoideus (Pfeil).**

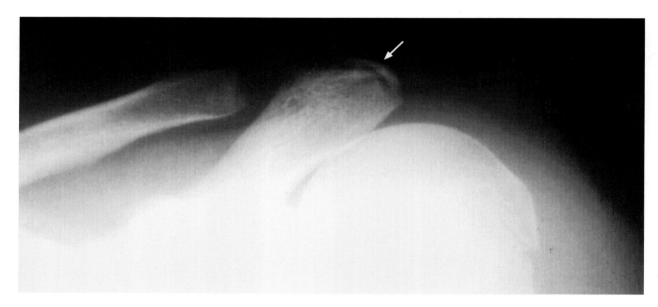

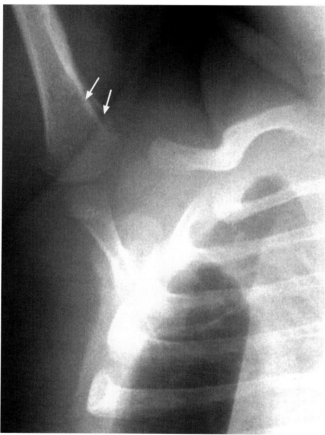

Abb. 10.3 ▪ Humerus des Neugeborenen.

Doppelkontur des Sulcus intertubercularis am proximalen Humerus
des Neugeborenen (Pfeil).

Konfiguration des medialen Klavikulaendes

- 1. Dekade: pilzförmig, glatte oder zerrissene Konturen
- 2. Dekade: becherförmig, eventuell unregelmäßig begrenzt

- 13.–14. Jahr: Erscheinen der medialen Epiphyse
- am Ende der 2. Dekade Verschmelzung mit der Klavikula

- „Bandgruben" am medialen Ende der Klavikula durch Impression des Lig. costoclaviculare (Abb. 10.4)

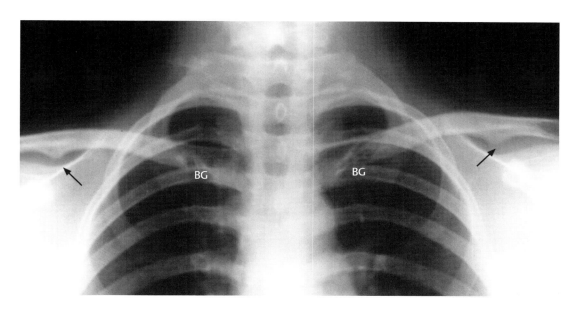

Abb. 10.4 ▪ „Bandgruben" (BG) an den medialen Enden beider Klavikulae.

Impression des Lig. costoclaviculare, als streifenförmige Aufhellungen von kraniolateral nach kaudomedial verlaufend. Nebenbefundlich Gelenkbildung (Pfeile) zwischen Klavikula und Processus coracoideus (unbedeutende Anomalie).

Diagnostischer Leitfaden bei Besonderheiten des wachsenden Skeletts – Normvarianten

1. Rö (Methode der Wahl)

- Nativaufnahmen in a.-p.-Projektion (Seitenvergleich!)

2. Sono (Zusatzdiagnostik)

- gelegentlich als einzige Methode nutzbar, wenn der Sono gut zugänglich, z. B. an der Humerusepiphyse

Fehlbildungen

Angeborener Schulterblatthochstand (Sprengel-Deformität)

Schlüsselwörter
Sprengel-Deformität,
Wirbelkörper-, Rippen-,
Spinalkanalmalformationen

Keywords
Sprengel's deformity,
spine, rib, spinal canal
malformations

Grundlagen
der Therapie

Konservativ
- bei geringem Befund
  Physiotherapie

Operativ
- Distalverlagerung der
  Skapula (Green, Wood-
  ward) im 3.–7. Jahr

Pathologie
- 5. Woche: Anlage der Skapula im
  unteren Halsbereich
- 10. Woche: Deszensus zur hinteren
  Thoraxwand
- bei Unterbrechung "congenital
  undescended scapula"
- in der Regel einseitig
- Skapula breit, verkürzt
- Os omovertebrale: fibröse, knorpelige
  oder knöcherne Verbindung zur
  unteren HWS und Skapula
- hakenförmige Krümmung des Angulus
  medialis superior

- Kombination mit Muskelanomalien
- in ca. 70% assoziierte Wirbel-/Rippen-
  fehlbildungen (Klippel-Feil-Syndrom)
  Spinalkanalpathologien: Diastem-
  atomyelie, Syringomyelie

Klinik
- Asymmetrie der Schulterkontur
- eingeschränkte Beweglichkeit
  (Abduktion!)

Diagnostik

[Rö] *(→ Methode der Wahl)*

Empfohlene Röntgenaufnahmen
- Standardprojektion:
  – a.-p.-Projektion des Schultergürtels
- Spezialprojektion:
  – Schrägprojektion: Os omovertebrale

[MRT] *(→ ergänzende Methode)*

Indikationen
- assoziierte Fehlbildungen der Wirbelsäule und des Brustkorbs

Angeborene Klavikulapseudarthrose

Schlüsselwörter
angeborene Klavikula-
pseudarthrose

Keywords
congenital clavicular
pseudarthrosis

Grundlagen
der Therapie

Operativ
Indikationen:
- Schmerz
- Funktions-
  einschränkung
- kosmetische
  Beeinträchtigung

Pathologie
- fehlende Verschmelzung der
  Ossifikationskerne der Klavikula
- intrauterine Fraktur
- Erosion: Druck der A. subclavia

Klinik
- angeboren
- oft erst im 4.–6. Jahr entdeckt
- meist einseitig
- überwiegend rechts
- mediales Fragment steht höher
- laterales Fragment durch Gewicht
  des Arms nach unten gezogen
- kosmetisch störend
- Funktion der Schulter im Allgemeinen
  nicht beeinträchtigt
- selten Schmerz

Diagnostik

[Rö]

Empfohlene Röntgenaufnahmen
- a.-p. Projektion des Schultergürtels
Befund
- Konturunterbrechung des
  Klavikulaschafts
- wulstig aufgeworfene Fragmentenden
- bindegewebige Brücke (Abb. 10.5)

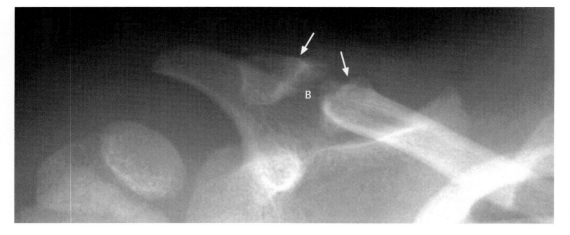

Abb. 10.5 ▪ **Angeborene Klavikula-**
pseudarthrose.

Schaftunterbrechung im lateralen Drittel
mit wulstig aufgeworfenen Fragmentenden
(Pfeile), dazwischen bindegewebige Brücke (B).

Schulterdeformitäten bei Osteochondrodysplasien

Dysplasia cleido-pelvico-cranialis

Pathologie
- generalisierte Skeletterkrankung
- Defektbildungen
- gestörte Ossifikation
- autosomal dominant vererbt
- zahlreiche phänotypische Variationen

Klinik
- Schädel, Thorax und Becken wesentlich betroffen
- glockenförmiger Thorax
- hängende Schultern
- keine eigentlichen Klavikulae tast- und sichtbar
- Hypermotilität des Schultergürtels
- Zusammenführen der Schulter vor der Brust möglich
- begleitend Trichterbrust
- klaffende Sagittalnaht
- große und kleine Fontanelle breit offen
- terminale Phalangen kurz
- Brachymesophalangie
- gestörte Dentition
- Fußdeformitäten

- abnormer Gang
- Körpergröße im unteren Normbereich
- normale Lebenserwartung
- Luxationsneigung von Schulter, Hüfte, Radiusköpfchen
- Wirbelsäulendeformitäten
- Becken bei Frauen potenzielles Geburtshindernis

Diagnostik

 Rö

Empfohlene Röntgenaufnahmen
- Schultergürtel a.-p.
- Beckenübersicht a.-p.
- Schädel in 2 Ebenen
- Hand/Fuß a.-p.
- Wirbelsäule seitlich

Befund
- Schultergürtel a.-p.:
  - vollständiges oder partielles Fehlen der Klavikulae
  - schmale kurze, nach abwärts weisende Rippen

- kleine hypoplastische Skapulae
- schmale Röhrenknochen
- Beckenübersicht a.-p.:
  - verzögerte Ossifikation
  - Hypoplasie der Darmbeinschaufeln und Schambeine
  - breite knorpelige Symphyse
  - breite Ileosakralfugen
  - vergrößerte Knorpelabschnitte im Acetabulumbereich
  - Valgus der Schenkelhälse
  - schmale Schäfte der Röhrenknochen
- Schädel in 2 Ebenen:
  - verzögerte Ossifikation der Schädelknochenkerne
  - zahlreiche Schaltknochen („wormian bones")
- Hand/Fuß a.-p.:
  - Pseudoepiphysen
- Wirbelsäule seitlich:
  - bikonvexe Wirbelkörper, persistieren lange (Abb. 10.6, 10.7)

Anforderung an die Bildgebung

„Knochenminimal- programm":
- Schädel seitlich
- Wirbelsäule seitlich
- Becken a.-p.
- Hand a.-p.
- Knie a.-p.
evtl. ergänzend:
- lange Röhrenknochen
- Fuß
- Thorax

Grundlagen der Therapie

- symptomatische ortho- pädische und zahn- klinische Behandlung

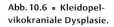

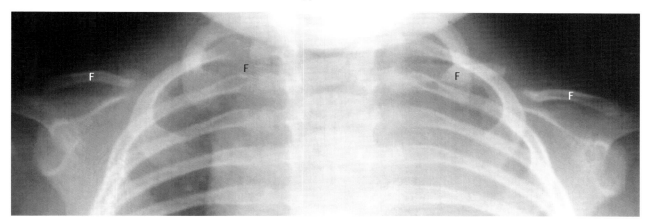

Abb. 10.6 ■ **Kleidopel- vikokraniale Dysplasie.**

Mediale und laterale Klavikulafragmente (F), kurze, vorne nach abwärts gerichtete Rippen, kleine, hypoplastische Skapulae.

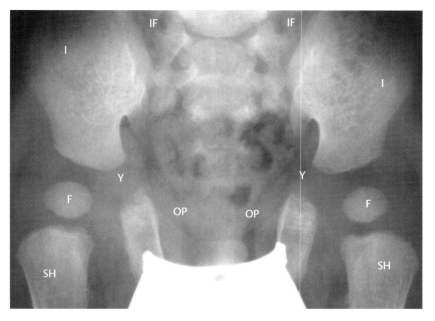

Abb. 10.7 ■ **Kleidopelvikokraniale Dysplasie.**

F   frühzeitige Kalzifizierung der Femurkerne
I   schmale, hypoplastische Ilea (I), weite Ileosakral- (IF)- und Y-Fugen (Y)
OP   noch nicht mineralisierte Ossa pubis
SH   Varisierung der Schenkelhälse (SH)

Mukopolysaccharidosen (MPS) und Mukolipidosen (ML)

Pathologie
- Mukopolysaccharidosen:
  - autosomal rezessiv
  - Ausnahme: Morbus Hurler II (X-chromosomal rezessiv)
  - vererbte lysosomale Enzymdefekte
  - gestörter Abbau von Mukopolysacchariden
- Mukolipidosen:
  - lysosomale Speicherkrankheiten
  - klinisch und biochemisch ähnlich wie Mukopolysaccharidosen und Sphingolipidosen
  - Speicherung von Mukopolysacchariden und Lipiden in Skelett, ZNS, Leber und Herz

Klinik
- auffällig grobe Gesichtszüge
- Minderwuchs
- mentale Retardierung
- fakultativ: Korneatrübung, Taubheit

Grundlagen der Therapie

- ursächliche Therapie nicht möglich
- symptomatische Behandlung von Gelenkkontrakturen und Deformitäten der Wirbelsäule

Diagnostik

Rö

Empfohlene Röntgenaufnahmen
- Schädel seitlich
- Wirbelsäule seitlich
- Becken a.-p.
- Hand a.-p.
- Knie a.-p.

Befund
- verdickte, plump konfigurierte Skapulae
- flache Glenoide
- Klavikel und Rippen kurz und verdickt
- Einschnürung der proximalen Humeri (Abb. 10.**8**)

Sono *(→ ergänzende Methode)*

Indikationen
- Speicherprozesse in parenchymatösen Organen

Befund
- Herz: Myokardverdickung
- Leber: diffuse Echoformitätsanhebung
- ZNS (bei Säuglingen): Marklagerläsionen

MRT *(→ ergänzende Methode)*

Indikationen
- Speicherprozesse in parenchymatösen Organen

Technik
- T2w SE-/FLAIR-Sequenzen; Transversal-/Koronarebene

Befund
- Herz: Myokardverdickung; diffuse Signalstörung
- Leber: diffuse Signalstörung
- ZNS: Marklagerdefekte

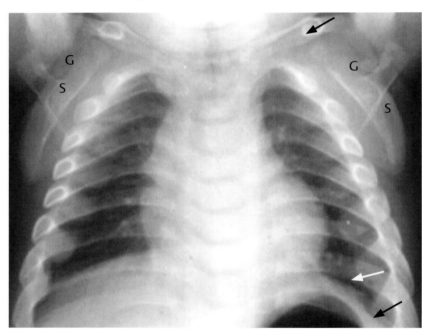

Abb. 10.8 ▪ **Mukolipidose II (Typ „I-cell disease").**

S plumpe Skapulae
G flache, hypoplastische Glenoide
Pfeil verdickte Klavikulae
Winkelpfeil „Ruderblattrippen"

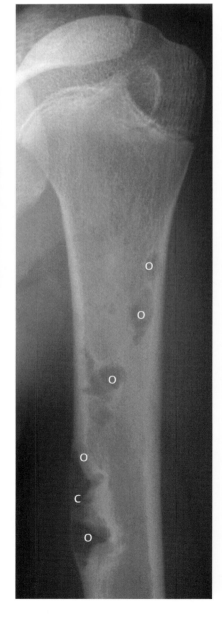

Abb. 10.9 ▪ **Fibröse Dysplasie.**

Monomele unilaterale Form am Humerus. Zystenähnliche Osteolysen, Verdünnung und leichte Auftreibung der Kortikalis, teilweise nur noch als knöcherne Brücke erhalten.

C Kortikalis
O Osteolysen

Fibröse Dysplasie

Pathologie
- Knochenersatz durch fibröses Bindegewebe
- „tumor like lesion"
- in Kombination mit Pubertas praecox und Pigmentanomalien: McCune-Albright-Syndrom

Klinik
- Prädilektionsalter: 5 – 15 Jahre
- Einzelherde:
  - Maxilla, Femur, Tibia
  - können subklinisch bleiben
- multiple Herde:
  - monomel, unilateral, generalisiert
  - anfänglich Schmerzen
  - später Spontanfrakturen

Diagnostik

 Rö

Befund
- demodellierende Knochenauftreibung
- zystenähnliche Osteolysen
- Kortikalisusuren
- Mangel an Knochentrabekeln: Uhrglasphänomen
- später Hirtenstabkonfiguration am proximalen Femur
- nach Wachstumsabschluss abnehmende Dynamik und Stabilitätszunahme (Abb. 10.**9**)

 MRT (→ ergänzende Methode)

Indikationen
- zur Klärung der Frage einer möglichen Entartung
- zur DD

Befund
- niedriges Signal in T1w und T2w SE-Sequenz: fibröses Gewebe
- Ausnahme: proliferativ expandierendes Gewebe:
  - zellreiche Komponenten
  - vermehrter Wassergehalt

Grundlagen der Therapie
- bei Stabilitätsgefährdung operative Korrektur
- bei Erwachsenen Auffüllung mit Spongiosa
- bei Kindern häufig Resorption des Füllmaterials

Osteogenesis imperfecta („Glasknochenkrankheit")

Pathologie
- Störung der periostalen Knochenformation
- Störung der Kollagensynthese
- verminderte Dichte
- vermehrte Brüchigkeit

Klinik
- häufig Frakturen (inadäquates Trauma)
- Deformitäten
- Minderwuchs
- Typ I:
  - blaue Skleren
  - autosomal dominant (früher Typ Lobstein)

- Typ II:
  - kongenitale Form
  - Neumutation (früher Typ Vrolik)
- Typ III:
  zunehmende Deformierung:
  - lange Röhrenknochen, Schädel, Wirbelsäule
- Typ IV:
  - entsprechend Typ I ohne blaue Skleren

Diagnostik

 Rö

Befund
- ausgeprägte Untermineralisierung
- dünner Kortex
- wenig trabekulierte Spongiosa
- schmale Schäfte
- Nebeneinander von älteren und frischen Frakturen
- Deformitäten durch Ausheilung in Fehlstellung (Abb. 10.**10**)

 Sono

Indikationen
- pränatale Diagnostik des Typs II

Schlüsselwörter
Osteochondrodysplasien, Skelettdysplasien, Knochenstoffwechselstörungen

Keywords
osteochondrodysplasias, skeletal dysplasias, bone metabolism disturbances

Grundlagen der Therapie
- generelles Ziel: Vertikalisierung des Patienten
- ab 2 Jahren Orthesen
- Stabilisierung durch intramedulläre Schienung

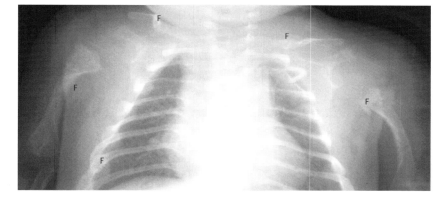

Abb. 10.10 ▪ **Osteogenesis imperfecta.**

Aspekt der „Glasknochenkrankheit" mit ausgeprägter Osteopenie. Multiple Frakturen an den Oberarmen, Rippen und Klavikulae, teilweise in Fehlstellung verheilt.

F   Frakturen

Diagnostischer Leitfaden bei Fehlbildungen

1. Rö (Methode der Wahl)
- im Allgemeinen a.-p.-Projektion (Seitenvergleich!)
- Spezialprojektionen nach Fragestellung
- „Knochenminimalprogramm" bei Osteochondrodysplasien

2. MRT (Zusatzdiagnostik)
- umgebende Weichteile
- assoziierte Fehlbildungen: Wirbelsäule, Spinalkanal, Speicherprozesse ZNS

3. Sono (Zusatzdiagnostik)
- Speicherprozesse: Herz, Leber, ZNS (Säuglinge!)
- pränatale Diagnostik

Traumatologie

Geburtstraumatische Epiphysenlösung

**Grundlagen
der Therapie**

Konservativ
- Ruhigstellung
- Lagerung

Operativ
- Osteosynthese
- ggf. Derotations-
  osteotomie

Pathologie
- mechanische Lösung und/oder Verschiebung der knorpelig präformierten
  Epiphyse
- begleitende Plexuslähmung
  (Erb-Duchenne) möglich

Klinik
- schmerzhafte Bewegungs-
  einschränkung
- spontane Schonhaltung

Diagnostik

 (→ *in der Akutphase Methode
der Wahl*)

Empfohlene Ebenen
- humerusparalleler Koronarschnitt
  (Seitenvergleich!)

Indikationen
- Beurteilung der Epiphysendislokation
- Prüfung der Perfusion mittels Doppler-
  sono

- Dokumentation des Ossifikationskerns
  (Abb. 10.**11** – 10.**15**)

Indikationen
- gezielt im Verlauf

MRT

Indikationen
- im Verlauf denkbar

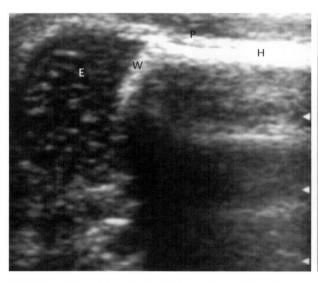
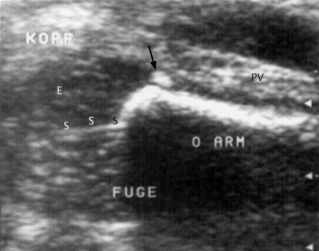

Abb. 10.11 ▪ **Geburtstraumatische Epiphysenlösung (Aitken I).**

Linke Bildhälfte: Sonographischer Längsschnitt parallel zum proximalen
Humerus mit Normalbefund. In der Flucht zum Reflex des knöchernen Oberarms, umgeben vom Periostschlauch, steht die knorpelig präformierte Epiphyse. Dazwischen Reflex der Wachstumsfuge.

E   Epiphyse
H   Humerus
W   Wachstumsfuge

Rechte Bildhälfte: Gleiche Schnittführung wie rechts. Hämatombedingte Periostverdickung, schalenförmig konfiguriert, kleine knöcherne Absprengun-
gen aus der Metaphyse (Pfeil), geringgradige Verschiebung der zu diesem
Zeitpunkt bereits reponierten und osteosynthetisch fixierten Epiphyse. Die
parallel verlaufenden echogenen Reflexe in Epiphysenmitte entsprechen
dem Spickdraht.

E   Epiphyse
PV Periostverdickung
S   Spickdraht

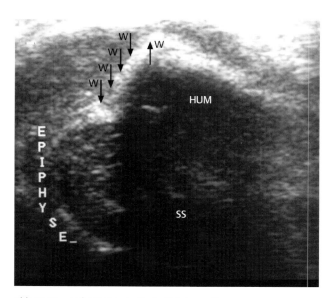

Abb. 10.12 ▪ Geburtstraumatische Epiphysenlösung.

Sonographischer Längsschnitt entlang des proximalen Humerus.
Dislozierte Epiphyse, teilweise in den Schallschatten des knöchernen proximalen Humerusschafts eintauchend.

SS Schallschatten
W   Wachstumsfuge

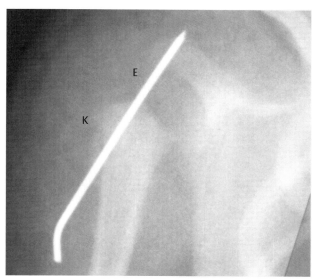

Abb. 10.13 ▪ Geburtstraumatische Epiphysenlösung.

Röntgenkontrolle nach Reposition und Osteosynthese: Röntgenologisch
nicht sichtbare Epiphyse (!); beginnende, kaum erkennbare Kallusbildung
an der lateralen Metaphysenkante: Im Gegensatz zur Sonographie in diesem
Stadium keine wesentliche bilddiagnostische Information für die Verlaufskontrolle.

E Epiphyse
K Kallusbildung

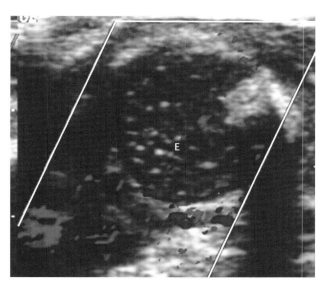

Abb. 10.14 ▪ Geburtstraumatische Epiphysenlösung.

Dopplersonographische Darstellung der knorpeligen Epiphyse mit
Perfusionsnachweis, was auf Vitalität des Knochenkerns nach Reposition
und Osteosynthese schließen lässt.

E Epiphyse

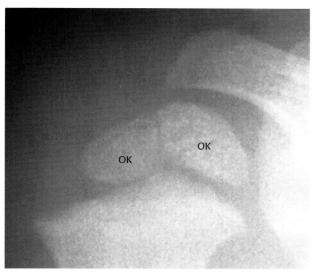

Abb. 10.15 ▪ Geburtstraumatische Epiphysenlösung.

Röntgenkontrolle des Oberarms nach etwa 1 Jahr. Bestätigung des doppler-
sonographischen Befunds der Abb. 10.**14**: Altersentsprechende Entwicklung
beider Ossifikationskerne am proximalen Humerus.

OK Ossifikationskerne

Klavikulafrakturen

Grundlagen der Therapie

Konservativ

- Verband zur Schmerzlinderung
- Dreieckstuch
- bei stark verkürzten Frakturen Rucksackverband

Operativ

- bei schwer dislozierten und proximalen Frakturen bei älteren Jugendlichen offene Reposition und Osteosynthese

Pathologie

- Fraktur am häufigsten in Schaftmitte
- 50 % Grünholzfrakturen
- mediale Frakturen (3 %):
  - meistens mit Epiphysenlösung
  - Wachstumsstörungen durch vorzeitigen Epiphysenschluss
  - keine funktionellen Defizite!
- laterale Frakturen (5 %):
  - meist Pseudoluxationen
  - zentrales Fragment luxiert aus Periostschlauch

- Bandapparat zwischen Akromion, Korakoid und Klavikula intakt (Abb. 10.**16** – 10.**19**)

Diagnostik

Rö (→ *Methode der Wahl*)

Empfohlene Röntgenaufnahmen

- a.-p.-Projektion zur Basisdokumentation
- im Allgemeinen keine Kontrolle erforderlich

Sono (→ *ergänzende Methode*)

Indikationen

- Ersatz für konventionelles Röntgen bei klassischer Fraktur
- bei nicht erinnerlichem Trauma
- bei schmerzhafter Schwellung (Abb. 10.**20**)

Abb. 10.16 ▪ Schema der Klavikulafrakturen.

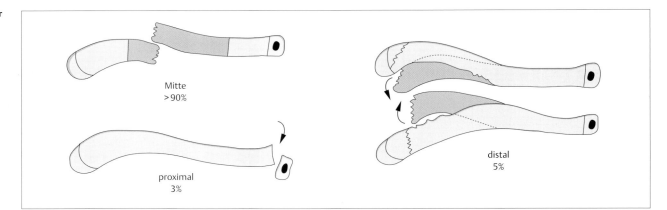

Abb. 10.17 ▪ Grünholz-Fraktur der Klavikula.

Typische Form einer Grünholz-Fraktur der Klavikula.

F Fraktur

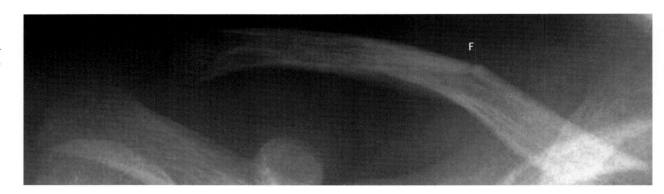

Abb. 10.18 ▪ Laterale Klavikulafraktur.

Laterale Klavikulafraktur, auch als Pseudoluxation bezeichnet. Nebenbefundlich Ossifikationskern am Korakoid (Pfeil).

F Fraktur

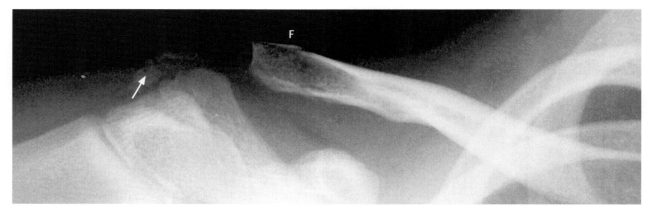

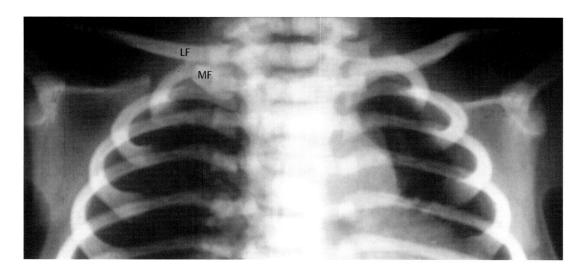

Abb. 10.19 ▪ **Mediale Klavikulafraktur.**

Mediale Klavikulafraktur mit Dislokation des lateralen Fragments um etwa Schaftbreite nach kranial.

LF   laterales Fragment
MF mediales Fragment

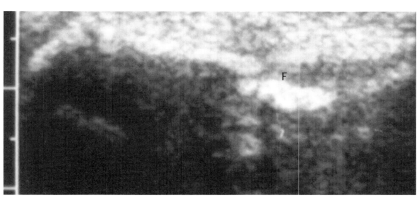

Abb. 10.20 ▪ **Mediale Klavikulafraktur, Sonographie.**

Konturunterbrechung im medialen Drittel ohne Dislokation.

F   Fraktur

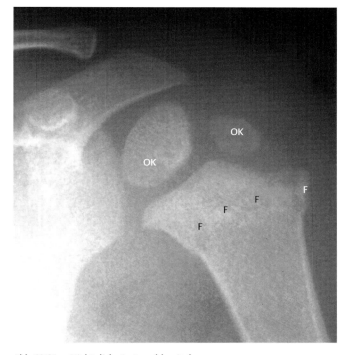

Abb. 10.21 ▪ **Nicht dislozierte subkapitale Humerusschaftfraktur.**

F   Fraktur
OK Ossifikationskerne

Humerusschaftfrakturen

Pathologie

- ⅔ subkapitale Frakturen
- ⅓ Epiphysenlösungen
- meist metaphysärer Ausbruchkeil (Aitken I)

Diagnostik

▌Rö (→ *Methode der Wahl*)

Empfohlene Röntgenaufnahmen
- benachbarte Gelenke mit röntgen! (Abb. 10.**21**)

Schlüsselwörter
Frakturen im Kindesalter. Geburtstrauma, akzidentelle/non-akzidentelle Traumen beim Kind

Keywords
children's fractures, birth trauma, accidental/ non-accidental trauma in children

Grundlagen der Therapie

- konservative Fraktur- behandlung
- selten operative Korrektur
- Fähigkeit zur Spontan- korrektur
Toleranzgrenzen:
- 50 – 60° bis 12 Jahre
- 30 – 40° über 12 Jahre

Diagnostischer Leitfaden

1. Rö (Methode der Wahl)

- gezielt im Verlauf

2. Sono (Zusatz-/oder „Such"-Diag- nostik, Methode der Wahl (Doppler) bei geburtstraumatischer Epiphysenlösung)

- unklares Trauma
- unklare Schwellungen
- Ersatz für Röntgen im Verlauf

Entzündungen

Septische Arthritis

Schlüsselwörter
Skelett-/Gelenkentzündun-
gen, septische Arthritis,
akute, hämatogene
Osteomyelitis, chronische
Osteomyelitis, chronisch
rekurrierende multilokuläre
Osteomyelitis (CRMO)

Keywords
skeletal/joint inflammation,
septic arthritis, acute hema-
togenous osteomyelitis,
chronic osteomyelitis,
chronic recurrent multi-
locular osteomyelitis
(CRMO)

**Grundlagen
der Therapie**

Interventionelle Sono
- Punktion
- Aspiration
Konservativ
- Antibiose
- Ruhigstellung
Operativ
- Empyemausräumung

Pathologie
- Prädilektionsalter: 12 – 18 Monate
- Ursache: meist Sepsis
- ausgehend von Nabel, Haut, Luftwegen
- bei Keimbesiedelung eines Gelenks Empyem
- Infektionsausbreitung von der Meta- in die Epiphyse über persistierende Gefäße

Klinik
- Rötung
- Schwellung
- Schmerzhaftigkeit
- Fieber
- Bewegungseinschränkung
- entzündliche Laborparameter (BSG, CRP)
- Blutkultur: meist Staphylococcus aureus
- Differenzialblutbild wichtig zum Ausschluss einer Leukämie
- bei Säuglingen atypische Klinik möglich
- bei Epiphysenschäden:
  – Wachstumsstörungen
  – Verkürzung
  – Achsenabweichung

Diagnostik

Sono *(→ Methode der Wahl)*
Befund
- Weichteilschwellung
- Erguss
- Abszess (Abb. 10.**22**)
- Verlaufskontrolle: Nachweis von Ossifikationskernen

Sono *gezielte Punktion*
Indikationen
- Keimgewinnung
- Drainage
- Entlastung der Gelenkfehlstellung

MRT *(→ ergänzende Methode)*
Indikationen
- Stellungs- und Verlaufskontrolle
Empfohlene Sequenzen
- fettunterdrückende T1w und T2w Sequenzen
Befund
- intra-/periossäre Läsion (Abb. 10.**22**)
- Nachweis multipler Herde
- Prüfung der Vitalität der Epiphyse

- Epi- und Apophysen enthalten bis zur Ossifikation kein Fettmark, später ausschließlich Fettmark in allen Altersgruppen: Beurteilung dann sicherer

Rö
Indikationen
- sekundär einzusetzen
- Feindiagnostik des Knochens

Szinti
Indikationen
- Bedingung: Tracer muss in Läsion gelangen
- MRT ist sensibler und sicherer!
- Nachweis multipler Herde

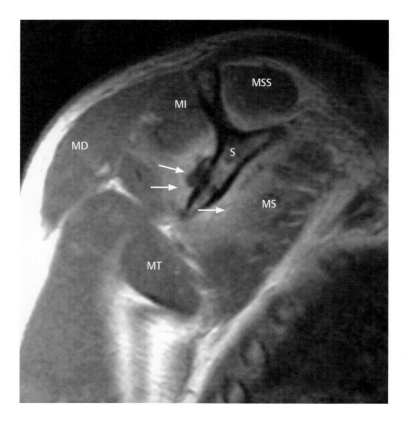

Abb. 10.22 ▪ Septische Arthritis, MR-tomographischer T1w Sagittalschnitt durch die rechte Schulter nach KM-Gabe.

Fleckige Signalanhebung in der Skapula (S) mit diffuser, von zentral nach peripher abnehmender KM-Aufnahme in der Rotatorenmanschette als Ausdruck einer floriden Schulterosteomyelitis mit umfangreichem Weichteilbefall (Pfeile).

MD	M. deltoideus
MI	M. infraspinatus
MS	M. subscapularis
MSS	M. supraspinatus
MT	M. teres minor
S	Skapula

Osteomyelitis

Akute Osteomyelitis

Pathologie
- hämatogene Infektion
- metaphysäre Lokalisation
- Ausbreitung:
  - Knochenmark
  - Kortikalis
  - Periost
  - subperiostaler Abszess (Abb. 10.**23**)
- Streuung:
  - multilokulär
  - Gelenkbefall selten
  - Gelenkkapsel zieht beim Schulter- und Hüftgelenk über die Epiphysenfuge

Sonderform:
- Ostitis (posttraumatische Infektion)

Klinik
- Schwellung
- Rötung
- Überwärmung
- Bewegungseinschränkung

- Fieber
- entzündliche Laborparameter BSG, Leukozytose, CRP
- Blutkultur: meist Staph. aureus

Diagnostik

 Rö

Indikationen
- anfangs nur Weichteilschwellung und positives Fettkörperzeichen, daher gezielt im Verlauf einsetzen

 MRT   (→ *zweite Methode der Wahl im Frühstadium*)

Empfohlene Sequenzen
- TIRM- bzw. STIR-Sequenzen:
  - Erfassung, Lokalisation und Ausmaß des Herdes
  - Suche nach multiplen Herden (Ersatz für Szintigraphie)

- ergänzend T1w und T2w SE-Sequenzen
- **Cave:** KM-Gabe kann Befund maskieren!
- KM im Verlauf: Herdaktivität?

Befund
- MRT-Befund unspezifisch, Kontext mit Klinik wichtig
- wichtigste DD ist ein Tumor!

 Sono   (→ *erste Methode der Wahl im Frühstadium*)

Indikationen
- Punktion eines subperiostalen Abszesses zur Keimgewinnung und Entlastung des Periosts

Szinti

Indikationen
- multilokulärer Befall
- alternativ MRT

Grundlagen der Therapie

Interventionelle Sono
- Punktion eines subperiostalen Abszesses

Konservativ
- Antibiose
- Ruhigstellung

Operativ
- Abzesse
- Fisteln
- Sequester
- Gelenkbefall

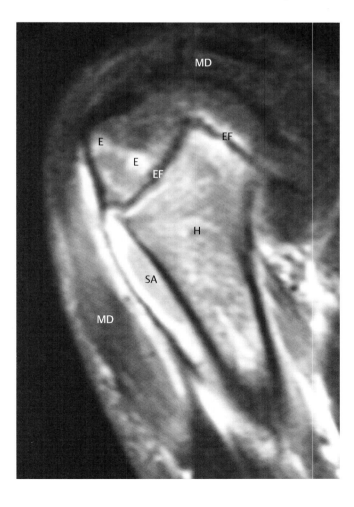

Abb. 10.23 ▪ **Akute Ostomyelitis, MRT-Sagittalschnitt durch den rechten Oberarm mit fettsättigender Sequenz.**

Zwischen dem M. deltoideus und Humerusschaft subperiostaler Abszess mit schalenförmiger Eiteransammlung (sonogestützte Punktion ergab Staphylococcus aureus). Übergreifen der Entzündung auf die Epiphyse, durch Signalanhebung im Kopfkappensegment gekennzeichnet.

E   Epiphyse
EF Epiphysenfuge
H   Humerusschaft
MD M. deltoideus
SA subperiostaler Abszess

Chronische Osteomyelitis

Pathologie
- Brodie-Abszess:
  - metaphysär
  - häufig Tibia
  - Osteolyse mit umgebender Sklerose

- chronischer Verlauf bei guter Abwehrlage
- plasmazelluläre/sklerosierende Osteomyelitis:
  - zentrale Kaverne mit Plasmazellen

- tuberkulöse Osteomyelitis:
  - meist als spezifische Spondylitis
  - im Kindesalter selten
  - meist untere Extremitäten befallen

Chronisch rekurrierende multilokuläre Osteomyelitis (CRMO)

Pathologie
- ätiologisch unklar
- Beziehung zu:
  - sero-negativen Spondyl-arthropathien
  - dermatoseassoziierten Arthro-osteiden, in etwa 50 % Pustulosis palmoplantaris
- negative Bakteriologie
- saprophytär getriggert?
- inverse Form der Psoriasis?
- juveniler Phänotyp der sterno-klavikularen Hyperostose?
- asymmetrische Osteolysen
- fugennah

Klinik
- rezidivierende Weichteilschwellung
- keine wesentlichen allgemeinen Krankheitszeichen
- keine typischen Laborparameter
- typische Klinik, Bildgebung nur bedingt erforderlich

Diagnostik

MRT (→ *Methode der Wahl im Frühstadium*)

Empfohlene Sequenzen
- STIR-Sequenzen
- ergänzend T1w und T2w SE-Sequenzen

- KM-Gabe zur Sequestersuche (Abb. 10.24)

Rö (→ *ergänzende Methode*)

Indikationen
- nützlich im Verlauf

Befund
- multipel und simultan auftretende epiphysennahe Knochenläsionen:
  - Osteolysen
  - Sklerose
  - Weichteilschwellung
- typische Lokalisationen: Tibia, Femur, Fibula, Klavikula

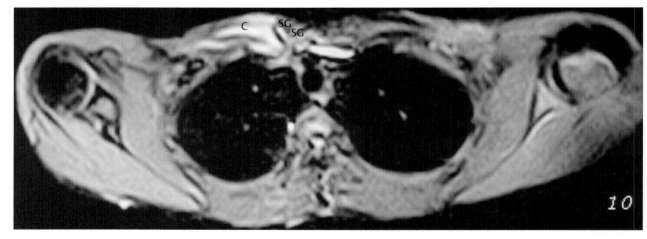

Abb. 10.24 ▪ Chronisch rekurrierende multilokuläre Osteomyelitis (CRMO), MRT-Transversalschnitt durch Schultergürtel mit Fettsättigung.

Signalanhebung im SC-Gelenk und medialen Klavikulaende samt umgebendem Weichteilmantel, einem entzündlichen Prozess entsprechend.

C   Klavikula
SG   SC-Gelenk

Infantile kortikale Hyperostose (Morbus Caffey)

Pathologie
- Ätiologie uneinheitlich
- hereditäre Faktoren
- entzündliche Mechanismen
- Verbindungen zum Prostaglandin-stoffwechsel

Klinik
- Säuglinge im Alter von 9 Wochen bis 5 Monate
- Hyperirritabilität
- schmerzhafte Weichteilschwellung
- Lokalisation:
  - Mandibula (typisch!)
  - diaphysär: Klavikel, Skapula und Ulna
  - nicht an Phalangen oder Wirbelkörpern
- Pseudoparalysen bei Schulter-manifestation
- kein Fieber
- Labor:
  - BSG und alkalische Phosphatase erhöht
  - Hämoglobin und Erythrozytenzahl erniedrigt
  - Thrombozytose bis -penie
  - Bakteriologie/Virologie negativ
- selbstlimitierender Verlauf

Diagnostik

 (→ *Methode der Wahl*)

Befund
- Kortikalisverdickung
- periostale Knochenneubildung
- Lokalisation: diaphysär
- Klinik, Labor und Röntgen machen Diagnose sicher!

Diagnostischer Leitfaden bei Entzündungen

1. Sono (Methode der ersten Wahl)
- Suche nach Abszess, Empyem, Erguss
- gezielte sono-gesteuerte Intervention (Diagnostik und Therapie)

2. MRT (Methode der zweiten Wahl, wenn Sono nicht möglich: erste Wahl)
- Herdsicherung, multiple Herde: „STIR-Suchsequenz"
- Stellungs-/Verlaufskontrolle
- Sequesternachweis/Herdfloridität (KM-Gabe), Epiphysenvitalität
- MRT ist Methode der ersten Wahl im Frühstadium der CRMO

3. Rö (Zusatzdiagnostik)
- gezielter Einsatz im Verlauf
- bei infantiler kortikaler Hyperostose (Morbus Caffey) Methode der ersten Wahl

Tumoren

Benigne Tumoren

Osteochondrom

Schlüsselwörter
Tumoren, tumorähnliche Läsionen bei Kindern, benigne/maligne Knochentumoren, Weichteiltumoren bei Kindern

Keywords
tumors, tumor like lesions in children, benign/malignant bone tumors, soft tissue tumors in children

Pathologie
- Wachstumsstörung
- Fehlverteilung enchondraler Ossifikationskerne
- Verlagerung unter angrenzendes Periost
- knöcherne Ausziehung
- knorpeliger Überzug

Klinik
- sicht- bzw. tastbare Raumforderung
- häufig Zufallsbefund
- Irritation von Nerven, Gefäßen, Muskulatur möglich
- proximaler Humerus häufig metaphysennah betroffen

- einzelnes oder multiples Auftreten (multipel unilateral: Morbus Ollier)
- familiär gehäuft

Diagnostik

Rö (→ *Methode der Wahl*)

Befund
- Exostose:
  - gestielt
  - pilzförmig
  - breitbasig, sessil

Sono (→ *ergänzende Methode*)

Indikationen
- Verlaufsbeobachtung
- Beurteilung der umgebenden Weichteile

Befund
- Knorpelkappe erfassbar
- Kappendicke messbar

MRT (→ *ergänzende Methode*)

Indikationen
- wenn Röntgen und Sono ohne schlüssige Befunde bleiben

Befund
- T1w SE-Sequenz: knöcherner Anteil signaläquivalent zu normalem Knochen
- T2w SE-Sequenz: knorpeliger Anteil sicht- und messbar
- simultan knöcherne und knorpelige Komponente (Abb. 10.**25**, 10.**26**)

Grundlagen der Therapie

Konservativ
- abwartend

Operativ
- wenn Irritation der Umgebung
- wenn Verdacht auf Entartung

Abb. 10.25 ▪ Osteochondrom, T1w MRT-Sagittalschnitt.

Im oberen Humerusdrittel breitbasig aufsitzende Exostose mit knochen-identischem Signalverhalten.

E   Epiphyse
EX   Exostose

Abb. 10.26 ▪ Osteochondrom. T2w transversale Schicht.

Ergänzend zur Abb. 10.**25** signalintense, schmale Knorpelkappe auf der Exostose.

EX   Exostose
KK   Knorpelkappe

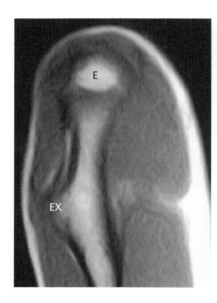

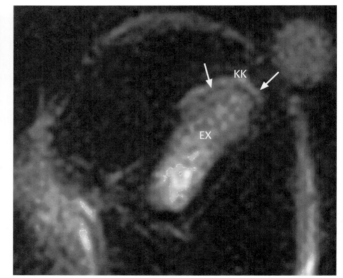

Chondroblastom

Grundlagen der Therapie

Operativ
- Kürettage
- Auffüllen mit Knochenspänen

Pathologie
- primitive/reife Chondroblasten
- Retikulohistiozyten
- hämorrhagische Nekrosen
- fokale Kalzifizierungen
- Lokalisation:
  - epiphysär
  - proximaler Humerus

Klinik
- umschriebener Gelenkschmerz
- gelegentlich Erguss

Diagnostik

Rö (→ *Methode der Wahl*)

Befund
- Osteolyse:
  - exzentrischer Sitz
  - rundlich, oval
  - scharf begrenzte Sklerose
  - Matrixverkalkungen
- Kompakta:
  - dünn, expandiert oder zerstört

MRT

Indikationen
- nicht erforderlich

Befund
- uneinheitliche Signalgebung
- ggf. Abgrenzung des Gelenkbinnenraums

Riesenzelltumor

Pathologie
- potenziell maligner Tumor
- osteoklastischer Typ
- reich vaskularisiert
- einziger Epiphysentumor
  (Ausnahme: Chondroblastom)

Klinik
- Gelenkschmerz
- aggressives Wachstum
- Spontanfrakturen

Diagnostik

 (→ *Methode der Wahl*)

Befund
- Osteolyse:
  - epiphysär
  - exzentrisch
  - keine Matrixverknöcherungen
- Grenze zur Metaphyse:
  - trichterförmig
  - breit

 (→ *ergänzende Methode*)

Indikationen
- ggf. weitere morphologische Details
- ggf. Differenzialdiagnose

Befund
- in T1w und T2w niedriges bis
  intermediäres Signal
- wenn in T2w Signalerhöhung:
  - Hämorrhagien
  - zystische Bezirke
  - zelluläre Verbände
  - Hinweise auf Entartung (?)

Grundlagen der Therapie

Operativ
- komplette Entfernung
- Kürettage als Kompromiss

Osteoid-Osteom (bis zu 1 cm), Osteoblastom (über 2 cm)

Pathologie
- osteoblastische Läsion
- geringe Ausdehnung
- gute Begrenzung
- ausgeprägte reaktive Sklerose
- zentral reich vaskularisiertes
  Osteoidgewebe (Nidus)

Klinik
Osteoidosteom
- typischer Schmerz:
  - nachts
  - stark
  - spricht auf Azetylsalizylsäure an
- Lokalisation:
  - lange Röhrenknochen
  - Wirbelsäule
  - Klavikula und Sternum ausgenommen
- 1. – 2. Dekade

Osteoblastom
- uncharakteristischer Schmerz
- Sitz: eher Wirbelsäule
- geringere Sklerose
- häufiger 2. Dekade

Diagnostik

 (→ *Methode der Wahl*)

Befund
- ausgeprägte reaktive Sklerose
- zentrale Osteolyse (Nidus)

CT

Indikationen
- als gleichwertig mit MRT anzusehen

MRT (→ *ergänzende Methode*)

Befund
- Nidus:
  - T1w signalarm
  - T2w signalreich
- KM-Aufnahme
- Knochenmarködem in fettunterdrükkenden Sequenzen signalintens
- Umgebungssklerose signallos
  (Abb. 10.**27**)

Grundlagen der Therapie

Interventionell
- Drillbohrung (MR-fähige Instrumente!)
- Alkoholinstillation

Operativ
- konventionelle Exzision

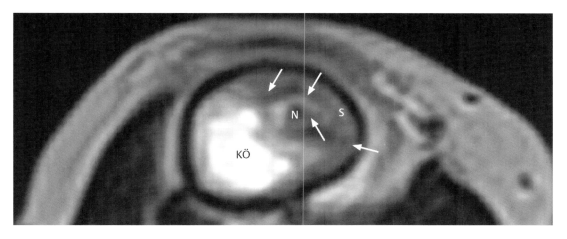

Abb. 10.27 ▪ Osteoidosteom, MR-tomographische T2w transversale Schicht.

Signalintenses ausgedehntes Kochenmarködem, signalarme ausgeprägte reaktive Sklerose mit zentralem Nidus.

KÖ Knochenmarködem
N Nidus
S Sklerose

Juvenile Knochenzyste

Grundlagen der Therapie

Interventionell
- Steroidinjektion
- Hohlbohrung
- druckentlastende Schrauben

Operativ
- Kürettage
- Spongiosauffüllung
- intramedulläre Schienung nach Fraktur bei ungünstigem Sitz (Abb. 10.**29**)

Pathologie
- gekammerte Osteolyse
- klare bis sanguinolente Flüssigkeit
- bindegewebige Membranen
- vaskularisiert
- osteoklastische Riesenzellen
- Hämorrhagien
- Cholesterolablagerungen
- expansiv wachsend

Klinik
- 1.–2. Dekade
- Jungen
- schmerzhafte Schwellung
- proximaler Humerus

- gelegentlich:
  - pathologische Fraktur
  - spontanes Ausheilen
  - Resorption
  - Knochenneubildung

Diagnostik

Rö (→ *Methode der Wahl*)

Befund
- Osteolyse
- metaphysär
- dünne Kortikalis
- spindelförmig aufgetrieben
- gekammert
- Randsklerose (Abb. 10.**28**)

MRT (→ *ergänzende Methode*)

Indikationen
- DD aneurysmatische Knochenzyste

Befund
- intermediäres Signal in T1w, helles Signal in T2w Sequenzen
- scharfe Abgrenzung zur Umgebung
- ggf. assoziierte Zysten

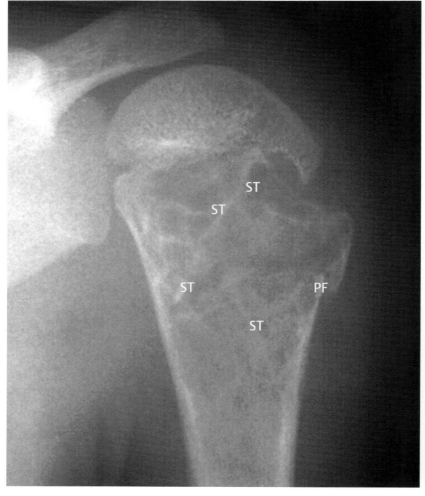

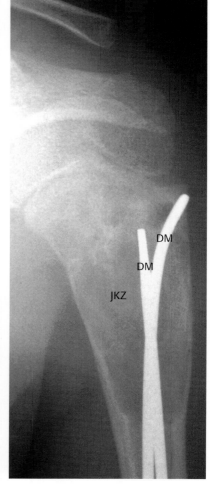

Abb. 10.28 ▪ Juvenile Knochenzyste.

Auftreibung der proximalen Humerusmetaphyse durch wabige Raumforderung, von spangenartigen Trabekeln durchsetzt, dünne Kortikalis, teilweises Übergreifen auf die Epiphyse, pathologische Fraktur.

PF   pathologische Fraktur
ST   Spangentrabekel

Abb. 10.29 ▪ Juvenile Knochenzyste.

Intramedulläre Schienung einer juvenilen Knochenzyste mit dynamischen Marknägeln.

DM dynamischer Marknagel
JKZ juvenile Knochenzyste

Aneurysmatische Knochenzyste

Pathologie
- gekammerte Osteolyse
- bindegewebige Septen mit:
  – Knochenbälkchen
  – Osteoid
  – osteoklastischen Riesenzellen
- expansiv
- blasige Knochenauftreibung
- Hämorrhagien:
  – infolge Gefäßmalformation?
  – infolge Traumata?

Klinik
- 2. Dekade
- Schmerzen
- Schwellung
- Spontanfraktur

Diagnostik

 (→ Methode der Wahl)

Befund
- Osteolyse:
- exzentrisch
- voluminös
- scharf begrenzt
- hauchdünne Schale
- ausgebeult wirkend
- teilweise Sklerose

 (→ ergänzende Methode)

Indikationen
- Differenzierung pathologischer Flüssigkeiten intraossär
- Differenzialdiagnose, Abgrenzung

Befund
- Sedimentierungsphänomene:
- intraossäre Flüssigkeiten (je nach Chemie signalgebend)
  – Hämorrhagien in T1w und T2w signalintens (Methämoglobin)

Sono *(→ ergänzende Methode)*

Indikationen
- Differenzierung pathologischer Flüssigkeiten, wenn sonophysikalisch zugänglich!

Befund
- Kammerung
- Sedimentierung

Grundlagen der Therapie
- Kürettage
- Verödung (hochprozentiger Alkohol)
- Kältebehandlung (flüssiger Stickstoff)
- Auffüllung (Knochenzement, Spongiosaauffütterung)
- bei Rezidiven Kryochirurgie
- Radiatio

Nicht ossifizierendes Fibrom (fibröser Kortikalisdefekt)

Pathologie
- Nester von Histiofibroblasten
- diaphysär auswachsend
- allmähliche Verknöcherung

Klinik
- asymptomatisch, oft Zufallsbefund
- proximaler Oberarm
- Spontanfraktur möglich

Diagnostik

Rö *(→ als alleinige Bildgebung meist ausreichend)*

Befund
- Osteolyse
- exzentrisch
- metaphysär
- traubenförmig
- Kortikalis partiell dünn
- begrenzende Sklerose (Abb. 10.**30**)

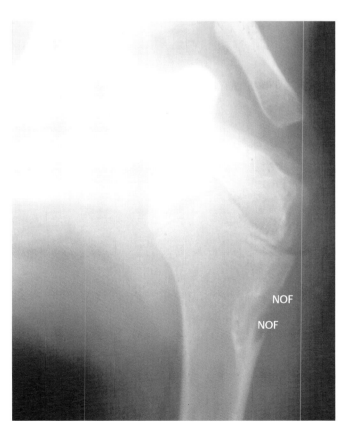

Abb. 10.30 ▪ Nicht ossifizierendes Knochenfibrom (NOF).

Typisch exzentrisch sitzende, „zufällig" gefundene, die Kortikalis stellenweise verdünnende, metaphysäre Raumforderung wabiger Struktur mit scharfer Grenze zur umgebenden Spongiosa.

Maligne Tumoren

Osteosarkom

Grundlagen der Therapie

- Chemoembolisation
- Resektion
- Umkehrplastik
- Transplantat
  (Abb. 10.**32**)
- prä-/postoperative
  Chemotherapie

Pathologie
Je nach Stromaatypie:
- osteoplastische Sarkome
- chondroplastische Sarkome
- fibroplastische Sarkome
- teleangiektatische Sarkome

Klinik
- lokaler Schmerz
- druckdolente Schwellung
- bei Kindern:
  - Projektion in benachbarte
    Gelenkregion
  - Trauma als Kausalitätsbedürfnis

Diagnostik

Rö (→ *Methode der ersten Wahl*)

Befund
Mischung aus:
- Destruktion
- diffuser Sklerose

- periostaler Knochenneubildung
- Tumornekrosen
- Weichteilmasse (Abb. 10.**31**)

MRT (→ *Methode der zweiten Wahl*)

Indikationen
- Prozessausdehnung intraossär
- Weichteildifferenzierung
- Gefäßdarstellung

Empfohlene Sequenzen
- T1w und T2w SE- und fettunter-
  drückende Sequenzen
- KM-Gabe
- evtl. präinterventionell
  MR-Angiographie

Befund
- scharfe Tumorgrenzen
- differenzierte Darstellung von
  Kortikalis, Periost, Weichteilen und
  Gefäßversorgung
- KM-Gabe kann Befund teilweise
  maskieren, aber zur Frage der Tumor-
  vitalität im Verlauf notwendig!

Sono (→ *ergänzende Methode, wenn
sonophysikalisch einsetzbar*)

Indikationen
- Weichteildifferenzierung
- Gefäßdarstellung (farbkodierter
  Doppler)

Befund
- Weichteilbefall
- Tumorgefäße (Doppler)

Szinti

Indikationen
- multilokuläre Prozesse
- evtl. besser MRT

**Abb. 10.31 ▪ Osteo-
sarkom.**

Periostale Knochenneu-
bildung mit kortikaler
Destruktion und spikula-
artigen Ausziehungen,
abwechselnd Osteolysen,
diffuse Sklerose und
unscharfe Begrenzung
zur Diaphyse.

DS   diffuse Sklerose
KN   Knochenneubildung
OL   Osteolyse
S   spikulaartige
     Ausziehungen

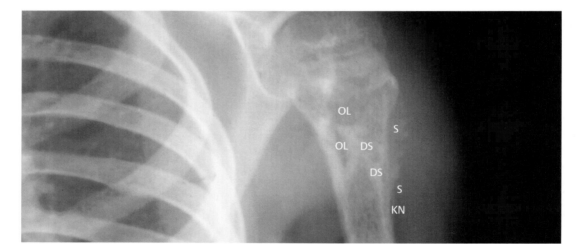

**Abb. 10.32 ▪ Osteo-
sarkom.**

Fibulaplastik zur Über-
brückung der Knochen-
lücke nach Resektion des
Osteosarkoms.

FP   Fibulaplastik

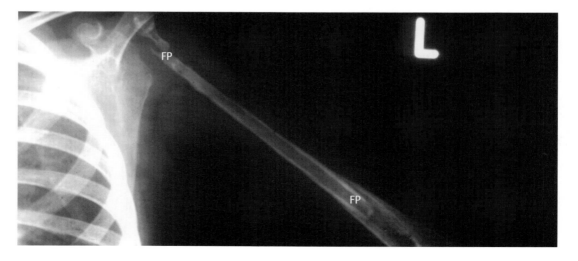

Ewing-Sarkom

Pathologie
- Tumor des RES
- undifferenzierte Mesenchymzellen
- Rundkernzellen

Klinik
- lokale Schwellung
- Überwärmung
- Schmerzen
- Fieber
- BSG erhöht
- Leukozytose

Diagnostik

Rö (→ *Methode der Wahl*)

Befund
- erst positiv, wenn Kortex mitbetroffen
- Periostabhebung:
  - zwiebelschalenartig
  - lamellär
- permeative Destruktion
- Spiculae
- Sklerose
- Weichteilbefall

MRT (→ *Methode der zweiten Wahl*)

Indikationen
- intraossäre Ausdehung
- Weichteilbefall
- Gefäßdarstellung

Befund
- intramedullärer Befall (Frühstadium)
- Periostveränderungen:
  - verdickt
  - lamelliert
- Weichteiltumor

Sono

Indikationen
- Weichteildifferenzierung
- Gefäßdarstellung (farbkodierter Doppler)

Befund
- Weichteilkomponente
- Gefäßversorgung (Doppler)

Grundlagen der Therapie
- prä-/postoperative Chemotherapie
- Resektion
- Radiatio

Weichteiltumoren

Juvenile Fibromatose

Pathologie
- fibroplastisches Gewebe
- keine Tumorzellen
- keine Metastasen
- primär benigne
- fakultativ tödlich
- kongenitale Form:
  - aggressiv
  - multifokal
- selbstlimitierende Form:
  - Regression

Klinik
- diffuse Schwellung
- kosmetisch entstellend
- schmerzhaft

Diagnostik

MRT (→ *Methode der Wahl*)

Befund
- Signal in T1w und T2w erniedrigt, indikativ für fibröses Gewebe
- gelegentlich T1w intermediär und T2w etwas gesteigert (Abb. 10.33, 10.34)

Sono (→ *ergänzende Methode*)

Indikationen
- lokal einsetzbar

Befund
- homogen echoarme Raumforderung

Grundlagen der Therapie
- Resektion

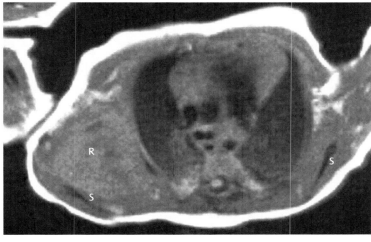

Abb. 10.33 ▪ Juvenile Fibromatose.

Jeweils T1w transversale MRT-Schicht durch Thorax und Schultergürtel. Ausgedehnte, den Thorax rechtsseitig deformierende und diffus in die Schulter einwachsende Raumforderung mit teils intermediärem, muskeläquivalenten, teils signalarmem, auf fibröses Gewebe hinweisenden Signal.

R Raumforderung
S Skapula

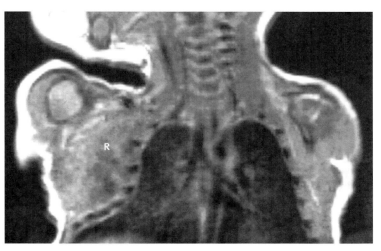

Abb. 10.34 ▪ Juvenile Fibromatose.

Gleicher Patient wie in Abb. 10.33, T1w koronare Schicht.

Rhabdomyosarkom

**Grundlagen
der Therapie**

- Resektion
- Chemotherapie
- Bestrahlung

Pathologie

- maligner Weichteiltumor
- embryonales Mesenchym
- differenzierte Rhabdomyoblasten
- aggressives Wachstum

Klinik

Abhängig vom Läsionsort:
- Gesichtsschädel
- Hals
- Extremitäten
- Becken

Diagnostik

Rö *(→ ergänzende Methode)*

Indikationen

- Abgrenzung von ossären Strukturen

CT *(→ ergänzende Methode)*

Indikationen

- genauere Abgrenzung von ossären Strukturen

MRT *(→ Methode der Wahl)*

Befund

- in T1w intermediäres muskeläquivalentes Signal
- in T2w erhöhtes Signal
- KM aufnehmend
- gut abgegrenzt
- homogen aufgebaut
- gelappt (Abb. 10.**35** – 10.**37**)

Sono *(→ ergänzende Methode)*

Indikationen

- lokal einsetzbar

Befund

- homogen strukturiert
- gemischt echogen

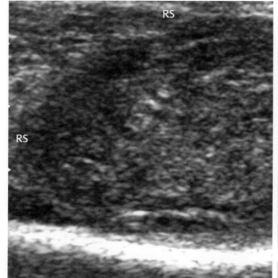
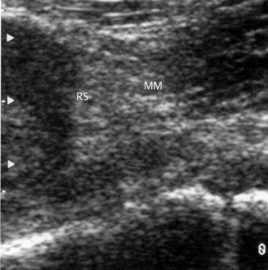

Abb. 10.35 ▪ **Rhabdomyosarkom, sonographischer Längsschnitt über dorsaler Skapula.**

Spindelförmige, relativ homogene, gemischt echogene, überwiegend echoarme Raumforderung, gut von der Umgebung abgrenzbar.

NM normale Muskulatur
RS Rhabdomyosarkom

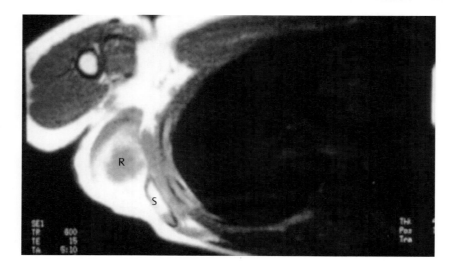

Abb. 10.36 ▪ **Rhabdomyosarkom.**

MR-tomographischer T1w Transversalschnitt. Der Skapula anliegende, nicht sicher von ihr zu trennende, überwiegend peripher KM aufnehmende, spindelförmige Raumforderung.

R Raumforderung
S Skapula

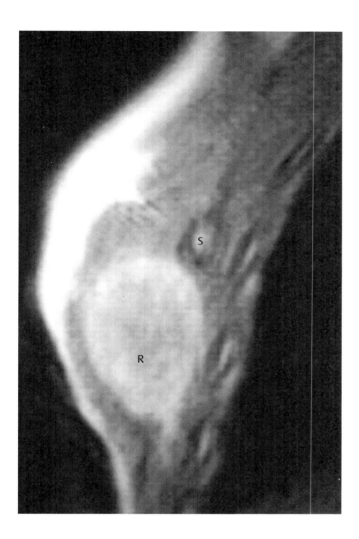

Abb. 10.37 ▪ **Rhabdomyosarkom.**

Gleicher Patient wie in Abb. 10.**36**, Koronarschnitt nach KM-Gabe.

Diagnostischer Leitfaden bei Tumoren

1. Rö (Methode der ersten Wahl)

- Röntgenmorphe diagnostisch wegweisend
- im Verlauf gezielt einzusetzen

2 a. MRT (Methode der zweiten Wahl)

- Abgrenzung zum gesunden Knochenmark
- Weichteilkomponente
- Visualisierung knorpeliger Areale
- zum Nachweis der Prozessaktivität KM-Gabe
- präzise Darstellung der Kompartimente bei Gelenkbefall

2 b. MR-Angiographie

- Gefäßversorgung
- interventionelle Tumordiagnostik und -therapie

3. Sono (Zusatzdiagnostik)

- bei Weichteiltumoren
- Knorpelstrukturen
- Gefäßversorgung (Doppler)
- bei Knochentumoren, wenn sono-physikalisch zugänglich

4. CT (Zusatzdiagnostik)

- alternativ zum MRT, z. B. beim Osteoid-Osteom
- feine Knochenstrukturen bei Befall des Gesichtsschädels

Knochenmarkerkrankungen

Sichelzellanämie und Beta-Thalassämie

**Grundlagen
der Therapie**

Symptomatisch
- ausreichende
  Hydrierung
- Schmerztherapie
- Vitaminsubstitution
Kausal
- Gentherapie

Pathologie
- Hämoglobinopathie:
  - Sequenzstörung
  - Synthesestörung
- Funktionsstörung:
  - Sequestrierung
  - Infarzierung
  - Knochennekrosen
  - insuffiziente Erythropoese
  - Hämosiderose

Klinik
- Anämie
- Ikterus
- Schmerzattacken (Embolien)
- funktionelle Asplenie:
- Neigung zu Infektionen
  (Salmonellenosteomyelitis)

Diagnostik

 Rö *(→ Methode der ersten Wahl)*
Befund
- Markraumerweiterungen (Neopoese)
- kortikale Destruktionen:
  - Infektion
  - Sequestrierung
- periostale Knochenneubildung
- ischämische Knochenekrosen
  (Abb. 10.**38**)

 MRT *(→ Methode der zweiten Wahl)*
Indikationen
- Einblick in Knochenmarkraum
- Differenzierung: Entzündung,
  Nekrosen, Infarkte

Befund
- statt altersentsprechendem Fettmark
  intermediäres Signalverhalten entsprechend rotem Mark in Extremitäten
- Umkehr des ehemaligen Knochen-
  markwandels von rot nach gelb
- frische ischämische Läsionen:
  T1w Signal reduziert, T2w erhöht
- ältere Infarkte: T1w und T2w
  reduziertes Signal
- Ring-Band-Kommastrukturen
- breite Signalerniedrigungen in T1w
  SE-Sequenz: Osteonekrosen

Szinti

Indikationen
- als Knochenmarkszintigraphie zur
  Abgrenzung Infarkt versus Infektion

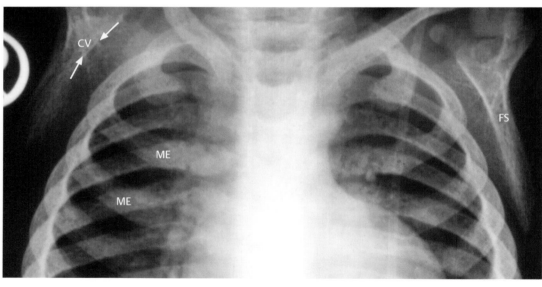

Abb. 10.38 ▪ **Sichelzellanämie.**

Unregelmäßige Markraumerweiterungen durch Neopoese, feinwabige Spongiosastruktur durch Rarefizierung der Knochenbälkchen,
kortikale Verdünnung bis Destruktion.

CV kortikale Verdünnung
FS feinwabige Spongiosastruktur
ME Markraumerweiterungen

Leukämie

Pathologie
- maligne Zellentartung des hämato-poetischen Systems
- bei Kindern häufig akute lympho-blastische Leukämie

Klinik
- Blässe
- Müdigkeit
- Fieber
- Hepatosplenomegalie
- Lymphknotenvergrößerungen
- Organmanifestationen

Diagnostik

Rö (→ *Methode der Wahl*)

Befund
- periostale Anbaureaktion (Frühzeichen?)

- metaphysäre Aufhellungsbänder
- multiple, kleine, scharf begrenzte Spongiosadefekte
- diffuse Osteoporose
- DD bei Kortikalisarrosion am Humerus:
  - Morbus Gaucher
  - Morbus Niemann-Pick
  - Sichelzellanämie
  - Neuroblastom
  - Burkitt-Tumor
  - Myelofibrose
  - Methotrexatosteopathie

MRT (→ *ergänzende Methode*)

Indikationen
- Differenzierung zwischen:
  - Infektion
  - Tumor
  - Infarkt
  - Ödem

- Steroidnekrose
- therapieinduzierter aplastischer Anämie;
- MRT zusätzlich wichtig bei:
  - Remissionsphase.
  - Rückfall
  - Vorbereitung zur Knochenmark-transplantation

Befund
- in fettunterdrückenden Sequenzen Signalstörungen in Abschnitten mit rotem Mark (Becken, Wirbelsäule, proximale Extremitäten)
- Signalstörungen in langen Röhren-knochen je nach Schwere in der Meta-, Dia- oder Epiphyse
- in T1w reduziertes, in T2w gesteigertes Signal
- Kalkulation von T1-Relaxationszeiten nur eingeschränkt verwendbar

Grundlagen der Therapie
- Chemotherapie
- Bestrahlung
- Knochenmark-transplantation

Langerhans-Zell-Histiozytose (Granulomatose)

Pathologie
- proliferierende Histiozyten (Langerhans-Granula)
- mehrkernige Riesenzellen
- eosinophile Granulozyten

Klinik
- 1.–2. Dekade
- erste Läsionen:
  - solitär
  - klein
  - schmerzlos
- später Granulome:
  - schmerzhafte Schwellungen
- multifokaler Befall:
- reduziertes Allgemeinbefinden
- Fieberschübe
- Gewichtsverlust
- Anämie

- Eosinophilie
- BSG erhöht
- Hepatosplenomegalie
- Lymphadenopathie
- feinwabiger Lungenbefall (vorwiegend weibliche Jugendliche mit Dyspnoe; nicht selten Raucherinnen)

Rö (→ *Methode der Wahl*)

Befund
- Röhrenknochen:
  - mottenfraßähnliche Destruktion
  - Kompaktazerstörung
  - Weichteilinfiltration
- geographische Läsionen: „punched out lesions" (Abb. 10.**39**)
- reparative Sklerose
- evtl. Spontanfraktur

MRT (→ *ergänzende Methode, wenn Röntgem oder Szintigraphie negativ*)
- T1w signalarm, T2w bzw. STIR-Sequenzen signalhell
- Läsionen scharf begrenzt
- reparative Sklerose
- perifokales Ödem
- subperiostale Knochenneubildung
- KM-Anreicherung

Szinti

Indikationen
- Nachweis multipler Herde
- gegebenenfalls MRT

Grundlagen der Therapie
- lokal Kortison
Bei Stabilitätsgefährdung:
- Kürettage und Span-/ Spongiosauffüllung
Bei generalisierter Form:
- systemische Chemo-therapie
- kombiniert mit Kortikosteroiden

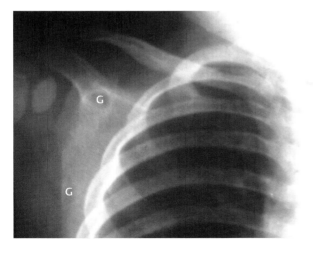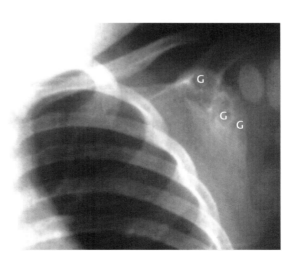

Abb. 10.39 ▪ Langer-hans-Zell-Histiozytose (-Granulomatose).

Geographische, scharf ausgestanzte Läsionen im Bereich der Glenoide beider Skapulae, durch reaktive Sklerose zur Um-gebung gut abgegrenzt.

G Granulome

Osteochondrosen

**Grundlagen
der Therapie**

Konservativ
- Schonung durch
  Entlastung
- Erhalt der Gelenk-
  beweglichkeit

Operativ
- bei Gelenkinkongruenz

Definition
- Osteochondrosen der medialen
  Klavikula: Morbus Friedrich
- Osteochondrosen des proximalen
  Humerus: Morbus Hass
- Steroidnekrosen, z. B. bei Tumor-
  behandlung

Pathologie
Diskutiert werden:
- lokale Wachstumsstörungen
- gestörte Belastungsfähigkeit
- Stoffwechselanomalien
- lokale Durchblutungsstörungen

Klinik
- Schmerzen
- Schwellung

Diagnostik

Rö (→ *Methode der ersten Wahl*)

Befund
- zu Beginn:
  – fleckige Entkalkung
  – Weichteilschwellung;
- im Verlauf:
  – Kondensation
  – Mikrofrakturen
- Reparation:
  – Sklerose
  – Wiederaufbau von Knochenkernen

 MRT (→ *Methode der zweiten Wahl*)

Indikationen
- gestattet tiefere Einblicke in den
  Stoffwechsel

Befund
- Signalreduktion zu Beginn
- Wiederkehr bei Revitalisierung
- bandförmige Signalerhöhungen
  (T2w SE-Sequenz): perifokales Ödem
- signalarme Bänder: Nekrosen

Diagnostischer Leitfaden bei Knochenmarkerkrankungen

1. Rö (Methode der ersten Wahl)
- Markraumerweiterung und Weichteil-
  tumor durch Neopoese
- Knochendestruktionen spongiös,
  kortikal, periostal (Osteolysen, Infarkte,
  Nekrosen, Sequester, pathologische
  Frakturen)
- Knochenneubildung, reparative
  Sklerose
- DD: Infektion, Tumor, Stoffwechsel-
  erkrankung

2. MRT (Methode der zweiten Wahl)
- Tumorinfiltration: Störung des alters-
  gemäßen Signalverhaltens
- Remission: Rückkehr zum physio-
  logischen Signalverhalten
- Relaps: erneute Störung des physio-
  logischen Signalverhaltens
- fettige Degeneration, z. B. nach
  Bestrahlung: Pathognomonisches
  Signalverhalten
- Myelofibrose: Signalreduktion des
  Knochenmarks in allen Sequenzen

- Aktivitätsnachweis von Osteonekrosen
  bzw. Reaparationsvorgänge
- Abstoßungsreaktion bei Knochen-
  marktransplantation
- Nachweis von Mikrofrakturen
- DD: unspezifisches Ödem, Infektion,
  Tumor, Stoffwechselerkrankung

J. Mäurer

Empfohlene Standardwerke

Adler CP, Kozlowski K. Primary bone tumors and tumorous conditions in children. Berlin: Spinger; 1993.

Bohndorf K, Imhof H. Radiologische Diagnostik der Knochen und Gelenke. Stuttgart: Thieme; 1998.

Campanacci M. Bone and soft tissue tumors. 2nd ed. Berlin: Springer; 1999.

Dahlin D. Bone tumors. Springfield: Thomas; 1978.

Dihlmann W. Gelenke-Wirbel-verbindungen. 3. Aufl. Stuttgart: Thieme; 1987.

Ferri FF. "Clinical Advisor", Ausgabe 2000. St. Louis: Mosby; 2000.

Freyschmidt J. Skeletterkrankungen. 2. Aufl. Berlin: Springer; 1997.

Freyschmidt J. Handbuch Diagnostische Radiologie. Band 9: Muskuloskelettales System (Hrsg. Stäbler A). Im Druck.

Freyschmidt J, Ostertag H, Jundt G. Knochentumoren – Klinik, Radiologie, Pathologie. Berlin: Springer; 1998.

Gächter A, Fender F, Niedecker A, Gückel C. Schulterdiagnostik. Berlin: Springer; 1996.

Katthagen B-D. Schultersonographie. Stuttgart: Thieme; 1988.

Kozlowski K, Beighton P. Gamut index of skeletal dysplasias. Berlin: Springer; 2001.

Niethard FU. Kinderorthopädie. Stuttgart: Thieme; 1997.

Reichelt A. Orthopädie. Darmstadt: Steinkopff; 2000.

Reiser M, Peters PE. Radiologische Differenzialdiagnose der Skeletterkrankungen. Stuttgart: Thieme; 1995.

Reither M. Magnetresonanztomographie in der Pädiatrie. Berlin: Springer; 2000.

Resnick D. Diagnosis of bone and joint disorders. 3rd ed. Philadelphia: Saunders; 1995.

Schajowicz F. Tumours and tumourlike lesions of bone and joints. Berlin: Springer; 1994.

Steinbach LS, Tirman PFJ, Peterfy Ch G, Feller JF. Shoulder magnetic resonance imaging. Philadelphia: Lippincott-Raven 1998.

Sachverzeichnis